大医传承文库·名老中医经验传承系列

U0748154

高彦彬经验传承
——络病学说与慢病防治

主编 高彦彬　孟　元　张涛静

全国百佳图书出版单位
中国中医药出版社
·北 京·

图书在版编目（CIP）数据

高彦彬经验传承：络病学说与慢病防治/高彦彬，
孟元，张涛静主编．-- 北京：中国中医药出版社，
2025.1.--（大医传承文库）．
ISBN 978-7-5132-9285-6

Ⅰ．R242

中国国家版本馆 CIP 数据核字第 2025Q2V860 号

中国中医药出版社出版

北京经济技术开发区科创十三街 31 号院二区 8 号楼
邮政编码　100176
传真　010-64405721
河北省武强县画业有限责任公司印刷
各地新华书店经销

开本 710×1000　1/16　印张 20.25　字数 310 千字
2025 年 1 月第 1 版　2025 年 1 月第 1 次印刷
书号　ISBN 978 - 7 - 5132 - 9285 - 6

定价　89.00 元
网址　www.cptcm.com

服 务 热 线　010-64405510
购 书 热 线　010-89535836
维 权 打 假　010-64405753

微信服务号　zgzyycbs
微商城网址　https://kdt.im/LIdUGr
官 方 微 博　http://e.weibo.com/cptcm
天猫旗舰店网址　https://zgzyycbs.tmall.com

如有印装质量问题请与本社出版部联系（010-64405510）

《高彦彬经验传承》
编委会

主　编　高彦彬　孟　元　张涛静

副主编　周　晖　朱智耀　邹大威　高光远　郑亚琳

　　　　　王　雨　李步满　彭继升　易文明

编　委（按姓氏笔画排序）

王　涛	王金羊	王春苹	王莺洁	王晓磊
王翠婷	卢　伟	卢　聪	田年秀	田颖欣
付海涛	白巨平	仝　宇	邢俊艳	师一民
任海霞	刘　珂	刘　静	刘旺霞	刘桂芳
刘甜甜	安　甜	李　勤	李扬帆	李娇阳
李益萌	李敏州	李雯雯	杨　曼	杨培刚
吴冰杰	吴晓明	何佳鑫	余　娴	宋增丽
张　娜	张　婷	张涛静	范红军	林长青
周盛楠	周焰实	庞　磊	单晓萌	宗文静
孟　元	赵　轩	赵　迪	赵　谏	胡亚力
侯伟欣	姚　橹	姚静娟	夏　晶	倪　婧
徐嘉一	崔方强	崔民英	崔家霖	梁嘉俊
彭　伟	韩哲吉	薛智丰	魏云华	

《大医传承文库》
顾　问

顾　问（按姓氏笔画排序）

丁　樱	丁书文	马　骏	王　烈	王　琦	王小云	王永炎
王光辉	王庆国	王素梅	王晞星	王辉武	王道坤	王新陆
王毅刚	韦企平	尹常健	孔光一	艾儒棣	石印玉	石学敏
田金洲	田振国	田维柱	田德禄	白长川	冯建华	皮持衡
吕仁和	朱宗元	伍炳彩	全炳烈	危北海	刘大新	刘伟胜
刘茂才	刘尚义	刘宝厚	刘柏龄	刘铁军	刘瑞芬	刘嘉湘
刘德玉	刘燕池	米子良	孙申田	孙树椿	严世芸	杜怀棠
李　莹	李　培	李曰庆	李中宇	李世增	李立新	李佃贵
李济仁	李素卿	李景华	杨积武	杨霓芝	肖承悰	何立人
何成瑶	何晓晖	谷世喆	沈舒文	宋爱莉	张　震	张士卿
张大宁	张小萍	张之文	张发荣	张西俭	张伯礼	张鸣鹤
张学文	张炳厚	张晓云	张静生	陈彤云	陈学忠	陈绍宏
武维屏	范永升	林兰	林　毅	尚德俊	罗　玲	罗才贵
周建华	周耀庭	郑卫琴	郑绍周	项　颗	赵学印	赵振昌
赵继福	胡天成	南　征	段亚亭	姜良铎	洪治平	姚乃礼
柴嵩岩	晁恩祥	钱　英	徐经世	高彦彬	高益民	郭志强
郭振武	郭恩绵	郭维琴	黄文政	黄永生	梅国强	曹玉山
崔述生	商宪敏	彭建中	韩明向	曾定伦	路志正	蔡　淦
臧福科	廖志峰	廖品正	熊大经	颜正华	禤国维	

总 前 言

　　名老中医经验是中华医药宝库里的璀璨明珠，必须要保护好、传承好、发扬好。做好名老中医的传承创新工作，就是对习近平所提出的"传承精华，守正创新"的具体实践。国家重点研发计划"基于'道术结合'思路与多元融合方法的名老中医经验传承创新研究"项目（项目编号：2018YFC1704100）首次通过扎根理论、病例系列、队列研究及数据挖掘等定性定量相结合的多元融合研究方法开展名老中医的全人研究，构建了名老中医道术传承研究新范式，有效地解决了此前传承名老中医经验时重术轻道、缺乏全面挖掘和传承的方法学体系和研究范式等问题，有利于全面传承名老中医的道术精华。

　　基于扎根理论、病例系列等多元研究方法，项目研究了包括国医大师、院士、全国名中医、全国师承指导老师等在内的 136 位全国名老中医的道与术，在项目组成员共同努力下，最终形成了系列专著成果。《名老中医传承学》致力于"方法学体系和范式"的构建，是该项目名老中医传承方法学代表作。本书首次提出了从"道"与"术"两方面来进行名老中医全人研究，并解析了道术的科学内涵；介绍了多元融合研究方法，阐述了研究实施中的要点，并列举了研究范例，为不同领域的传承工作提供范式与方法。期待未来更多名老中医的道术传承能够应用该书所提出的方法，使更多名老中医的道术全人精华得以总结并传承。《全国名老中医效方名论》汇集了 79 位全国名老中医的效方验方名论，是每位名老中医擅治病种的集中体现，荟萃了名老中医本人的道术大成。《走近国医》由课题组负责人、课题组骨干、室站骨干、研究生等组成的编写团队完成，阐述从事本研究工作中的心得体会，展现名老中医带给研究者本人的收获，以期从侧面展现名老中医的道术风采，并为中医科研工作者提供启示与思考。"大医传承文库·疑难病名老中医经验集萃系列"荟萃了以下重大难治病种著作：《脑卒中全国名老中医治验集萃》《儿科病全国名老中医治验集萃》《慢性肾炎全国名老中医治验集萃》《慢性肾

I

衰竭全国名老中医治验集萃》《糖尿病全国名老中医治验集萃》《慢性肝病全国名老中医治验集萃》《慢性阻塞性肺疾病全国名老中医治验集萃》《免疫性疾病全国名老中医治验集萃》《失眠全国名老中医治验集萃》《高血压全国名老中医治验集萃》《冠心病全国名老中医治验集萃》《溃疡性结肠炎全国名老中医治验集萃》《胃炎全国名老中医治验集萃》《肺癌全国名老中医治验集萃》《颈椎病全国名老中医治验集萃》。这些著作集中体现了名老中医擅治病种的精粹，既包括学术思想、学术观点、临证经验，又有典型病例及解读，可以从书中领略不同名老中医对于同一重大难治病的不同观点和经验。在"大医传承文库·对话名老中医系列"中，我们邀请名老中医讲述成才故事、深入解析名老中医道术形成过程，让读者体会大医精诚，与名老中医隔空对话，仿佛大师就在身边，领略不同大医风采。"大医传承文库·名老中医经验传承系列"在扎根理论、处方挖掘、典型病例等研究结果的基础上，生动还原了名老中医的全人道术，既包含名老中医学医及从医过程中的所思所想，突出其成才之路，充分展现了其学术思想形成的过程及临床诊疗专病的经验，又讲述了名老中医的医德医风等经典故事，总结其擅治病种的经验和典型医案。"大医传承文库·名老中医带教问答录系列"通过名老中医与带教弟子一问一答的形式，逐层递进，层层剖析名老中医诊疗思维。在师徒的一问一答中，常见问题和疑难问题均得以解析，读者如身临其境，深入领会名老中医临证思辨过程与解决实际问题的思路和方法，犹如跟师临证，印象深刻、领悟透彻。"大医传承文库·名老中医特色诊疗技术系列"展示了名老中医的特色诊法、推拿、针灸等特色诊疗技术。

期待以上各个系列的成果，为读者生动系统地了解名老中医的道术开辟新天地，并为名老中医传承事业做出一份贡献。

以上系列专著在大家协同、团结奋斗下终得以呈现，在此，感谢科技部重点研发计划的支持，并代表项目组向各位日夜呕心沥血的作者团队、出版社编辑人员一并致谢！

总主编　谷晓红

2023 年 3 月

前　言

中医药是中华民族的伟大创造，是中华优秀传统文化的重要组成部分，为中华民族繁衍生息作出了巨大贡献，对世界文明进步产生了积极影响。习近平同志指出："中医药学凝聚着深邃的哲学智慧和中华民族几千年的健康养生理念及其实践经验，是中国古代科学的瑰宝，也是打开中华文明宝库的钥匙。""要遵循中医药发展规律，传承精华，守正创新。""切实把中医药这一祖先留给我们的宝贵财富继承好、发展好、利用好，在建设健康中国、实现中国梦的伟大征程中谱写新的篇章。"

名老中医群体，人文底蕴深厚，学术造诣精深，临床水平卓越。名老中医经验是名老中医在数十年理论研究及临床实践中逐步形成的，是其个人与群体智慧的结晶，是中医药传承创新发展的重要内容。名老中医的传承，不仅要传承他们的学术经验，更要传承他们治学做人、修身处世的文化精神及高尚的思想境界。高彦彬是全国老中医药专家学术经验继承工作指导老师，首都国医名师，首都名中医，仲景国医名师，国家中医药管理局重点学科（内分泌学、络病学）、重点专科（肾病科）学术/学科带头人，国家一流专业中医学建设负责人，中国代谢病防治创新联盟理事长，中华中医药学会糖尿病分会、慢病管理分会副主任委员。高彦彬从医执教40余年，师承国医大师吕仁和，医德高尚，遣药精专，医术精湛，在中医药防治代谢病、慢性肾病领域有着鲜明的学术观点和重要的学术地位。

本研究基于"道术结合"思路与多元融合方法进行高彦彬经验传承创新研究，应用扎根理论、定性与定量相结合方法，全面总结高彦彬的"道术精华"。本书分为上、下两篇：上篇为大医之道，展示了高彦彬的为人、为医、为学、为师之道，令读者了解高教授的医学人生、精神境界、思维方式及学术思想；下篇为大医之术，展示了高教授的临证技术及验案，供读者学习高教授的临证技法及诊疗代谢病、慢性肾病的经验。本书旨在为青年中医师学习高彦彬名老中医文化精神、思想品德、思维方式及临床常见疾病的诊疗经验提供一个平台，为日后的成才之路奠定坚实的基础；也可为中医爱好者、患者科普中医文化知识，为中医药文化的普及、传承和发展贡献一份力量。

本书为国家重点研发计划——基于"道术结合"思路与多元融合方法的名老中医经验传承创新研究（项目编号：2018YFC1704100）之课题二"东部地区名老中医学术观点、特色诊疗方法和重大疾病防治经验研究"（NO.2018YFC1704102）的研究成果，感谢科技部的资助，在此致谢！

《高彦彬经验传承》编委会

2024 年 9 月

目 录

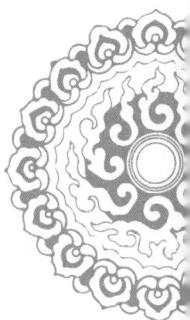

下篇 大医之术

上篇　大医之道

第一章　医学人生

　　高彦彬，首都医科大学与北京中医药大学教授，主任医师，博士研究生导师。第五、第六批全国老中医药专家学术经验继承工作指导老师，首都国医名师，首都名中医，仲景国医名师。中国人民政治协商会议北京市委员会第十届委员会委员，第十一、第十二届委员会常委。

　　曾任首都医科大学中医药学院院长与学术委员会主任、中医研修学院院长、中医药研究所所长、中医络病研究北京市重点实验室主任，北京中医药大学东直门医院肾病内分泌科主任，东方医院肾病糖尿病中心主任、内分泌代谢病科主任，国家中医药管理局重点学科（内分泌科）、重点专科（肾内科）学术/学科带头人。现任首都医科大学中医代谢病研究中心主任，科技园中医药转化研究所所长，中医药文化国际传播与传承中心主任。国家一流专业中医学专业负责人，国家中医药管理局重点学科"中医络病学"学科带头人，北京市重点学科（中医学）学术带头人。兼任中国代谢病防治创新联盟理事长与专家委员会主任，中国产学研合作促进会常务理事，中华中医药学会慢病管理分会、糖尿病分会副主任委员，世界中医药学会联合会糖尿病专业委员会副会长，中国中医药信息学会常务理事兼中医临床药学分会会长，中国老年保健协会糖尿病专业委员会副主任委员，教育部高等学校中医学类专业教学指导委员会委员，全国中医药高等教育学会理事，北京中医药学会副会长兼慢病管理专业委员会主任委员，北京中西医结合学会副会长，北京糖代谢研究会会长等职。国家药品监督管理局药品评审中心外聘专家，古代经典名方中药复方制剂专家审评委员会委员，国家科学技术奖励评审专家、中国工程院咨询专家。曾获首届全国优秀中医临床人才、中国产学研工匠精神奖、中华中医药学会科技之星、络病学研究 40 年卓越团队、北京市"育人先锋"等荣誉。

师承国医大师吕仁和，从事中医临床、教学、科研工作 40 余年，先后承担国家"九五""十五""十一五""973 计划"、国家重点研发课题及省部级课题 40 余项。获国家科技进步奖一等奖 1 项，省部级科技成果奖 10 余项。主编/副主编专著 50 余部，发表论文 400 余篇。培养博士、硕士研究生 100 余人，各级师承弟子 80 余人。

第一节　立志当名医为农民解除病痛

高彦彬出生于教师之家，祖父、父亲、叔叔均是教师，尊师重道是其优良的家风，受家庭环境影响，他从小尊师重道，虚心向学，立志长大后成为一名人民教师，从事教育工作。但是之后的三件事使他对中医产生了浓厚的兴趣，立志成为一位名中医，服务广大人民群众。第一件事是他小时候患了一次重病，被中医治好，从此对中医药深信不疑。高彦彬回忆说："我上小学时患腹痛，痛得厉害，到乡镇卫生院看西医，诊断不清，建议转县医院动手术，我父亲当时非常焦急，因为不想动手术，怕我出危险，就请当时乡镇卫生院的中医看，开了两剂中药，服后肚子竟然不疼了。当时我由衷地感到中医很神奇，很伟大！长大后一定要学习研究中医。"第二件事是观看电影《李时珍》，这对他的人生产生了重大影响。高彦彬回忆说："上中学时我看了电影《李时珍》，这部电影对我人生有着重大影响。明代伟大药物学家李时珍为了编写《本草纲目》，万里跋涉，足迹遍及湖北、安徽、江西、湖南、江苏等地；'搜罗百氏''采访四方'，倾听渔夫、樵夫、药农、铃医的意见；遍尝百草，甚至以身试药，参阅医药书籍 800 多种，历时 27 年，三易其稿，用毕生心血完成了《本草纲目》这部医药巨著。李时珍对中医药事业百折不挠、艰苦卓绝的奋斗精神深深感染了我，我决心一生做一件事情，像李时珍那样做一个医学家或药物学家。"第三件事是他在农村长大，目睹了当时农村缺医少药的状况，这使他毅然决然选择学习中医。20世纪60年代我国卫生事业的人力、物力、财力主要集中于城市，农村缺医少药的问题十分突出，1965年6月26日毛主席听取卫生部部长钱信忠汇报工作：全国现有140多万卫生技术人员，高级医务人员90%在城市，10%在农村；医疗经费的使用城市占75%，农村占25%。毛主席听后严厉批评说："卫生部的工作只给全国人口的15%工作，而且这15%中主要是老爷，广大农民得不到医疗，一无医，二无药。""应该把医疗卫生工作的重点放到农村去！"毛主席的"六二六指示"催生出"赤脚医生"。赤脚医生是通过4～6个月的培训，掌握一般的医学常识及常见病简单治疗方法的卫生员，在农村一边劳动一边为农民治疗常见小病。尽管赤脚医生为农民提供了常见小病的急需卫生服务，但是20世纪70年代农村缺医少药的局面并没有彻底改变，农民十分需要高水平医生。高彦彬生在农村、长在农村，目睹了当时农村缺医少药的状况，毅然决然地选择学习中医，"我当时就想，今后一定要当一位名医，为农民解除病痛"。

第二节 大学学习奠定学术根基

1978年高彦彬考入了北京中医学院（后改名为北京中医药大学），他回忆说："当时北京中医学院拥有一大批国内著名的中医大家，如任应秋、刘渡舟、王绵之、赵绍琴、董建华等都是我们的老师，都给我们上过课，他们渊博的知识、刻苦治学的精神给我留下了很深的印象。"

"任应秋教授知识渊博，中医理论深厚，他对我影响最大的有两点：一是治学态度严谨，钻研学术刻苦。二是治学方法。任应秋教授精读、勤写、深思、善记治学等四个环节，以及'刻苦勤奋，持之以恒'的治学精神一直激励着我。刘渡舟教授是著名《伤寒论》研究大家，也是我大学《伤寒论》的主讲老师之一，大学学习《伤寒论》的同时，我认真学习了刘渡舟教授主编的《伤寒论通俗讲话》《伤寒论十四讲》，这两本书有理论、有临床，深入浅出地介绍了《伤寒论》的六经辨证理论体系。刘渡舟老师强调临床应用经方要善抓主证、善抓病机、灵活运用，对我临床辨证治疗各种疾病有重要的影响，尤其是治疗疑难重症。赵绍琴教授生于北京三代御医之家，是《温病学》大家，也是我大学《温病学》的主讲老师之一，他认为，温病的本质是郁热，卫气营血皆然，治疗温病必须贯彻宣展气机、透邪外达的治则，不可徒执清热养阴，遏伏气机。他临证重视脉诊，提出了诊脉八纲（浮、沉、迟、数、虚、实、气、血），浮、沉言病机之趋势，迟、数言病性之寒热，虚、实言邪正之盛衰，气、血言病位之浅深。赵绍琴教授诊治温病的学术思想及诊脉八纲对我临床诊治内科杂病产生了重要影响。王绵之教授是《方剂学》及临床大家，也是我大学《方剂学》的主讲老师之一，他讲课逻辑严谨，表达精准深入，他讲麻黄汤、大承气汤的配伍十分精彩，给我留下的印象非常深。王绵之教授医术高明，临床疗效好，我上大学暑假的时候生病了，服西药治疗两周不效，请王绵之教授开了一剂药就好了。董建华教授是中医内科大家，尤其是对脾胃病及温热病的诊治有独到之处，他治疗脾胃病主张通降并调理气血，治疗温热病强调宣展气机并重养阴。董建华教授提出'通降论''气血论''虚实论'的学术观点，对我临床辨证论治脾胃病具有重要的指导作用。王永炎教授是中医脑病大家，他通过对缺血性中风系统临床观察，总结了中风病证候演变、辨证治疗、调摄护理的规律，提倡中风病急性期痰热证、痰热腑实证采用化痰通腑汤与清开灵注射液静脉滴注疗法，提高了临床疗效，减轻了患者的病残程度。他对中风病的辨证论治经验对我临床治疗糖尿病合并中风病具有重要指导作用。"

在五年的大学学习中，高彦彬学习了中医四大经典、中医核心课程、中医临床课程，他不仅认真学习大学课程，聆听大师的讲课，而且利用假期博览医籍，奠定了其中医理论基础；高彦彬临床学习十分勤奋，白天实习，晚上整理笔记，无论是基础还是临床，勤奋刻苦与善于汲取老师的学术经验是他学习的特点。高彦彬总结说："大学五年，我聆听大师授课、刻苦学习，博览医籍，奠定了我的学术根基。老师们的学术经验对我的学术发展具有重要影响，他们严谨的治学态度、刻苦钻研的学术精神、高尚的医德、大师风范，为我今后为人治学、为医为师树立了典范。"

第三节 研究生学习提升科研能力

国医大师吕仁和教授是高彦彬的硕士、博士生导师，高彦彬在研究生学习期间受到了严格的临床与科研训练。

吕仁和教授是北京中医学院（今北京中医药大学）首届毕业生，他师承深厚，为施今墨、祝谌予、秦伯未先生门人，治学严谨，钻研学术刻苦，是国内著名的中医糖尿病与肾病专家。高彦彬回忆说："吕仁和老师对我们要求很严。一是加强临床技能训练。老师要求我们独立管病床，每周跟导师门诊两次、独立出诊一次。记得假期的时候科里没有学生，我与另外一位研究生两人管理 38 张病床，一个人管 19 张病床，一天要接诊 2～3 个患者，要写近 2 万字医疗文献，每天在病房工作到晚上 11 点才能回宿舍睡觉。二是重视科研能力培养。老师让我们参与他主持的科技部'七五'攻关课题研究，鼓励我们积极参加国内外学术交流活动，在我读博士期间，由于科研的需要，我到北京大学生命科学学院进修了分子生物学，多次听取生命科学学院举办的国内外学术讲座。"

读研究生时高彦彬做了两件重要工作：一是总结整理了北京中医药大学东直门医院从 1957 年建院到 1986 年近 30 年的糖尿病患者的住院病历，从600 多份病历中总结出了东直门医院糖尿病中医证治规律，在北京中医药大学学报上发表论文《糖尿病 558 例临床资料分析》，提出糖尿病慢性并发症气阴两虚、络脉瘀阻的基本病机及益气养阴、化瘀通络的治法。二是系统整理了糖尿病的中医文献，他在中国中医科学院图书馆查阅了全部中文医学期刊从创刊到 1986 年有关糖尿病的中医文献，把握国内中医药防治糖尿病研究进展，后在《中医杂志》发表了两篇（中文和日文）中医治疗糖尿病进展综述，出版了《糖尿病中文文献索引》。

高彦彬在总结研究生学习时说："研究生学习使我学到了导师吕仁和教授严谨的治学态度、心有大爱的高尚医德、诊治糖尿病与慢性肾病的丰富经验，同时受到严格的临床与科研能力训练，通过参加国家攻关课题研究、赴北京大学进修分子生物学、参加国内外学术会议、听国内外专家学术报告等，拓宽了学术视野，提升了我的科研能力。"

第四节　长期临床实践提升临床能力

高彦彬大学毕业实习在北京中医学院附属东直门医院，他热爱临床、勤奋好学、博采众长。他多次聆听董建华教授的学术讲座及跟随董建华教授大内科查房，学习董建华教授提出的"通降论""气血论""虚实论"的学术观点，并以此指导脾胃病的辨证论治；他多次聆听焦树德教授的学术讲座及跟随焦树德教授查房，学习焦树德教授补肾散寒、祛风通络治疗类风湿关节炎的临床经验；他多次聆听王永炎教授的学术讲座及跟随王永炎教授查房，学习王永炎教授化痰通腑法治疗中风病急性期痰热腑实证的临床经验。

自1985年起，他师从国医大师吕仁和教授攻读硕士、博士生研究生，几乎24小时待在医院，独立管病床，每周跟导师门诊两次，独立出诊一次，其余时间在病房管理病床。研究生毕业后留在北京中医药大学东直门医院工作，先后在东直门医院急诊科、心内科、神经内科轮转3年，并参与医院病房二线值班，提升了他处理急危重症的能力。后到肾病内分泌科跟随国医大师吕仁和教授抄方、查房、工作15年，并担任东直门医院肾病内分泌科主任，国家中医药管理局重点学科（内分泌科）学术带头人。1985年至2000年，高彦彬教授在东直门医院扎根临床一线，全面继承了国医大师吕仁和教授诊治糖尿病与慢性肾病的学术经验，临床诊疗水平明显提升；2000年至2010年，他创建了北京中医药大学东方医院内分泌代谢病科并任主任，同时任肾病糖尿病中心主任，担任国家中医药管理局重点专科（肾内科）学科带头人，他扎根临床一线，带领内分泌与肾内科的学科团队奋力拼搏，加强学科团队、人才培养与医疗质量内涵建设，使科室医疗、教学、科研水平快速提升，内分泌科与肾内科也成为国家中医药管理局重点学科/专科。2010年高彦彬教授作为引进人才到首都医科大学中医药学院主管学科建设及科研工作，但他始终坚持每周在首都医科大学附属北京中医医院、北京中医药大学东方医院出专家门诊、带教学生。

40余年来，高彦彬教授先后在北京中医药大学、东直门医院、东方医院、首都医科大学中医药学院从事中医临床、教学及科研工作，长期临床实践提升了他的临床能力、形成了独特的学术思想、积累了丰富的临床经验。高彦彬总结说："40余年来我的工作大概分为两个大学（北京中医药大学、首都医科大学）、三个学院（北京中医药大学第一临床医学院即东直门医院、第二临床医学院即东方医院，首都医科大学中医药学院），但是坚持每天学习、坚持中医临床是始终不变的工作。40余年我勤求古训、博采众长，临床实践不仅提高了我的临床能力，长期的临床实践检验及总结还逐渐让我形成了自己的学术思想，在中医核心理念上有了新的认识，在中医药防治慢病（慢性非传染性疾病）尤其是糖尿病及慢性肾病方面积累了一定经验。"

第五节　跟师学习影响其医学人生

高彦彬教授本科毕业后留校，在任应秋教授指导下进行中医文献研究，其间博览医籍、传承任应秋教授学术思想及治学方法；攻读硕士、博士研究生期间师从国医大师吕仁和教授，研究生毕业后留在北京中医药大学东直门医院工作，跟随国医大师吕仁和教授抄方、查房、工作15年，后担任北京中医药大学东直门医院肾病内分泌科主任，全面继承了国医大师吕仁和教授诊治糖尿病与慢性肾病的学术经验；2000年至2010年担任北京中医药大学东方医院内分泌科主任、肾病糖尿病中心主任；2003年入选国家中医药管理局全国首届优秀临床中医人才项目，三年期间聆听了邓铁涛、任继学、张琪、路志正、李今庸等20余名全国中医名家讲课，不仅跟随国医大师吕仁和教授学习，还游学向国医大师廖品正、南征教授，全国名中医张发荣、吴以岭教授等学习。临床中还学习了施今墨、祝谌予等名家治疗糖尿病经验，邹云翔、张大宁等名家治疗慢性肾病经验。

高彦彬在总结跟师学习时说："中医名家拯危济羸，医德高尚；沉耽典籍，学识渊博；长期临床，医术精湛。中医名家是'经师'和'人师'的统一：作为'人师'，他们的文化精神、道德修养、为人为医的品质，通过临床带教，潜移默化影响着学生的医学人生；作为'经师'，他们的经典理论、临床思维、诊病辨证思路、选方遣药经验，通过临证为学生指点迷津的方式，提高了学生理论水平，拓宽了学生的学术视野，提升了学生的临床思维和临床技艺。经师易求，人师难得，我有幸跟多位中医名家学习，不仅拓宽了我的学术视野，提升了我的临床诊治水平，而且他们的文化精神及大师风范，深刻影响着我的医学人生。"

第二章　精神境界

第一节　文化精神

中华文化源远流长，历经渊源与发轫（三代文化）、开创与奠基（先秦诸子）、综合与成型（两汉经学）、融合与新变（魏晋玄学）、冲突与共融（隋唐佛学）、合流与内化（宋明理学）、集成与沉淀（清代朴学）、变革与转型（近代新学）等历史演化，形成刚健有为、贵和尚中、以人为本、天人合一等博大精深的文化精神。文化精神是价值取向、思维方式、道德规范、精神气质的总和，是一个国家、一个民族、一个人的灵魂。高彦彬教授的文化精神主要体现在①自强不息：刻苦勤奋，持之以恒；面对困难，坚韧不拔；传承经典，不断创新。②厚德载物：重修养品德润身，明大德爱国为民；重医德心有大爱；重师德立德树人。

自强不息、厚德载物的文化精神是高彦彬教授从事中医传承发展的内在动力，正是在这种文化精神激励下，高彦彬教授在中医传承发展的事业中，刻苦勤奋、持之以恒、传承经典，不断创新、砥砺前行，40余年的坚守使他抵达学术高峰。

一、自强不息

刚健有为、自强不息是中华文化的主导精神，明确表述在中国文化典籍《易经》中，"天行健，君子以自强不息"，即天体以运行不息、永远向上的规律，要求人们奋发有为，勇于进取。此后，刚健有为、自强不息的精神一直作为中华文化的主导精神，激励着中华民族，成为中华民族奋发向上、蓬勃发展的动力。通过对高彦彬教授本人深入访谈及对他的道术全面系统的研究，发现刚健有为、自强不息是高教授从事中医药传承发展工作的主要文化精神，具体表现在刻苦勤奋，持之以恒；面对困难，坚韧不拔；传承经典，不断创新。

（一）刻苦勤奋，持之以恒

高彦彬教授无论是在大学学习、研究生学习、跟师学习期间，还是在临床与教学工作中，都十分刻苦勤奋，正是他几十年的不懈努力、持之以恒，使他的学术水平不断提升、临床水平不断提高，用坚持抵达了学术高峰。1978 年是我国开启伟大改革开放的第一年，高彦彬满怀激情与梦想以第一志愿报考了北京中医药大学（当时叫北京中医学院），开启了他的中医之路。每当谈到大学学习生活时，高彦彬教授都会动情地说："从农村来到北京读大学，并且读到自己热爱的专业，又逢改革开放的时代，使我对前途与未来充满自信和激情，大学期间我可以说是如饥似渴，十分珍惜黄金一样的大学学习时间，五年的大学学习生活中，我仅回山东老家过了一次寒假，其余的节假日都是在大学图书馆度过的。"

高彦彬教授十分勤奋好学，大学期间他不仅认真学习本科生课程，还旁听研究生课程；不仅聆听任应秋、刘渡舟、王绵之、赵绍琴等中医大师授课，还认真研读中医大师的代表著作；不仅认真学习中医经典筑牢学术根基，还利用假期研读了《中国传统文化概论》《中国哲学概论》等中国传统文化书籍。临床实习时他常准备一个小本子随时记录老师讲的重点，白天临床实习，晚上再累也要整理临床笔记，以病为纲，把白天学到的重点（包括老师的诊疗思路、诊疗经验）整理成为临床笔记，为他以后独立开展临床工作提供了很大帮助。读研究生时他每周跟随导师门诊、查房，并独立管理病床，有时一天要接诊 2～3 个新患者，要写近 2 万字的医疗文献，每天都工作到很晚才回宿舍睡觉。读研期间他查阅了国内近 30 年中医糖尿病文献及北京中医药大学东直门医院建院 30 年 600 余份糖尿病住院病历，总结糖尿病中医证治规律。研究生毕业后他留在北京中医药大学东直门医院工作，跟随吕仁和教授抄方、查房、工作 15 年，系统整理及全面继承了吕仁和教授的学术思想及诊治慢性肾病、糖尿病及并发症的临床经验。

高彦彬教授常说："任应秋教授是对我医学人生影响最大的人之一，他严谨的治学态度，刻苦勤奋、持之以恒研究学术的精神一直在激励着我。"任应秋教授知识渊博，中医理论功底深厚，特别是在《黄帝内经》《伤寒论》《金匮要略》等中医经典著作的研究方面，不论是研究方法，还是研究成果，对中医学界的影响都是巨大的。大学期间高彦彬多次聆听任应秋教授开设的中医学术讲座，并旁听了 1978 年任应秋教授在中医首届研究生班上讲授的《黄帝内经》课程。高彦彬大学毕业后留校，在任应秋教授指导下从事中医文献研究工作，并且参加了卫生部重点项目——任应秋教授主编的《十部医经汇编》编辑工作，在任应秋教授指导下阅读了大量中医古籍文献，拓宽了自己的学术视野；同时也学到了任应秋教授的治学态度、治学方法、治学精神。任应秋教授白天教学、科研，晚间博览群书，每日工作 10 余小时，数十年如一日，即使节假日也从不例外；对于学术问题，引经据典，拨之临床，无不溯本穷源。任应秋教授患病后在家休养，高彦彬看望他时，他语重心长地说："整理研究中医文献的人要甘于寂寞，要甘于长期坐冷板凳。"谈到治学方法，任应秋先生讲："我治学几十年主要抓住了精读、勤写、深思、善记四个环节，这是治学必不可少的，而且是一环扣一环的，还要记着'刻苦勤奋，持之以恒'八个字，这样才可能学有成就。"

"刻苦勤奋，持之以恒"这八个字，一直是高彦彬学习研究中医的座右铭。高彦彬从医执教 40 余年，他先后在北京中医药大学、北京中医药大学东直门医院、北京中医药大学东方医院、首都医科大学中医药学院工作，正是他几十年的刻苦勤奋、持之以恒，才有了如今的成就。

（二）面对困难，坚韧不拔

高彦彬教授几十年来奋战在中医临床、教学、科研第一线，对中医传承发展充满信心、充满激情，奋发有为，积极进取；面对学习和工作中的困难，从不退缩，而是直面挑战、坚韧不拔、砥砺前行。他读研究生的第一学年，上理论课在北京中医药大学，临床学习在北京中医药大学附属东直门医院，每日来回奔波，工作强度大，饮食不规律，患了胃病，胃痛呕吐，服药无效，医生建议他休学治疗，面对疾病与多门理论课考试及临床考核，他没有退缩而是一边住院治疗、一边自学讲义，最后在医生精心治疗下他康复了，理论课考试及临床考核均取得优异成绩。

2000年北京中医药大学东方医院刚开诊时，他负责内分泌科与肾内科学科建设，当时门诊及住院部患者很少，面对困难他没有退缩，而是团结带领科室医务人员奋力拼搏，完善诊疗规范及管理制度，加强人才队伍与医疗质量内涵建设。他带领医护人员到医院周围10余个社区开展科普讲座，宣传科室诊疗特色；为提升科室诊疗水平，他亲自为科室医护人员开展系统业务培训，并邀请著名专家为科室医护人员开展学术讲座。在他的带领下科室医疗、教学、科研水平快速提升，内分泌科与肾内科也成为国家中医药管理局重点专科。2010年高彦彬教授作为引进人才到首都医科大学中医药学院主管学科建设及科研工作，当时学院科研平台建设水平不高、教师团队科研经历较少，多数老师对申报国家级科研课题缺乏自信及积极性，面对困难他没有退缩，而是团结带领全院师生奋力拼搏，带领学院老师认真分析首都医科大学科研优势、申报国家级科研课题存在的问题，并针对问题采取专家讲座、单独辅导、二级论证等措施，通过多年努力，学院科研工作明显提升，国家级课题提升了四倍，国家重点课题、国家重点学科、省部级重点实验室实现"零的突破"，他作为学科带头人获批国家中医药管理局重点学科（中医络病学）、获批络病研究北京重点实验室；他作为中医学专业负责人带领中医学专业团队奋力拼搏获批国家一流专业。高彦彬常对学生讲："人生有起有伏，不会一帆风顺，难免会有挫折，关键是面对困难挫折不要意志消沉，而要坚韧不拔、砥砺前行。"

（三）传承经典，不断创新

高彦彬教授在几十年的中医临床、教学、科研工作中，始终遵循"源于经典、基于临床、深入研究、不断创新、提高疗效"的中医学术发展的规律，坚持守正创新。当今心脑血管疾病、糖尿病、慢性肾病等慢性非传染性疾病已成为威胁人类健康的重大公共卫生问题，如何降低慢病的高发病率、严重致死致残率已成为医学界研究的重要课题。高彦彬教授传承经典，不断创新，认为"慢病具有病程迁延、久病难愈的特点，符合中医久病多瘀、久病多痰、久病多虚、久病入络的病机特点"。

高彦彬教授提出络病是慢病的基本病机，络虚通补是慢病的基本治则。络病理论是中医经脉理论的重要组成部分，《黄帝内经》奠定了络病理论基础，《伤寒杂病论》奠定了络病证治基础，清代叶天士将络病理论提升为中医病机理论，当代学者吴以岭院士初步构建络病证治体系。治未病是中医的重要治则，也是中医预防医学的基石。高彦彬教授基于中医治未病及络病理论，以未病先防、已病防变为依据，从建立科学生活方式、降低发病率、预防并发症、减少病死病残及提高患者生存质量四个梯度，提出慢病中医四级预防原则，强调慢病预防须从娃娃抓起，强调慢病防治应以预防为主，防治结合，分阶段综合防治，丰富了中医预防医学理论，明晰了慢病中医防治路径与原则。高彦彬认为对治未病及络病理论进行深入研究，可开辟慢病防治新思路，创新慢病的病机理论，研发防治新药物，提升慢病防治的水平，降低慢病发病率及致死致残率，为健康中国建设作出新贡献。

高彦彬教授在传承经脉理论与丰富络病学说的基础上，提出络病是糖尿病慢性并发症及慢性肾病的共性病理基础及通络治疗大法，创新了糖尿病慢性并发症及慢性肾病的病机理论及治疗大法，显著提高了糖尿病慢性并发症及慢性肾病的疗效。早在 20 世纪 80 年代，高彦彬读研究生时就通过阅读大量医学文献及总结北京中医药大学东直门医院 600 余份住院病历发现：气阴两虚、络脉瘀阻是糖尿病慢性并发症的病理基础，益气养阴、化瘀通络是其重要治则。

这一学术观点得到了中医代谢病领域专家认可，于是他在中医"治未病"思想及络病理论指导下开展糖尿病及并发症防治研究，他主持了"十一五"国家科技支撑计划课题《糖耐量低减中医药干预综合方案研究》，通过 12 个医学中心，510 例糖耐量低减患者开展为期 3 年的中药干预治疗，首次在国际上采用循证医学研究证实中医药干预糖尿病前期可降低糖尿病发病风险 49%，为糖尿病低减患者提供中医综合防治新方案。他与中国中医科学院广安门医院刘喜明教授共同主持北京市科委"十五"攻关课题《中医药干预 2 型糖尿病早期微血管病变研究》，通过 10 个医学中心，680 例糖尿病患者开展为期 5 年的中药干预治疗，证实益气养阴通络中药干预糖尿病可降低糖尿病微血管并发症发生风险 35%。他主持国家"九五""十五"攻关课题、"973"课题，运用络病学说指导糖尿病肾病（diabetic kidney disease，DKD）、糖尿病周围神经病变临床及基础研究，循证医学研究证实补肾通络、益气通络复方中药可显著提高糖尿病肾病、糖尿病周围神经病变的临床疗效，并揭示通络药物防治糖尿病慢性并发症机制是保护微血管。他作为主要完成人之一完成的《中医脉络学说构建及其指导微血管病变防治》项目荣获 2019 年度国家科学技术进步奖一等奖，他带领的团队获国际络病大会授予的"络病研究 40 年卓越团队"奖。他十分重视中医药防治重大慢病方案研究及推广应用，他作为第一完成人完成的《中医药防治糖尿病肾病研究及推广应用》项目荣获 2023 年中国产学研合作创新成果奖二等奖。他牵头制定的《糖尿病肾病中医防治指南》《糖尿病肾病中医防治标准》《脾瘅（糖尿病前期）中医诊疗优化方案（2023 版）》，经中华中医药学会、中国代谢病防治协同创新平台发布，在全国中医、中西医结合领域实施，提升了我国中医、中西医结合防治糖尿病及糖尿病肾病的水平。

二、厚德载物

厚德载物，明确表述在中国文化典籍《易经》中——"地势坤，君子以厚德载物"。厚德载物的意思是用崇高的德行来承载万物。通过对高彦彬教授本人深入访谈及对他的道术全面系统的研究，发现厚德载物也是高教授从事中医药传承发展工作的主要道德人文精神，具体表现在重修养，品德润身；明大德，爱国爱民；重医德，心有大爱；重师德，立德树人。

（一）重修养，品德润身

"百行德为首，品洁人自高。"高彦彬教授常讲："道德是立人之本，成业之基，当老师、做医生、做学问、搞科研，无论从事什么专业都要先做人，人无德不立，做人要重修养，要将爱国、敬业、诚信、友善作为个人必须恪守的基本道德准则去修德。"

高彦彬教授十分重视个人修养，善于汲取中华民族美德；见贤思齐，善于学习别人的优秀品德；他厚道谦和、为人真诚、言谈举止儒雅；他对自己严以律己，以身作则；对同事，以诚待人、以信取人、以宽容人、以和处人。同学们讲："高彦彬教授给我们的印象是和蔼可亲、平易近人，很有修养，十分儒雅。"高彦彬教授的同事讲："高彦彬教授担任中医药学院院长，对自己要求很严，工作以身作则，为人厚道真诚，为人谦虚勤奋，对同事以诚待人、以宽容人，从不与老师争名争利。"高彦彬教授常对学生讲："修德，既要立意高远，报效祖国、服务人民，又要立足当下，从小事做起，要学会感恩、学会宽容，学会助人，学会自省、学会自律。"

（二）明大德，爱国为民

中医药学是中华民族的伟大创造，是中国古代科学的瑰宝，也是打开中华文明宝库的钥匙，为中华民族繁衍生息作出了巨大贡献，对世界文明进步产生了积极影响，传承创新发展中医药，弘扬中华优秀传统文化、增强民族自信和文化自信，对促进文明互鉴和民心相通、推动构建人类命运共同体具有重要意义。传承创新发展中医药，就是实现中华民族伟大复兴的中国梦。

高彦彬常讲："作为一名中医人，我的中国梦就是把老祖先留下来的中医药宝贵遗产传承好、保护好、发扬好，为健康中国、为维护人民群众健康作出贡献。"高彦彬拥有自己的中国梦，认为传承创新发展中医药，就是实现中华民族伟大复兴的中国梦，并以传承中医药作为自己终生奋斗目标。他胸怀理想、辛勤耕耘，从医执教 40 余年，作为著名中医专家他以精湛的医术服务人民；作为优秀教师他不忘初心，为国育才，用知识报效祖国、服务人民。他常讲"没有国家的改革开放，我也不可能进入北京中医药大学学习，我的成长离不开国家与人民的培养，用我学到的知识报效祖国、服务人民是理所当然的事。"

高彦彬教授不仅是著名的中医专家，还是北京市政协三届委员及常委，15 年履职期间他向政协大会提交 78 份提案，内容涉及中医药传承创新发展、医疗体制改革、医学人才培养、农村合作医疗、医养结合、养老服务、食品安全、中小学生体质健康，环境治理、慢病防治、京津冀协同发展等，为中医药传承发展、人民健康事业、北京市乃至国家发展建言献策。在抗击"非典"及新冠感染时，他积极参与中医药防治方案制订、积极处理会诊医院发热的患者，并以政协委员的身份通过北京市政协向北京市政府及国家卫健委提出了一系列建议，建议充分发挥中医药在抗击"非典"及新冠感染中的作用。医乃仁术，无德不立，这是我国历代医务工作者共同的信念，"大医精诚"是高尚医德、精湛医术的集中体现，也是历代医家的高尚理想，高彦彬教授作为著名的中医专家与政协委员，他的仁爱之心广博，他的济世标准宽泛，他不仅通过精湛医术治病救人，更通过议政建言的方式促进国家发展及民生改善，体现出他明大德爱国为民的情怀。

（三）重医德，心有大爱

高彦彬教授从医 40 余年，认为医生治病救人不仅医术要精，更要有仁爱之心，他对患者总是和蔼可亲，耐心地听患者诉说，耐心地解释医疗方法及患者的疑问；他诊察患者十分细心，一丝不苟，生怕遗漏信息，造成误诊漏诊；他对患者十分关心，体谅患者的痛苦，体谅农民就医困难，鼓励患者树立战胜疾病的信心，药方精简减轻患者经济负担，用无微不至的关怀去温暖每个患者。他对患者的耐心、细心、关心，体现出他治病救人、心有大爱的高尚医德。

高彦彬教授常对我们说："农村患者、老年患者需要更多的关爱。好多大医院都是挂号、取药、化验不在同一个地方。开了方子或检查单，要耐心告诉患者在几层抽血、在什么地方缴费、在什么地方取药。"一位慢性肾病患者的家属这样评价高彦彬："他医术高明、医德高尚，他对患者总是和蔼可亲，总是耐心地听取患者诉说，耐心地解答患者的疑问，他看病十分细心，十分认真负责，他总是用真心帮助患者，我父亲病重需要住院但押金不够，他用自己的工资作担保，我父亲才能及时住院得到有效治疗，我们全家都很感谢高大夫。"

（四）重师德，立德树人

高彦彬教授作为北京中医药大学、首都医科大学的教授与博士生导师，先后在两所大学针对本科生及研究生主讲过《中医学导论》《中医内科学》《中医经典》《络病学》《中医药研究进展》《络病与重大疾病研究进展》等课程。扎根教学一线四十余年，培养了大批本科生、硕士、博士及师承人员。他重师德，有理想信念、有道德情操、有扎实学识、有仁爱之心；他注重教书育人，注重立德树人，认为立德树人的初心和使命就是教育学生明大德、守公德、严私德，使学生品德润身、公德善心、大德铸魂。高彦彬常讲："大学的根本任务是立德树人，立德树人就是教育学生明大德，引导学生热爱祖国和人民，以国家集体利益为重、以民族利益为重，用知识报效祖国、用行动服务人民；立德树人就是教育学生恪守公德，尊重公共关系，遵守公共秩序，爱护公共环境，保护生态环境，助人为乐、遵纪守法。将个人"小我"融入社会"大我"；立德树人就是教育学生严私德，将"爱国、敬业、诚信、友善"作为个人价值内涵。要学会感恩、学会宽容、学会助人、学会谦让、学会自省、学会自律。"高彦彬教授注重教书育人，授课内容丰富、案例鲜活、重点突出、条理性强，深受学生喜爱。学生们说："高彦彬教授学识渊博，讲课内容很丰富，旁征博引，重点突出，条理性很强，听他讲《中医学导论》，先讲中国传统文化，继讲中医药文化，后讲中医特色优势，有穿越古今、视野开阔、引人入胜的感觉，对中医的热爱油然而生。"

第二节　思想品德

通过对高彦彬教授的弟子、患者、朋友及同事的访谈资料研究分析发现，自强不息、厚德载物的文化精神体现在高彦彬教授具有良好的思想品德之中，主要体现在他的为人、为医、为师、为学四个方面：①为人，厚德自强，厚道谦和；②为医，医德在仁，医术在精；③为师：学为人师，行为世范；④为学，精勤不倦，博采众长，传承创新。

"百行德为首，品洁人自高"，高彦彬教授在中医传承发展中以德立身、以德立学、以德行医、以德施教，高尚的思想品德使他形成良好的人格、乐观进取的人生态度，构建了良好的同事关系，以及和谐的医患、师生、家庭关系，形成了以他为核心的不断开拓进取的中医传承发展团队，他从事的中医传承发展事业得到同事、家人、单位、师生、团队的大力支持，这是他事业成功的重要因素之一。

一、为人：厚德自强、厚道谦和

高彦彬教授常对学生讲："学医首先要学会做人，做人就是做一个堂堂正正的中国人，中国人首先要对中华文化有自信，中华民族的精神就是乾坤精神，就是《周易》讲的'天行健，君子以自强不息''地势坤，君子以厚德载物'。为人就要刚健有为，厚德载物，这是我一生的追求，也是对后学的寄语。"高彦彬教授把传承发展中医药、服务健康中国、服务人民群众健康，作为人生最大的追求。高教授40余年奋战在中医临床、教学、科研第一线，对中华文化充满自信，对中医药传承发展充满信心、充满激情，奋发有为，积极进取；面对中医药传承发展中的困难，从不退缩，而是直面挑战，坚韧不拔、砥砺前行。

高彦彬教授常说："为人要厚道，己欲立而立人，己欲达而达人，为人处世不能只顾自己，要想到别人。国家培养了我、北京中医药大学、首都医科大学培养了我，给我提供了发展的机会，许多中医大家给我树立了榜样，我常怀感激之心，常存谦素之意。"学生对高彦彬教授的印象："厚道谦和、和蔼可亲、平易近人、很有修养"。同事对高彦彬教授的印象："高彦彬教授对自己要求很严，工作以身作则，为人厚道真诚，为人谦虚勤奋，对同事以诚待人、以宽容人、以和处人。"高彦彬教授的家人认为："高彦彬教授是一个厚道真诚的人、是一个热爱中医、谦虚勤奋的人，是一个关爱家人、对家人负责任的人。"患者对高彦彬教授的印象："高大夫很有修养，仪表整洁、态度和蔼可亲、说话很温和、看到他慈祥的目光，我们感到把生命托付给他心里很踏实。"

高彦彬教授以德立身、以德行医、以德执教、以德治学，为人厚德自强、厚道谦和、严以律己、以诚待人、以宽容人、以和处人，常怀感激之心，常存谦素之意。

二、为医：医德在仁，医术在精

高彦彬教授常说："为医关键有两点，医德在仁，医术在精。医德在仁，医者，司人性命，仁人之术，要求医生要有高尚医德与人文关怀。医术在精，为医需要严谨的科学作风和永无止境的探索精神，要求医生对医术要精益求精。"

唐代医家孙思邈的《大医精诚》论述了医学仁人性质及医家伦理道德等方面应遵循的原则，备受后世医家推崇。高彦彬教授从医 40 余年，无论是高级干部，还是普通百姓，他都用一颗爱心精心诊治，他总是耐心地听患者诉说，细心地诊察患者病情，精心地辨证处方，关心患者的病痛及生活，用爱心去温暖每个患者。为了满足患者诊疗需求，他常常晚下班给患者加号；患者住院押金不够，他会用工资作担保，使危重患者及时住院治疗；为缓解住院病床压力，及时救治病重患者，他会在他的办公室内临时安置一张病床。他总是想患者之所想，急患者之所急，真诚地帮助每个患者。

高彦彬教授师承国医大师吕仁和教授，他博采众长，勤于临床，医术精湛，求诊的患者很多，门诊工作往往从早上8点开始，一直持续到中午12点多，一上午连一口水都顾不上喝，几十年来他为数以万计的全国各地患者解除了病痛。高彦彬教授率先将中医治未病与络病理论应用于糖尿病及慢性肾病防治，进一步优化了糖尿病及慢性肾病的防治方案，显著提高了疗效。他牵头制定的《脾瘅（糖尿病前期）中医诊疗优化方案（2023版）》《糖尿病肾病中医药防治指南》，作为行业标准在全国推广应用，提高了全国糖尿病及糖尿病肾病防治水平，造福于全国糖尿病患者。

三、为师：学为人师，行为世范

启功先生阐释"学为人师，行为世范"的基本含义为"所学要为世人之师，所行应为世人之范"。"学为人师"就是要使自己拥有渊博的知识和多方面的技能，在学问上足以为人之师，有能力向他人传授知识、释难解惑，将其引领进入豁亮澄明的境界。"行为世范"就是要在道德情操、道德信念、道德行为方面，以身作则，以己示范，成为他人生活的引路人，成为世人效法的榜样。

高彦彬教授从事中医本科、研究生教学几十年，作为老师，他以"学为人师，行为世范"作为毕生的追求，以德立身、以德立学、以德施教，坚持教书和育人相统一，言传和身教相统一，潜心问道和关注社会相统一，学术自由和学术规范相统一，为国家培养了大批高素质中医人才，先后被国家中医药管理局授予"第六批全国老中医药专家学术经验继承工作指导老师"，北京市教工委授予"育人先锋"，北京市中医药管理局授予"仲景国医名师""首都名中医""第五、第六批北京市中医药专家学术经验继承工作指导老师"。

他为人师表，践行"五心"育人：一是充满爱心。他认为爱心是教师培养学生的基础，他用爱心点燃学生梦想，学生生活有困难，他会慷慨解囊，资助学生完成学业；学生心理有问题，他会心理疏导，配合中药调理，使学生身心健康；学生学习有障碍，他会耐心辅导，教授其学习方法、提升其自主学习能力。二是坚守诚心。诚心是教师对自己的基本要求，他以诚心对待学生、对待老师、对待患者，他以诚心培育学生"大医精诚"精神。"大医精诚"是高尚医德、精湛医术的集中体现，他常对学生讲，想要成为一名优秀医生，关键有两点：首先是医术要精，其次是医德要诚。医生不仅要以精湛医术救治患者，还要为患者提供人文的关怀与真诚的帮助。三是保持恒心。为提高中医本科生质量，他带领中医学专业团队，聚焦培育卓越中医师，遵循中医人才成长规律，实行院校教育与师承教育相结合育人模式，并坚持近20年，为北京及国家培养了一大批优秀中医人才。四是独具匠心，助学生成长。他作为首都医科大学中医药学院院长坚持：①中医学专业"三全育人、五育并举"；"三课一体"，思政领航；课堂教学实行"四课堂"强化素质教育。②依托优质中西医资源，以中医学科为主体，重视多学科交叉，搭建多元实践平台，培育学生创新能力。五是不忘初心。他认为立德树人是大学及教师的初心和使命，就是要教育学生明大德、守公德、严私德，使学生品德润身、公德善心、大德铸魂。

他教书育人，坚持五个统一：他作为北京中医药大学、首都医科大学的教授与博士生导师，先后在两所大学针对本科生及研究生主讲过《中医学导论》《中医内科学》《金匮要略》等中医经典课程，并主编讲义并开设《络病与重大疾病研究进展》科教融通的创新课程。他坚持教书和育人相统一，言传和身教相统一，潜心问道和关注社会相统一，学术自由和学术规范相统一，中医药文化与中医药理论技术相统一。他讲课内容丰富、重点突出、条理清晰，案例鲜活生动，深获师生的好评。学生们评价说："高彦彬教授学识渊博，讲课旁征博引，听他讲课视野开阔、引人入胜。"他的研究生张涛静教授回忆说："我博士毕业已15年，高彦彬教授与我们一起讨论的场景时时浮现在我的眼前，办公室中七八人促膝而坐，老师总是以慈祥的目光注视着我们，大家自由发言，老师虚心听取每个学生发言，有时会采取我们的观点。"

高彦彬教授从事本科生教学40余年来为国家培养了大批高素质中医人才，培养本科生数以千计；培养硕士、博士生百余名；培养各级师承人才近百名，目前大多都成为学科带头人或学术骨干。他负责中医研修学院工作，与北京市和河南省中医药管理局联合主办"仲景国医研修班"，为两省市培养了300余名高层次中医人才；主办"国医大师金世元中药高级研修班"，为北京地区及全国培养了100余名高层次中药人才；主办"西学中高级研修班"，为北京地区培养了西学中人才160余人；主办"中医适宜技术培训班"，为基层培养了中医技能人才800余人；为提升基层中医药服务能力做出了积极贡献。

四、为学：博采众长，传承创新

高彦彬教授常讲："任应秋教授为人师表，严谨的治学态度、刻苦钻研学术的精神一直在激励着我。"高彦彬教授常以"精勤不倦，博采众长、传承创新"作为自己治学的座右铭，严谨求实、辛勤耕耘。高彦彬教授大学毕业后在任应秋教授指导下从事中医文献研究工作，阅读了大量中医古籍文献，拓宽了自己的学术视野，备受任应秋教授的治学态度、治学方法、治学精神影响，同时深受刘渡舟、王绵之、赵绍琴、董建华、王永炎等名家学术思想影响。高彦彬教授常讲，"刘渡舟老师强调应用经方要善抓主证、善抓病机、灵活运用，对我临床辨证治疗各种疾病有重要的影响，尤其是治疗疑难重症；赵绍琴教授诊治温病学术思想及诊脉八纲对我临床诊治内科杂病产生了重要影响；王绵之老师重视脾胃功能与情志影响，对我临床诊治疾病产生了深刻影响；董建华教授提出的'通降论''气血论''虚实论'的学术观点，对我临床辨治脾胃病具有重要的指导作用；王永炎教授对中风病的辨证论治经验对我临床治疗糖尿病合并中风病具有重要指导作用。"国医大师吕仁和教授是高彦彬教授的硕士、博士研究生导师，研究生毕业后高彦彬教授留在北京中医药大学东直门医院肾病内分泌科工作，跟随吕仁和教授抄方、查房、工作15年，对吕仁和教授的学术思想及诊治慢性肾病、糖尿病及并发症的临床经验进行系统整理及继承。在临床中，他还学习了施今墨、祝谌予等名家治疗糖尿病的经验，邹云翔、张大宁等名家治疗慢性肾病的经验，并结合多年临床实践，逐渐形成了自己从络病分期防治糖尿病与慢性肾病的经验。

高彦彬教授集临床、教学、科研、传承为一体，精勤不倦、博采众长、传承创新，在慢病防治、中医经典、络病研究、中医文化传承等方面取得了丰硕成果：①他基于中华和谐文化精髓，以健康为中心，提出中和思维（包括和谐健康观、失和疾病观、调和治疗观、和谐养生观），深化了人们对中医的核心理念（健康观、疾病观、治疗观、养生观等）的认识，培养中和思维对传承中华文明的精髓、提升中华民族健康素质、促进社会文明和谐、促进生态文明建设与中华民族永续发展，都具有十分重要的现实意义。②致力于糖尿病、慢性肾病等慢病防治40余年，提出"慢病具有病程迁延、久病难愈的特点，符合中医久病多瘀、久病多痰、久病多虚、久病入络的病机特点"，提出"络病是慢病的基本病机，络虚通补是慢病的基本治则"对慢病防治具有重要指导意义。③基于中医治未病及络病理论，以未病先防、已病防变为依据，从建立科学生活方式、降低发病率、预防并发症、减少病死病残及提高患者生存质量四个梯度，提出慢病中医四级预防原则，强调慢病预防须从娃娃抓起，强调慢病防治应以预防为主，防治结合，分阶段综合防治。丰富了中医预防医学理论，明晰了慢病中医防治路径与原则。④基于临床实践提出络病是糖尿病慢性并发症的共性病机及通络治疗大法，创新了糖尿病慢性并发症病机理论及治法，系统制订了从络病论治糖尿病慢性并发症的诊疗方案，指导临床且明显提高了疗效。⑤基于临床实践提出络病是慢性肾病的共性病机及通络治疗大法，创新了慢性肾病的病机理论及治法，从络病论治 IgA（IgAN）肾病、糖尿病肾病、膜性肾病（MN）、尿酸性肾病、肥胖相关性肾小球病等，明显提高了疗效。⑥查阅古今医籍800余种，现代期刊10000余卷，整理出版《中国糖尿病文献索引》《中国糖尿病医方精选》《中国糖尿病医论医案精选》《糖尿病中西医综合治疗学》，为中国糖尿病防治提供了丰富宝贵参考资料；牵头制定的《脾瘅（糖尿病前期）中医诊疗优化方案（2023版）》《糖尿病肾病中医防治指南》，在全国推广应用，提高了糖尿病预防及糖尿病肾病防治水平。⑦长期致力于中医经典教学，他带领教学团队与临床专家主编《金匮要略研究》，本书约 150 万字，将金匮要略诠释、研究进展、验案精选汇集一册，激活经典，指导临床。⑧带领团队致力于中医络病研究，主编《络病与重大疾病研究》专著，获批国家中医药管理局重点学科（络病学）、中医络病研究北京重点实验室，络病研究与国内专家共同获得国家科技进步奖一等奖，他带领的研究团队获国际络病大会颁发的"络病研究 40 年卓越团队"称号。

第三章　思维方式

　　思维方式是人们用来处理信息和感知周围世界的一种思维习惯，它是一个民族在长期历史发展中形成的一种较为固定的元认知模式。思维方式是人类文化的重要组成部分，也是人类改造客观世界能力的重要标志之一。中华文化源远流长，博大精深，5000 年中华文明孕育了中华优秀传统文化，培育凝结了刚健有为、贵和尚中、以人为本、天人合一等中华民族的精神。作为中华民族精神的最稳定内核，思维方式就成为其观察和思考客观事物、国家及民族前途的框架结构。整体关联、动态平衡、自然合理是中国传统哲学的思维底蕴；整体思维、辨证思维、直觉思维是中国传统的思维方式。中国传统思维方式深刻影响着中医学的思维方式，通过对高彦彬教授深入访谈及对其思维方式全面整理，发现高彦彬教授思维方式可概括为整体思维、系统思维、变易思维、象数思维、中和思维。

第一节　整体思维

　　整体思维是以普遍联系、相互制约的观点看待世界及一切事物的思维方式。整体思维把整个世界视为一个大的有机整体，世界的一切事物都是连续的、不可割裂的，事物和事物之间具有相互联系、相互制约的关系，把每一个事物的各部分又各自视为一个小的有机整体，部分作为整体的构成要素，其本身也是一个连续、不可割裂的整体，部分与部分呈现出多种因素、多种部件的普遍联系。

一、整体思维是中国传统思维最显著的特征

高彦彬教授认为整体思维是中国传统思维方式最显著的特征之一，中国传统哲学不论儒家还是道家，都强调整体思维。如《周易·文言传》言："夫大人者，与天地合其德，与日月合其明，与四时合其序。"这里提出人"与天地合其德"的天人合一思想。《庄子·齐物论》曰："天地与我并生，而万物与我为一。"这里强调追求天人合一的精神境界。汉代董仲舒提出天人感应，"以类合之、天人一也"。宋代张载明确提出"天人合一"的命题，"因明致诚，因诚致明，故天人合一"。中国传统哲学认为人与天地万物都由气构成，气是天人合一的基础；人和自然都遵循阴阳二气"聚散相荡、升降相求"的对立统一规律；性天相通、道德原则和自然规律是一致的；人的最高理想就是"天人合一""天人和谐"。在中国传统整体思维指导下，形成了一个三才合一的整体医学模式，如《素问·阴阳应象大论》中"其在天为玄，在人为道，在地为化。化生五味，道生智，玄生神"，并以三才为经、五行为纬，论述天、地、人诸事物的类属及其相互关系。关于整体思维可归纳为以下两个方面。

（一）人是一个有机联系的整体

中医学把生命活动作为一个整体运动变化的过程来认识，在生命活动中人的生理、心理、躯体三者是有机联系的，提出了"形神一体"和"心身一体"的观念。在形态结构上，中医学认为人是以五脏为中心，通过经脉系统把六腑、五体、五官、九窍、四肢百骸等全身组织器官联络成一个有机整体，并通过精、气、神、血、津液的作用，完成机体统一的生命活动。高彦彬教授认为中医学将人体本身看成一个有机联系的整体，人体各部分之间既是连续的、不可割裂的，又是互相制约、互为作用的。中医学将人体生命活动整体系统各部分、各要素（子系统）的有机联系归结为阴阳对立统一、五行生克制化、气机升降出入三种模式：用阴阳模式说明人体生命活动由相互联系、相互对立、相互制约、相互转化的两大类生理机能结构组成；用五行

模式说明人体五脏功能活动是多级、多路反馈联系的有机系统；用气机升降出入模式说明人不但与自然界交换物质、能量、信息，而且人体内部物质、能量与信息也是运动转化的。

（二）人与外界环境构成一个有机的整体

《黄帝内经》言"人以天地之气生，四时之法成""人与天地相参也，与日月相应也"，指出人与自然是一个整体。高彦彬教授认为人在天地之间，强调人与外界环境的密切联系，从人与自然环境、人与社会环境的整体联系中考察人体生理、心理、病理过程，研究人体开放系统与周围环境交换物质、信息、能量以及随宇宙节律进行新陈代谢活动的规律，并提出相应的治疗养生方法，不仅是中医认识生命活动的原创思维方式，更是以人为本，促进人与自然、人与社会、人与人和谐相处的生物医学模式。

1. 人与自然的统一

中医学从四时五脏与阴阳五行相应的角度探讨了人与自然环境的统一性，论述了人的生命现象与时令气候、昼夜晨昏、地土方宜等自然现象密切相关的整体规律。人生活于自然环境之中，当自然环境发生变化时，人体也会发生与之相应的变化。

（1）中医学根据五行学说，把一年分为春、夏、长夏、秋、冬五季，认为春温、夏热、长夏湿、秋燥、冬寒是一年中季节气候变化的一般规律。在季节气候规律性变化影响下，生物表现出春生、夏长、长夏化、秋收、冬藏等相应的生理性适应变化，人的脏腑功能、气血运行、津液代谢等都会受到季节气候变化的影响。

（2）人体受自然界昼夜的影响，有昼夜阴阳消长节律、昼夜五脏主时节律、昼夜气机升降浮沉节律、昼夜营卫运行节律、昼夜气血流注涨落节律等多种变化规律。如《素问·生气通天论》论述了人体阳气随昼日阳气变动节律而呈现出生、隆、虚的变动节律，揭示了人体生命活力在昼日中有强弱不同的变化。《灵枢·顺气一日分为四时》指出人体阳气有昼夜节律变化，可影响邪正斗争而导致疾病表现出"旦慧、昼安、夕加、夜甚"的节律变化。

（3）不同的地理环境对人体生理会产生不同的影响。如江南地区地势低平，多湿多热，故人体腠理多疏松，体格偏瘦削；西北地区地势高而多山，多燥多寒，故人体腠理多致密，体格偏粗壮。

（4）良好的生态环境是人类健康的基础。高彦彬教授认为目前我国经济快速发展，人民的物质生活水平显著提高，但我们赖以生存的生态环境面临着严峻的挑战。环境污染（大气污染、水体污染、土壤污染等）严重、生态系统退化严重。气候异常变化、外感六淫、环境污染影响等使某些传染病、呼吸道疾病、过敏性疾病等高发，面对生态环境的严峻挑战，党中央、国务院把人民健康放在优先发展的战略地位，大力推进生态文明建设，推进人与自然和谐共生的健康中国和美丽中国建设，有利于实现中华民族永续发展。

2. 人与社会的统一

社会环境是由政治、经济、文化、教育、科技、人口、卫生、体育、家庭、工作、生活方式、人的行为等要素构成，社会环境与人类生活和健康密切相关。高彦彬教授认为目前我国社会稳定，政治清明，经济持续发展，教育、文化、科技、卫生、体育事业全面推进，良好的社会环境是人民健康的基础，但还应清晰地看到诸多社会环境因素影响着人们的健康，如人口老龄化带来的诸多健康问题：慢性阻塞性肺病、糖尿病、抑郁症、痴呆、骨质疏松症、背部和颈部疼痛、骨关节炎、听力和视力下降等疾病的发病率明显升高；大量农村人口流动到城市带来的住房短缺、疾病监测及计划免疫困难等；生活方式改变、营养过剩、体力活动减少，与慢性疾病如高血压、高脂血症、心脑血管疾病、2 型糖尿病、肥胖、代谢综合征等高发有密切关系；生活节奏加快、工作压力增大及人际关系、家庭关系、信息化导致的情感变化等，与焦虑、抑郁等心理性疾病、乳腺癌及亚健康状态高发有密切关系；另外，食品安全、城市规模扩大带来的人口膨胀、交通拥挤、住房短缺、环境恶化等也会带来诸多健康问题。

二、整体思维贯穿于高彦彬教授诊疗体系中

高彦彬教授认为整体思维是中医原创的思维方式，体现在中医藏象学

说、病机学说、诊法、治疗、养生等各方面，是中医鲜明的特色与优势。整体思维贯穿于高彦彬教授诊疗体系中，从以下 4 点论述。

（一）提出和谐健康观

高彦彬教授认为人与自然、人与社会、人自身都是一个有机协调的整体，他从自然环境、社会环境、人际关系、形神协调、人体自身代谢五个维度提出独特的健康观：认为人与自然环境和谐，人与社会和谐，人与人关系和谐，人的身心和谐、形神和谐、气血调和、阴阳调和则健康。和谐的健康观要求个人要调整自己的行为，树立绿色低碳科学生活方式，使自己与自然环境、与社会环境、与人的关系和谐，使自身代谢平衡，气血、阴阳调和；和谐的健康观要求国家加强生态文明建设、构建文明和谐社会，促进人的身心健康。倡导和谐的健康观有利于提升中华民族健康素养，有利于促进社会文明和谐，有利于生态文明建设与中华民族永续发展。

（二）从内在因素与环境因素综合探讨慢病的病因

高彦彬教授认为人本身是一个有机联系的整体，人与外界环境（自然环境、社会环境）构成一个有机的整体，常从个体禀赋、遗传因素与环境因素（外感六淫、内伤七情、饮食劳倦、生活方式等）综合考虑慢病致病因素，提出糖尿病是一种复合病因的综合病证；强调禀赋不足、遗传因素、五脏虚弱，尤其脾肾亏虚、胰脾同病，是消渴病发病的内在因素。饮食不节、形体肥胖，久坐少动、体力活动减少，精神刺激、情志失调，外感六淫、毒邪侵害，久服某些药物、化燥伤津，长期饮酒，房劳过度等，均是糖尿病发病的重要环境因素；内在因素与环境因素相合导致糖尿病的发生。高彦彬教授提出慢性肾脏病也是一种复合病因的综合病证，强调禀赋不足、肾元亏虚是慢性肾脏病发病的内在因素；外感六淫、七情过激、饮食不节、形体肥胖、劳逸失当、药毒伤肾或久病及肾等均是慢性肾脏病发病的重要环境因素；内在因素与环境因素相合导致慢性肾脏病的发生。

（三）治疗上重视环境因素的影响并强调整体综合调理

高彦彬教授诊治糖尿病、慢性肾脏病时在进行辨证论治的基础上十分重视环境因素（如饮食营养、运动、心理）对疾病疗效的影响，常在开具中药处方后，再亲自与患者商讨合理的饮食营养方案、个性化运动方案、调畅心情的方法、起居调护方案。高彦彬教授常说："慢病防治需要开五个处方（中西药方、饮食营养方、运动方、调心方、调护方），整体综合调理才能提高疗效。"

（四）提出和谐养生观

高彦彬教授认为中医养生就是通过养生方法、调整自己的行为与心理，追求天、地、人的和谐，例如：树立绿色低碳科学生活方式，追求人与自然环境和谐；清静养心、恬淡虚无、心态平和，追求人与社会环境和睦；诚信、友善、助人，追求人与他人关系和乐；动以养形、静以养神、动静结合的养生方法，追求形神合一、生活节奏动静和顺等。这些都可以体现出养生的整体观念。

第二节　系统思维

唯物辩证法认为，整个世界既是相互联系的整体，也是相互作用的系统。系统是由若干要素组成的具有独特结构和功能的整体，系统要实现不断优化和进化就必须重视系统的整体性及要素的关联性、耦合性和协同性。系统思维是指以系统论的原理和观点为指导，把研究对象的互相联系的各个方面及其结构和功能进行系统认识的一种思维方法。它把研究的事物作为系统，从系统和要素、要素和要素、系统和环境的相互联系、相互作用中综合地分析考察认识对象。系统思维主要特点是整体性、结构性、立体性、动态性、综合性等。整体性原则是系统思维的核心、是认识的出发点和归宿。

一、系统思维是中医的主要思维方式

高彦彬教授认为系统思维是中医的主要思维方式，具有整体性、结构性、立体性、动态性、综合性等特点。中医系统思维在思维内容上，可以细分为系统整体观、系统过程观、系统和谐观。

系统整体观体现在中医学将人体本身看成一个有机联系的整体，人与外界环境（自然环境、社会环境）构成一个有机的整体；将人体生命活动整体系统各部分的有机联系归结为阴阳对立统一、五行生克制化、气机升降出入三种模式，具有鲜明的整体性。系统过程观体现在中医动态把握人体生命活动、人体生理变化，用阴阳模式说明人体生命活动由相互联系、相互对立、相互制约、相互转化的两大类生理机能结构组成；用五行模式说明人体五脏功能活动是多级多路反馈联系的有机系统；用气机升降出入模式说明人不但与自然界交换物质、能量、信息，而且人体内部物质、能量与信息也是运动转化的，具有鲜明的动态性。系统和谐观体现在中医强调人与自然环境、人与社会环境的和谐，人体形神、身心、气血、阴阳、脏腑的协调。中医学强调从人与自然环境、人与社会环境的整体联系中考察人体生理、心理、病理过程，研究人体开放系统与周围环境交换物质、信息、能量及随宇宙节律进行新陈代谢活动的规律，并提出四诊合参的中医辨证、相应的综合治疗方法及身心兼顾、动静结合的养生方法，具有鲜明的综合性。中医研究人体生理病理的思维方式是时空一体思维，是纵横辨证综合思维，具有鲜明的立体性。

例如《金匮要略》首篇"脏腑经络先后病脉证"，可视为《金匮要略》与《伤寒论》两书的总论，就是从脏腑经络空间位置、先后的时间关系、病脉的临床表现，多维度研究人体生理病理与疾病的变化，根据外感病与内伤杂病的不同，分别采用六经辨证论治或脏腑辨证论治。再如《金匮要略》对水气病的辨证：一是以病位为纲辨为四水（风水、皮水、正水、石水）；二是以五脏病机为基础，论述了心水、肝水、肺水、脾水、肾水的临床特征；三是以气、血、水相关理论为依据提出了气分、血分和水分的分类。以上展示了仲景系统思维、多维动态、纵横辨证立体思维特点。

中医系统思维强调从人体的结构（五脏、六腑、奇恒之腑、经络等）去认识人体的脏腑功能、经脉功能及人体整体功能，但要看到中医思维重整体轻局部分析、重功能轻结构的不足，需要汲取现代生命科学、细胞生物学、结构生物学的技术方法及研究成果弥补其不足。

二、系统思维贯穿于高彦彬教授诊疗体系中

高彦彬教授临床诊治疾病坚持中医整体观念，其系统思维方式具有整体性、结构性、立体性、动态性、综合性的特征。他认为慢病防治是一个复杂的系统工程，基于人本身是一个有机联系的整体，人与外界环境（自然环境、社会环境）构成一个有机的整体，要用系统思维方式从人与自然环境、人与社会环境（包括家庭环境、工作环境、社会网络、人口因素、生活方式等）、遗传因素、心理因素、人体自身代谢（气血、阴阳、脏腑失调）等多维度、多因素研究慢病病因，提出肥胖、高血压、高血脂、高尿酸、高血糖等代谢病，冠心病、脑血管病、肿瘤等慢病发病均与禀赋不足、遗传因素、环境因素有关。内在因素包括禀赋不足、脏腑功能失调、体质因素等为发病内因；环境因素包括饮食结构改变、高热量膳食、食品安全、生活方式改变、久坐少动、体力活动减少、生活节律紊乱、超重或肥胖、社会心理应激、情志失调、生态环境变化、气候变化、空气水土壤污染等为发病内因。内在因素与环境因素相合导致慢病高发，慢病已成为当今严重威胁人民健康的最重要的公共卫生问题，亟待用系统思维去研究慢病的病因及发病机制。

高彦彬教授强调运用系统思维全面收集中医宏观望、闻、问、切四诊信息与西医理化检查（生化、影像、超声等）微观指标，综合分析宏观与微观的联系，去伪存真、分析互证、综合判断，从而为辨证提供更加客观、更加精确的依据；运用系统思维综合运用辨病、辨体质、辨证（八纲辨证、脏腑辨证、六经辨证、络病辨证等）的三位一体的辨证方法，辨明病机；采用病证结合诊疗模式，明确中西医诊断，动态把握疾病不同发展阶段的主要病机特点，针对主病、主症及主要病机，辨证论治，精准治疗；运用系统思维防

治慢病从青少年抓起，提出慢病分期（分阶段）防治、慢病四级预防策略；在防治方案上从心理调整、合理膳食、适量运动、药物调理（包括中医辨证论治、中药内服外用、中西药协同等）、针灸按摩、预防护理多维度制订综合防治措施。

系统科学的结构理论认为系统的要素是系统功能的基础，结构是从要素到功能的必经的中间连接，系统的结构决定系统的功能。系统思维方式的结构性体现在精选要素、优化结构，从而实现系统最佳功能。高彦彬教授认为中医看病要心有全局，中医处方要精细配伍。他认为中药复方配伍体现了系统思维的结构性特点，若把中药复方看成一个系统，中药就是系统要素，复方中君、臣、佐、使的配伍就是系统结构，复方功效就是系统功能，系统思维的结构性体现在精选中药、优化配伍，进而实现复方的最佳功效。高彦彬教授常讲，中药复方疗效是一个复杂系统，有多种要素如辨证、配伍、选药、中药产地、炮制、煎煮、服法等都会影响中药复方疗效，因此基于系统思维，要深入研究中药复方疗效系统中的各种要素，实现辨证精准、优化配伍、精准选药、标准化种植、规范炮制、规范煎煮、规范服法等，最终实现中药复方疗效提高。

第三节　变易思维

变易思维是以运动变化的观点考察一切事物的方法。变易思维把任何事物都看成相互对立、相互依存、相互转化、相互包含的两个方面的统一体，任何事物都在动态变化之中。高彦彬教授认为中国古代哲学的宇宙观，是生生不息、大化流行的宇宙观。《周易·系辞》说："在天成象，在地成形，变化见矣。"中国哲学不把宇宙看成一个封闭的系统，而看成开放的、交融的、有机联系的整体。不把宇宙看成孤立、静止、不变或机械排列的，而是创进不息、常生常化，普遍联系的宇宙。宇宙间的万事万物都处于普遍联系之中，宇宙间的一切事物都处于永恒的运动、变化和发展中，"动而不息"是自然界的根本规律。

一、中医理论及临床实践充分体现出变易思维

高彦彬教授认为《周易·系辞》的"一阴一阳之谓道"是我国古代哲学中两点论的代表，指出"道"源于阴、阳的矛盾变化，说明事物矛盾对立、互相转化的自然规律，是对先秦以来辩证思维发展的总结，强调任何事物都是包含着阴阳相互对立、相互依存、相互包含、相互转化的两个方面的统一体。高彦彬教授认为变易思维是中国传统思维方式之一，中医理论及临床实践中也充分体现出变易思维。如阴阳学说的阴阳对立制约、互根互用、交感与互藏、消长转化、自和平衡等体现出变易思维；五行学说的相生相克、制化胜复、相乘相侮、母子相及等体现出变易思维；气机升降出入、精气血津液之间的相互化生等体现出变易思维；脏腑经络的生理与病理变化等体现出变易思维。变易思维解释人体生命活动为阴阳协调、气血调畅、气机升降出入有序等；解释人体病理变化为阴阳失调、气血不调、气机升降出入逆乱等；指导临床辨证有八纲辨证、六经辨证、脏腑辨证、卫气营血辨证、三焦辨证等；指导临床治疗，表现为辨证论治、同病异治、异病同治、三因制宜、证不同治不同、随症加减，变化无穷。高彦彬教授临床诊疗中充分体现出变易思维，如动态把握疾病的传变及病机演变规律；宏观微观结合辨证论治；基于变易思维开展治未病研究等。

二、动态把握疾病的传变及病机演变规律

（一）对于外感疾病，六经辨证动态把握疾病的传变规律

高彦彬教授强调辨病位（表、里、半表半里）、辨病性（阴证、阳证）、辨六经（太阳病、阳明病、少阳病、太阴病、少阴病、厥阴病）、辨病机、定治法、选主方、识传变。太阳病经证不解，可发展至太阳之腑，或入里化热变成阳明经证或腑证，或变成寒热往来的少阳证。若三阳病证仍不解，则病情可向虚的方面转化，渐次发生太阴、少阴、厥阴三阴病证。

（二）对于外感热病，卫气营血辨证动态把握疾病的传变规律

温邪上受，首先侵犯肺卫，继而可以发展到气分、营分，甚或血分。卫分为表证阶段，强调应辨不同的病因；气分为热盛阶段，应辨热邪是否结聚，如属湿热，则应区分热和湿的轻重；病邪深陷营分、血分，伤阴引致内闭或出血的阶段，并须明辨心、肝、肾等脏的病变。基于以上辨证，从病因、阶段、部位、传变及病变程度确立辨证立法选方。

（三）对于慢性病，分期辨证动态把握病机演变规律

高彦彬教授通过长期的临床观察与研究，提出 2 型糖尿病分为三期：糖尿病前期（脾瘅期）、糖尿病期（消渴期）、糖尿病并发症期（消瘅期），分期辨证动态把握病机演变规律，辨证论治。糖尿病前期主要病机为脾虚湿阻、肝胃郁热，治宜健脾化湿、疏肝清胃；糖尿病期主要病机为阴虚内热、气阴两虚，治宜滋阴清热、益气养阴；糖尿病并发症期主要病机为气阴两虚、络脉瘀阻，治宜益气养阴、化瘀通络。

高彦彬教授基于络病理论及卫气营血辨证把 IgA 肾病分为急性期、迁延期，分阶段动态把握病机演变规律，辨证论治。急性期主要病机为风热袭络入营，热毒伤络动血，治则以祛邪为主，治以疏风清热、凉营宁络，清热凉血、解毒通络；迁延期主要病机为肝肾阴虚、肾络瘀滞，气阴两虚、肾络瘀结，脾肾两虚、肾络瘀阻，治以祛邪扶正为纲，益气养阴、滋补肝肾、健脾补肾、化瘀通络。

三、宏观微观结合辨证论治

辨证论治是中医认识疾病和治疗疾病的基本原则，包括辨证和论治两个过程。所谓辨证，就是将四诊（望、闻、问、切）所收集的资料、症状和体征，通过八纲、脏腑、病因、病机等中医基础理论进行综合分析，辨清疾病的原因、性质、部位以及邪正之间的关系，概括、判断为某种性质的证候。辨证的关键是"辨"，辨证的过程是对疾病的病理变化作出正确、全面判断

的过程，即从感性认识上升为理性认识，分析并找出病变的主要矛盾。所谓论治，又称施治，就是根据辨证的结果，确定相应的治疗原则和方法，也是研究和实施治疗的过程。合而言之，辨证论治是在中医学理论指导下，对四诊所获得的资料进行分析综合，概括判断出证候，并以证为据确立治疗原则和方法，付诸实施的过程。辨证是决定治疗的前提和依据，论治是治疗疾病的手段和方法。通过论治可以检验辨证的正确与否。辨证论治的过程，就是认识疾病和治疗疾病的过程。辨证和论治，是诊治疾病过程中相互联系不可分割的两个方面，是理论与实践相结合的体现，是理、法、方、药在临床上的具体运用，是指导中医临床工作的基本原则。

在辨证方面高彦彬教授十分重视四诊合参，倡导宏观微观结合。他认为四诊有着不同的角度和目的，可以互相联系和印证，但不能互相取代，四诊合参是去伪存真、分析互证、综合判断的完整思维过程，是正确诊断的需要，若只有四诊，没有合参，则难以做出正确诊断。四诊信息主要通过目测观察、语言描述、主观感受等获得，疾病信息是宏观的，有时会伴有主观性与模糊性。现代理化检查所采集的疾病信息是微观的、客观的、确切的，如现代超声技术可直接观察血管的结构与舒缩功能状况，造影技术可了解血管有无狭窄及狭窄的程度，核素成像可观察冠脉系统对心肌的供血状况，微循环观察可以了解微血管的功能状况，内窥镜可观察食道胃黏膜变化，肾脏病理活检可观察肾脏的超微结构等。现代理化检查所见，是中医"四诊"的延伸，它是人体内在机能变化的客观体现，可以反映疾病的活动性及稳定性。辨证论治时应重视这些指标的变化，并用中医理论认识这些理化检查的结果，指导临床辨证，从而为辨证提供更加客观、更加精确的依据。这就是宏微互补，即四诊宏观指标与理化检查的微观指标互相补充，为正确辨证提供精确的依据。以慢性肾病为例，在整体辨证基础上结合理化检查的结果进行针对性治疗，多能收到较好效果，如单纯蛋白尿，症状不明显，多为脾肾气阴两虚，治宜益气健脾、滋阴固肾；尿中白细胞增多，多提示邪在气分，兼有湿热，治宜清利湿热；尿中红细胞增多，多提示邪在血分，治宜先凉血止血，后化瘀止血；血中肌酐、尿素氮异常升高，多为浊毒内停，宜降浊解毒；肾小球基底膜均匀性增厚、系膜基质增生，多为肾虚伴肾络瘀阻，治宜补肾通络；肾小球硬化、肾间质纤维化，多为肾虚伴肾络瘀结，治宜补肾散结通络。

在论治方面高彦彬教授十分重视病证结合，倡导宏观微观结合。既重视辨证论治选方改善中医宏观的症状与证候，同时也强调组方时加用现代中药药理学研究证实能够改善疾病微观指标（如降糖、降压、调脂、降尿酸、降尿蛋白、降肌酐、降转氨酶等）的中药。这样病证结合，宏观微观结合的治疗既改善了中医宏观的症状与证候，又改善了评价疾病疗效的微观指标，使中医疗效可重复、可比较、可评价。以糖尿病为例：如中医辨证为阴虚内热、肠道湿热、肝胃郁热等类型的患者在分别采用白虎汤合增液汤、葛根芩连汤、大柴胡汤治疗基础上，加用药理学研究证实可降糖的黄连、桑白皮、赤芍，就可在改善中医症状与证候同时，收到较好的降糖效果。再如高血压，我们可以将高血压分为肝阳上亢、肝肾阴虚、痰浊内阻等证候，治以平肝潜阳、滋补肝肾、祛痰降浊、活血化瘀，在辨证论治方药中加上药理学研究证实可降压的决明子、葛根、钩藤、茺蔚子、怀牛膝等，就可在改善中医症状与证候同时，收到较好的降压效果。

四、基于变易思维开展治未病研究

高彦彬教授基于变易思维及"治未病"的原则，提出慢性肾脏病（CKD）的四级预防。

①CKD零级预防：坚持天人合一与绿色发展理念，促进人与自然、人与社会、人与人和谐相处，回归中医健康理念；中医养生知识（起居有常、适量运动、饮食有节、营养均衡、戒烟限酒、身心保养等）及CKD防治知识（预防上呼吸道感染、避免过劳、避免肾毒性药物等）进课堂、进社区，大力推广传统养生健身方法，倡导全民健康生活方式；加强幼儿园、中小学营养均衡等健康知识和行为方式教育，及时干预儿童期肥胖及预防上呼吸道感染，实现预防工作关口前移。

②CKD一级预防：防治对象为CKD高危人群。防治目标是降低CKD

风险及发病率。防治措施是筛查高危人群，采取饮食指导，指导合理运动，起居规律、调畅情志，避免肾毒性药物，采用中西医结合早期干预，使高危人群的血压、血糖、血脂、血尿酸水平达标，中医辨证论治及调护的重点在于防治感冒，采用益气固表、清热解毒、疏风利湿的汤方、代茶饮等。

③ CKD 二级预防：防治对象是 CKD 患者。防治目标是防治 CKD 原发病进展，降低尿蛋白，防治并发症。高彦彬教授特别强调 CKD1 ~ 2 期积极治疗，以防止 CKD 进展。防治措施为调整饮食结构、倡导个体运动模式、采用中西医结合干预，使高危人群的血压、血糖、血脂、血尿酸水平达标。中医辨证论治方案是针对不同病机的 CKD 患者采用扶正通络（益气荣络、养血荣络、温阳荣络、滋阴荣络等）、祛邪通络（化瘀通络、利湿通络、祛风通络等）等方法辨证论治，采用汤药、泡洗、浸浴、透药等方式综合施治，辨证调护多采用穴贴、药膳、灌肠等方式以清解热毒、化浊排毒，从而修复肾络结构损伤、恢复肾络功能，防止肾络病变进展至关格重症。

④ CKD 三级预防：防治对象为终末期肾脏病（end-stage renal disease，ESRD）患者。防治目标为降低终末期肾脏病死亡率，保护肾脏替代患者残肾功能，降低终末期肾脏病患者心血管疾病发病风险、心源性猝死发生率。防治措施为个性化的肾脏替代治疗，对于心血管血流动力学不稳定的患者，推荐持续性肾脏替代治疗（CRRT）和腹膜透析（PD）；强调饮食教育、运动康复、心理疏导、药物干预一体化管理。中医防治目标是已衰防变，采取扶正祛邪、辨证通络法，防治重点是顾护脾胃，改善营养状态及生存质量，减轻西药（铁剂、磷结合剂、钙剂等）所致的消化道症状；防治措施为调畅情志以改善患者睡眠质量，扶正通络、活血通络以改善患者心脑功能，防止关格变证（胸痹、眩晕、中风等）的发生，具体常采用穴贴、耳穴、针刺、艾灸等方式。

高彦彬教授基于治未病与络病理论，率先开展糖尿病及其慢性并发症防治工作，循证研究证实中医药可显著降低 2 型糖尿病及其慢性并发症发病风险，中医药治疗糖尿病慢性并发症疗效显著。① 2 型糖尿病的预防研究：2003 年高彦彬教授开展糖尿病预防研究获国家中医药管理局及吴阶平医学基金会资助，高彦彬教授主持的"十一五"国家科技支撑计划课题《糖耐量低减中医药干预综合方案研究》，通过 12 个医学中心，510 例糖耐量低减患者为期 3 年随机对照研究证实，化痰通络方（糖脂平）可降低 2 型糖尿病（T2DM）相对危险 49%，为 T2DM 的预防提供中药干预新方案。②糖尿病慢性并发症的预防研究：高彦彬教授提出糖尿病慢性并发症气阴两虚、络脉瘀阻的病机理论及益气养阴、化瘀通络治则，他与中国中医科学院广安门医院刘喜明教授共同主持的北京市"十五"攻关课题《中医药干预 2 型糖尿病早期微血管病变研究》，通过 10 个医学中心，680 例新诊断的 2 型糖尿病患者开展为期 5 年的随机对照研究，证实益气养阴通络方药干预新诊断的 2 型糖尿病，可使糖尿病微血管并发症相对危险下降 35%，为糖尿病微血管并发症的预防提供了中医药干预新方案。③糖尿病慢性并发症防治研究：高彦彬教授主持国家"九五""十五"攻关课题、"973"课题，经循证研究证实补肾通络方药对糖尿病肾病早期和临床期可明显减少尿蛋白、延缓肾衰进展，疗效优于对照组洛汀新；益气通络方（糖络宁）治疗糖尿病周围神经病变有效率达 90% 以上，疗效优于对照组弥可保。高彦彬教授研制了防治糖尿病及其慢性并发症系列方药（糖脂平、糖肾宁、糖络宁、糖眼宁等）。④高彦彬教授牵头制定了《脾瘅（糖尿病前期）中医诊疗优化方案（2023 版）》《糖尿病肾病中医诊疗方案》，通过中华中医药学会、中国代谢病协同创新平台在全国推广应用，提升了我国中医药及中西医结合防治糖尿病及糖尿病肾病的水平。

第四节 象数思维

象数思维是指运用带有直观、形象、感性的图像、符号、数字等象数工具认知世界的本质规律，从而构建宇宙统一模式的思维方式。象数思维将宇宙自然、社会历史、人生与生命的规律看成合一的、相应的、类似的、互动的整体，借助太极图、阴阳、五行、八卦、六十四卦、河图、洛书、天干地支等象数符号、图式构建万事万物的宇宙模型，具有鲜明的整体性、全息性。象数思维之象有三层含义：一是物象，即万事万物表现出的具体形象；二是意象，即人为之象，经过人为抽象提炼出来的带有感性形象的概念或符号，是对物象的模拟建立起的模型。三是取象，即以象为中介，考察事物内在本质与其他事物之间的关联，把握事物性质与变化规律的认识过程。象思维就是一个由"物象"提炼"意象"、再由"意象"反推"物象"的过程。

象数思维之数有两层含义：一是实测的、定量的数，如脉搏、呼吸次数、气血运行度数、脏腑长度重量等；二是以定性为主，表意为主。如八卦数、河图数、洛书数、太极图、阴阳五行、天干地支等。象数思维以物象为基础，从意象出发类推事物规律，以"象"为思维模型、以数推衍、模拟宇宙万物的存在形式、结构形态、运动变化规律，对宇宙、生命做宏观的、整合的、动态的研究，具有很大的普适性、包容性。

一、象数思维是中医的主要思维方式

高彦彬教授认为象数思维是中华文化的主导思维，是原创性的源泉，对中国古代自然科学、生命科学，尤其是对中医学的形成和发展具有十分重要的影响。象数思维是中医学的重要的思维方式之一，其中取象比类十分常用，取象比类是采用类比、象征等方式把功能、性质、形态等相似的事物比较、联系，考查事物的属性与规律。

取象比类具体表现为①观物取象：通过观察和认识事物，来获得感性认识，并建立相关的意象和功能模型。②援物类比：在观物取象获得感性认识的基础上，探索和研究不同事物和现象之间的相关性和相似性，进一步采用比喻和象征的方法加以解释和说明。③据象类推：概括事物和现象的基本特征，进行演变，从而进一步扩大解释对象的范畴。④据象比附：根据事物和现象的本质，建立彼此间的某种有机联系，用来解释新的事物和现象。

取象比类法在中医药理论与实践中均有体现。如运用取象比类法建构藏象理论：首先以五行之象类推五脏的功能作用，肝象木而曲直，心象火而炎上，脾象土而安静，肺象金而刚决，肾象水而润下；其次以五行之象类推五脏外合体窍、通于天气的理论。将人体脏腑、器官、生理部位和情志活动与外界的声音、颜色、季节、气候、方位、味道等分门别类地归属在一起。如心脏，其基本功能是主神明、主血脉，宇宙万物中的赤色、徵音、火、夏、热、南方、苦味等均可归属于心。再如运用取象比类法辨识疾病的状态和病证：如某些疾病出现眩晕欲仆、手足抽搐、震颤等症状，都具有动摇的特征，与善动的风相似，故可归为"风证"。运用取象比类法提出治疗思路：如釜底抽薪法、逆流挽舟法、提壶揭盖法、增水行舟法等。又如用取象比类来解释中药的药性及功效：如药根入药，其性多升，如升麻其味辛甘，具上升的气味，故有升发上行的功效；果实种子类为药，其性多降，如杏仁其味苦，可降肺气；花类入药，其质地兼轻，多升散上行，如菊花味辛，具升散的特点，可散头目之风邪；梗（茎）类入药，其性多和，如紫苏梗可理气调中；枝类入药，因其在干旁，常具宣发功效，可通达四肢，如桑枝可用于治疗四肢风湿痹痛；以皮入药者，可达皮肤，如大腹皮可治疗皮水、水肿等。

二、坚持象数思维，学习现代科学思维方法弥补其不足

高彦彬教授认为象数思维以物象为基础，从意象出发类推事物规律，以"象"为思维模型、以数推衍、模拟宇宙万物的存在形式、结构形态、运动变化规律，对宇宙、生命做宏观的、整合的、动态的研究，具有鲜明的整体性、变易性、系统性，富于灵感，带有跳跃性和创造性，但也有很大的具体性、直观性和经验性的不足，传承发展中医药既要坚持中医象数思维的原创性、创造性、整体性、变易性、系统性的优势，还要充分利用现代科学技术与方法，学习现代科学思维方法弥补其思维不足，对研究的结论必须经过严格验证。

高彦彬教授在临床中也常用取象比类的思维方式，如他在临床运用通络药时常用藤类通络药，他认为藤类药物其形状缠绕蔓延，纵横交错，无所不至，与支横别出、纵横交错的络脉形态相似，故认为藤类药物可入脉络、通经通络。他临床常用辛温通络的青风藤、海风藤治疗寒湿凝滞或阴寒痹阻所

致的络脉痹阻病证；常用活血通络的大血藤、鸡血藤治疗"久病入络""久瘀入络"导致的络脉痹阻病证；常用解毒通络的忍冬藤、络石藤治疗热毒滞络病证；临床大多获较好疗效。高彦彬教授认为藤类通络药在临床获得疗效基础上，还要利用现代科学技术与方法揭示藤类通络药通络的作用机制。中医"脉络系统"与西医学"血管系统"具有高度的相关性；基础研究表明"脉络 – 血管系统病"与炎症具有高度相关性；辛温通络的青风藤、海风藤，活血通络的大血藤、鸡血藤，解毒通络的忍冬藤、络石藤均有通络作用；藤类中药"通络"作用的共性机制之一是抗炎作用。其中辛温通络的藤类中药多作用于 COX 炎症信号通路；活血通络的藤类中药的"通络"机制不仅体现在抗炎方面，还体现在改善血液循环系统方面；解毒通络的藤类中药主要通过调控 NF–κB、丝裂原活化蛋白激酶（MAPK）信号通路发挥抗炎作用。以上基础研究为藤类中药"通络"作用提供了科学依据。

第五节　中和思维

中和思维，是指在观察分析和研究处理问题时注重事物发展过程中各种矛盾关系的和谐、平衡状态，不偏执、不过激的思维方法。中和思维发端于《周易》，儒家经典《中庸》言"中也者，天下之大本也；和也者，天下之达道也。致中和，天地位焉，万物育焉"，首次从宇宙本体高度将中和归为宇宙天地的大本达道，说明宇宙间阴阳平衡统一的根本规律及做人的最高道德准则。《中庸》说"中"即中正、不偏不倚；"和"即和谐、和洽。高彦彬教授认为"中和"思想的核心是平衡与和谐。这种平衡与和谐的思想贯穿在中医学理论体系的各个方面。如阴阳学说认为，正常情况下人体的阴阳相对平衡协调意味着健康，所谓"阴阳匀平，以充其形，九候若一，命曰平人"（《素问·调经论》）；"阴平阳秘，精神乃治"（《素问·生气通天论》）。若体内阴阳的相对平衡被打破，出现阴阳的平衡失调，则人体由生理状态转为病理状态。针对疾病发展过程中出现的阴阳平衡失调，治疗的原则是"损其有余，补其不足"，即所谓"谨察阴阳所在而调之，以平为期"（《素问·至真要大论》）。高彦彬教授基于中和思维提出和谐健康观、失和疾病观、调和治疗观、和谐养生观。

一、提出和谐健康观

高彦彬教授基于中和思维从人与自然环境、人与社会环境、人与人关系、人体形神协调、人体自身代谢五个维度提出独特的健康观；认为人与自然环境和谐、人与社会和谐、人与人关系和谐、人的身心和谐、形神协调、气血调和、阴阳调和则健康；和谐的健康观要求个人要调整自己的行为，培养绿色低碳科学的生活方式，使自己与自然环境、与社会环境、与人的关系和谐，使自身代谢平衡，气血、阴阳调和；和谐的健康观要求国家加强生态文明建设、构建文明和谐社会，促进人的身心健康。和谐的健康观承载着中华文明的精髓，倡导和谐的健康观有利于提升中华民族健康素质，有利于促进社会文明和谐，有利于生态文明建设与中华民族永续发展。

二、提出失和疾病观

高彦彬教授基于中和思维认为，若多种原因导致人与自然环境不和谐、人与社会环境不和睦、人与人关系不和睦、人的身心、形神、气血、阴阳不协调则发生疾病。气候异常变化、外感六淫、环境污染，以及某些传染病、呼吸道疾病、过敏性疾病等高发是人与自然环境不和谐的表现，内伤七情、社会心理应激、抑郁、焦虑等心理性疾病高发是人与社会环境不和睦、人与人关系不和睦、人的身心不协调的表现。心脑血管疾病、肿瘤、代谢性疾病（糖尿病、高血压、高脂血症、高尿酸血症等）等慢病与不科学的生活方式、自身代谢异常、气血阴阳失和密切相关。失和疾病观提醒医生应更全面地认识疾病，从更多的维度提出防治策略。

三、提出调和治疗观

高彦彬教授基于中和思维认为，调和是中医治疗观的高度概括，也是中医治疗学的最高境界，"调者和也"，"调"是技术方法手段，"和"是目标。中医治疗不是对抗而是调和，就是采用药物与非药物防治方法，调和人之身心、形神、气血、阴阳，使人与自然环境和谐、人与社会和谐、人与人关系和谐，人之身心、形神、气血、阴阳协调，促进疾病康复。如寒则热之、热则寒之、虚则补之、实则泻之、调和阴阳、调和气血、调理脏腑功能等都体现出调和的治疗观念。组方时君、臣、佐、使诸药的配伍，应用反佐法防止某些药性太过伤正；在用药剂量方面强调中病即止，"补泻无过其度"，均体现出"调和致中"的思维特征。

四、提出和谐养生观

高彦彬教授基于中和思维认为，中医养生的目标就是通过养生方法，调整自己的行为与心理，追求天地人的和谐，如培养绿色低碳科学生活方式，追求人与自然环境和谐；清净养心、恬淡虚无、心态平和，追求人与社会环境和睦；诚信、友善、助人，追求人与他人关系和乐；动以养形，静以养神、动静结合的养生方法，追求形神合一、生活节奏动静和顺等。高彦彬教授认为《灵枢·本神》强调养生"必顺四时而适寒暑，和喜怒而安居处，节阴阳而调刚柔"，《素问·上古天真论》强调养生要"法于阴阳，和于术数，食饮有节，起居有常，不妄作劳"，均体现出中和思维对养生的指导。

第四章　学术思想

高彦彬教授从医执教 40 余年，研读经典、博览医籍、精勤不倦，做临床、参名师，博采众长、传承创新，形成了自己独特的学术思想，在中医文化核心价值、络病研究、慢病防治、中医学术经典等方面有独特的见解。

第一节　发展经脉理论，丰富络病学说

脏腑理论、经脉理论、气血津液理论是中医认识生命活动的最主要的三大理论支柱。络病理论是中医理论的重要组成部分，《黄帝内经》奠定了络病理论基础；《伤寒杂病论》奠定了络病证治基础；清代叶天士将络病理论完善到中医病机理论；当代吴以岭初步构建络病证治体系。高彦彬教授在传承经典基础上，发展经脉理论丰富络病学说，提出经脉理论包含经络和脉络两大网络系统，丰富了络病病因病机与通络治法，提出络病是多种慢病的共性病理基础，络虚通补是多种慢病的治疗大法，创新了慢病的病机理论，拓展了慢病治疗原则，丰富了络病证治体系。

一、经脉理论包含经络和脉络两大网络系统

中医认识生命活动的最主要的三大理论支柱是脏腑理论、经脉理论、气血津液理论，脏腑是人体生命活动的核心、经脉是运行气血的通路，气血津液是人体生命活动的基本物质。关于经脉与经络的概念，《中医辞海》与《中医大辞典》均认为经脉即经络。如《中医辞海》指出："经脉即经络。"

《中医大辞典》指出："经脉，经络名。"《中医基础理论》指出："经络由经脉和络脉组成。"考查中医文献，《足臂十一脉灸经》与《阴阳十一脉灸经》初步记载了十一条经脉的循行路线；《黄帝内经》首次提出"经脉""经络""血脉""络脉""络病"概念，并对经脉及生理功能有明确论述。如《灵枢·脉度》云："经脉在里，支而横者为络，络之别者为孙。"《灵枢·本脏》云："经脉者，所以行血气而营阴阳。"《灵枢·海论》云："十二经脉者，内属于腑脏，外络于肢节。"《灵枢·经脉》云："经脉者，所以能决死生，处百病，调虚实。"研究发现《黄帝内经》独言"经"时多指运行经气的通路；独言"脉"时多指运行血液的通路；"经脉"并称多指运行气血的通路。《汉书·艺文志》言："医经者，原人血脉、经落（络）……以起百病之本，死生之分。"《金匮要略》言："千般疢难，不越三条，一者，经络受邪，入脏腑，为内所因也；二者，四肢九窍，血脉相传，壅塞不通，为外皮肤所中也；三者……"以上均把经络与血脉并列。

经脉理论包含经络和脉络两大网络系统。经脉是运行全身气血，联络脏腑肢节，沟通上、下、内、外的通路。经脉是运行气血的主干，经脉之"经"，是运行"经气"的主干通道；经脉之"脉"，是运行"血液"的主干通道；经脉循行于人体较深的部位，有一定的循行路线。络脉是从经脉支横别出，逐层细分，纵横交错，遍布全身，广泛分布于脏腑组织间的网络系统，是维持生命活动和保持人体内环境稳定的网络结构。络脉有气络（经之细络）、血络（脉之细络）之分，气络运行经气，血络运行血液，经脉和络脉相互联系，共同发挥"气主煦之，血主濡之"的功能，形成经脉理论中相互独立又密切联系的经络系统和脉络系统两大网络系统。

经络系统运行经气，经气由于其物质基础和生成来源的不同，又划分为元气、宗气、营气、卫气及脏腑之气（心气、肝气、脾气、肺气、肾气等）。"经气"通过支横别出，逐级细分，网状分布的经络之络（气络）弥散到脏腑肌肤、四肢百骸，激发生命活力，发挥着"气主煦之"、沟通表里、络属脏腑器官、温煦充养、防御卫护、信息传导、功能调节、自稳调控等生理功能，与西医学的神经 – 内分泌 – 免疫（NEI）调节网络具有高度相关性；脉络系统以运行血液为主，且与心肺相连，与动脉、静脉有别，通过支横别出、逐级细分、网状分布的脉络之络（血络），络属脏腑器官组织、四肢百骸肌肤，发挥着"血主濡之"、渗灌气血、濡养代谢、津血互换等生理功能，与西医学的微循环、循环系统具有高度相关性。经脉和络脉相互联系，形成了遍布全身、纵横交错的立体联络网，将人体五脏六腑、肢体官窍、皮肉筋骨等组织紧密联结成一个有机整体。

经络系统运行经气与脉络系统运行血液密切相关，可概括为"气为血之帅""血为气之母"。"气为血之帅"包含气能生血、气能行血、气能摄血三层含义。①气能生血：一指气是血液的主要组成部分，如营气直接参与血的生成；二指气的运动变化是血液生成的动力。摄入的饮食转化成水谷精微，水谷精微转化成营气和津液，营气和津液转化成赤色的血或精转化成为血，其中每一个转化过程都离不开气的运动变化，而气的运动变化是通过脏腑的功能活动表现出来的。②气能行血：气的推动作用是血液循行的动力。一是气可以直接推动血行，如宗气、心气、肺气、肝气等；二是气通过促进脏腑的功能活动，间接达到推动血液运行的作用，如元气作为诸气之本可以激发各脏腑生理功能活动；三是气的温煦作用可以促进血液的运行，气温则血滑，气寒则血凝；四是气对脉络结构功能与局部血液循环有调节作用。新的研究表明：卫气行于脉外，卫气与血管外膜及神经体液调节密切相关；营气行于脉内，营气与血管内皮分泌的血管活性物质（内皮素、一氧化氮）密切相关，即与血管舒缩功能和结构密切相关，表明卫气与营气对脉络结构功能与局部血液循环有调节作用。③气能摄血：气具有统摄血液的功能，可以防止血液逸出脉外。

"血为气之母"包含血能养气、血能载气两层含义：①血能养气。一指血液可以充养人体之气，使气保持旺盛。血液循环流布周身，能够不断地为气的生成和功能活动提供营养，以维持气的正常生理功能。二指遍布周身运行经气的经络网状结构需要有流布周身的血液循环滋养才能发挥络属脏腑器官、温煦充养、防御卫护、信息传导、功能调节、自稳调控等生理功能。②血能载气。气依附于血，依赖血之运载而布达全身。气属阳，主动；血属阴，主静。由于气的活力很强，运行疾速，极易行而不止，散而不聚，所以必须依附于有形之血，才能正常流通。

综上，在经脉理论指导下充分利用现代科学技术与系统生物学技术方法深入研究运行经气的经络系统及运行血液的脉络系统及其相互影响，对于阐明复杂的生命现象及传承创新发展中医学术理论均有十分重要的价值。

二、络脉结构特点与气血运行特点

（一）络脉结构特点

《医门法律·络脉论》曰："十二经生十二络，十二络生一百八十系络，系络分支为一百八十缠络，缠络分支联系三万四千孙络，孙络之间有缠绊。"这里明确指出了络脉支横别出、逐层细分的网络层次。

络脉结构有如下的特点：①支横别出，逐层细分。络脉是从经脉主干支横别出、逐层细分的分支，从经脉主干支横别出的大的分支为别络，由别络分出的分支为系络，由系络分出的分支为缠络，由缠络分出的最细小的分支为孙络，孙络之间有缠绊相互联系。②络体细窄，网状分布。支横别出、逐层细分的络脉，随着络脉不断分支，络体越来越细窄迂曲，形成了遍布全身的立体网络。③络分阴阳，循行表里。循行于皮肤和体表黏膜的络脉为阳络，十二经之气血通过阳络温煦、濡养、护卫皮肤；循行于体内、布散于脏腑区域的络脉为阴络。阴络布散于脏腑区域，为五脏六腑结构与功能的有机组成部分，其中布散于心脏的称为心络、布散于肝脏的称为肝络、布散于肺脏的称为肺络，又有肾络、脾络、胃肠之络等。十二经气血通过络脉络属濡养五脏六腑，调整脏腑阴阳平衡。

（二）络脉气血运行特点

基于络脉的结构特点，络脉气血运行有如下的特点：①气血行缓，面性弥散。络脉逐层细分、络体细窄迂曲，形成遍布全身的网络系统，在经脉中气血为线状流注状态，进入络脉后气血为行缓、面性弥散的状态，发挥着温煦、濡养的作用。②末端连通，津血互换。络脉逐层细分，不同经脉逐层细分的络脉可以相互连通成为闭合的网状系统，使络脉系统末端成为津血互换之处，实现津血互换、互相渗灌。络脉在完成津血互换的同时也可以带走组织代谢的废物，因此络脉的末端也是营养代谢的处所。③双向流动，功能调节。津血可通过人体末端相贯的络脉网络系统，实现津血互换、互相渗灌、双向流动，从而将水谷精微布散到五脏六腑、四肢百骸、五官九窍，同时带走脏腑组织代谢的废物。人身之气作为沟通和维持脏腑间联系和平衡的重要介质，可通过广泛分布于脏腑之间的络脉（气络）相互流通、双向流动，实现脏腑间信息传递与脏腑间功能的相互影响、相互协调，维持人体内环境的稳定。

（三）络病病机特点

络脉是气血运行的通道，也是病邪侵入的通路，各种致病因素伤及络脉影响其运行气血的功能而致络脉病变。络脉作为从经脉支横别出的网络系统，具有支横别出、逐级细分，络体细窄、网状分布，络分阴阳、循行表里的独特空间结构，在此基础上形成了气血行缓、面性弥散、末端连通、津血互换、双向流动、功能调节的气血运行特点。因此，致病因素通过多种途径伤及络脉导致络脉病变时，表现出与络脉生理结构和气血循行特点相适应的病机特点：易滞易瘀、易入难出、易积成形。

三、络病的内涵与外延

络脉是从经脉支横别出、逐层细分、纵横交错、遍布全身、广泛分布于脏腑组织间的网络系统，是维持生命活动和保持人体内环境稳定的网络结构。络脉有气络（气之细络）、血络（血之细络）之分，当络脉发生病变时即称为络病，络病不是一个独立的疾病，而是广泛存在于内伤疑难杂病和外感重症中的病理状态。研究络病要正确把握其内涵和外延。络病的内涵是指疾病发展过程中不同致病因素伤及络脉导致的络脉结构损伤及功能障碍的自身病变；络病的外延包括导致络脉病变的致病因素及络脉病变引起的继发性脏腑组织病理变化。当今威胁人类健康的心血管疾病（高血压、冠心病、心绞痛、急性心肌梗死、心力衰竭、心律失常等），脑血管疾病，癌症，慢性呼吸系统疾病，糖尿病及微血管并发症，慢性肾病，阿尔茨海默病、帕金森病等神经退行性疾病，多发性硬化等神经免疫性疾病，抑郁症、焦虑症、强迫症等精神类疾病均为络病相关的重大疾病。深入开展络病理论及其证治规律的研究可能为上述重大疾病防治带来新的希望或重大突破。

　　络病和血瘀证同为病机概念，两者在内涵和外延上虽有重叠，但组织结构与生理功能的不同决定了络病和血瘀证病机变化的不同。络脉病变包括经络之络和脉络之络的病变：经络之络病变导致经气运行及功能障碍，与血瘀证虽有相互影响但并非同一病机范畴。脉络之络病变主要指脉络舒缩功能障碍及结构损伤对血液运行的影响，由于血液在脉络中流动，血运不畅即可导致血瘀，血瘀日久入络，即为脉络瘀阻证。经络之络和脉络之络的病变在临床常同时存在。血瘀证重点是反映血液瘀滞、运行不畅的状态，但并不能反映脉络自身的病变，临床没有明确瘀血指征的络脉绌急，多表现为卒然不通而痛，而缓解期则可一如常人，显然非血瘀证所能概括。此外，络脉损伤会导致出血，离经之血亦属于瘀血，而血瘀也可导致血不循经而出血，此属血瘀证和络病的相关性。总之，血瘀证和络病既有密切联系又各自不同，其内涵和外延虽有重叠部分（即久病血瘀和脉络瘀阻），但两者更多的病机变化属于各自独立的病理范畴。

四、络病的病因病机

（一）络病的主要病因

1. 外感六淫、外邪袭络

　　气候异常变化，人体正气不足，卫外功能失调，会导致人与自然环境和谐关系被破坏，若六淫之邪袭表，一般按照"阳络 – 经脉 – 阴络"的顺序传变，即邪犯阳络（可见太阳表证或卫分证）、邪传经脉（可见阳明证或气分证）、邪传阴络（可见三阴证或营血证）；若感受温热毒邪或疫疠之邪，多从口鼻而入，导致热毒滞络出现多种病证。

2. 七情内伤、络气郁滞

社会心理应激，人与社会和谐关系破坏，七情内伤、情志失调可引起络气郁滞或气机逆乱，则导致脏腑功能失常、脏腑协调状态失衡，进而气血津液代谢障碍，出现燥、火、痰湿、瘀血等病理产物损伤络脉。

3. 饮食不节、过食肥甘

饮食不节、过食肥甘厚味可损伤脾胃，人体气血津液代谢障碍，痰浊瘀毒内生，而致痰瘀阻络、浊毒损络。

4. 起居无常、劳逸失度

起居无常，经常熬夜，脾肾络脉损伤，可导致失眠、肾病；或过食肥甘、久坐少动，可导致形体肥胖、糖脂代谢异常。

5. 内外邪毒、毒损脉络

环境污染（空气污染、水源污染、土壤污染）、外感温热疫毒，导致外毒内侵，毒损脉络；或脏腑功能失调、代谢异常，导致内毒蓄积，毒损脉络。

6. 久病入络、脉络瘀阻

初病在气，脏腑气机失调，气化失司则脏腑气机壅塞不通，进而脏腑功能失调；久病正气耗损，脏腑之络空虚，病邪深入盘踞不去，久病及血，气滞血瘀络阻，甚则积聚成形，如肝积肥气、心积伏梁、肺积息贲、肾积奔豚、脾积痞气，均为久病入络的常见病证。此外，疼痛日久致气血壅塞、郁滞不通，络脉瘀阻；五劳七伤，日久导致瘀血内积，或气虚运血无力，虚而留滞则瘀，久瘀亦可导致络脉瘀阻。

7. 饮食跌仆、金刃伤络

饮食不节伤及食道胃肠血络，或用力过度、跌仆损伤，或金刃外伤，或药物中毒等均可损伤络脉。

（二）络病常见证候

1. 络气郁滞

络气郁滞指络气输布运行障碍，气机升降出入失常引起气机逆乱的病理状态；与神经内分泌功能紊乱、免疫调节功能异常相关，属于自适应、自调节、自稳态异常与血管内皮功能障碍；是络脉病变由功能性病变向器质性病变发展的早期阶段。

2. 络气虚滞

络气虚滞指络气因虚留滞，是气虚引起气化功能失常的病理状态；与神经内分泌功能紊乱、免疫调节功能异常相关，属于自适应、自调节、自稳态异常与血管内皮功能障碍；是络脉病变由功能性病变向器质性病变发展的早期阶段。

3. 气化失司

气化失司指脏腑络气亏虚引起气化失司。进而脏腑功能失调导致的代谢失常。如脾胃气化失司，气机壅滞，痰湿内蕴，脂膏蓄积则形体肥胖；气化失司导致气血津液代谢失常，则出现水湿、痰浊、血瘀等病理产物；脾肾气化无权，精微下泄，则出现尿糖、蛋白尿；肝肾虚衰、气化无权，则代谢毒物蓄积；肾气化失司，则出现水肿、少尿、癃闭等。

4. 络脉瘀阻

络脉瘀阻指络脉病变由功能性病变发展到器质性损伤，是病变程度较为严重的病理阶段。气络瘀阻则脏腑气机或功能失调，四肢经络之经气运行受阻，则肢体酸麻痛胀甚则痿软无力；脉络瘀阻则脏腑组织供血不足，若心络瘀阻则见胸闷、胸痛，脑络瘀阻则见头晕、头痛，肝络瘀阻则见胁下积块等。

5. 络脉绌急

络脉绌急指外邪、情志过极、过劳等各种原因引起的络脉收引、挛缩、痉挛状态。气络绌急常表现为肌肉、肺之气道、胃肠道的痉挛拘急状态。脉络脉绌急常发生在心络、脑络，表现与冠脉痉挛、脑血管痉挛相类似。

6. 络脉瘀塞

络脉瘀塞指各种因素引起的络脉完全性阻塞或闭塞。气络瘀塞不通则经气阻绝不通，可见肢体痿软无力、萎废不用，或脊髓完全性损伤而下肢截瘫。脉络瘀塞不通，则血管堵塞或闭塞不通，可导致所在区域脏腑组织急性缺血或慢性缺血的病理改变。

7. 络息成积

络息成积指邪气稽留络脉，络脉瘀阻或瘀塞，从而瘀血与痰浊凝聚成形的病变。邪入五脏阴络，络息成积可成五脏之积，如肝积肥气、心积伏梁、肺积息贲、肾积奔豚、脾积痞气。五脏之积的表现与脏器纤维化（如肝纤维化、肺纤维化、肾硬化、脾肿大、心室重塑等）相类似。此外，络息成积还可形成癌瘤癥积。癌瘤病机为脏腑之络气虚衰，自稳功能低下；瘀血阻络，癌毒内生；癌瘤脉络无序滋生。

8. 热毒滞络

热毒有内、外之分。外感温热疫毒（病毒、细菌进入人体产生内毒素）：毒邪滞于脉络，耗血动血，则斑疹出血，脏器损伤；毒邪滞于心、肝、脑之气络，则神昏谵语、痉厥抽搐；毒邪滞于脏腑阴络可导致多脏器功能衰竭。内生热毒、内毒积蓄之病机为脏腑的阴络瘀阻，则脏腑功能失常，津血互换、营养代谢功能严重受损，进而脏腑组织代谢废物不能通过络脉排出体外，最终内毒积蓄，毒损脏腑阴络，加剧脏腑功能失常或衰竭。

9. 络脉损伤

络脉损伤指各种致病因素或外力导致的络体损伤，从而气血流泄或阻断不通。如脑之气络损伤可致神昏痴呆，腰髓气络损伤可致截瘫萎废，四肢气络损伤可致肢体萎缩废用等。脉络之络损伤则血溢脉外，或流于体内而见青紫肿痛。

10. 络虚不荣

络虚不荣有两层含义：一指络中气血阴阳不足，脏腑组织失其荣养的病理变化；二指络中气血阴阳不足，络脉自身虚而不荣的病机，如络气虚滞、络气虚陷、络气虚脱、络阳亏虚、络阴亏虚、络血亏虚、精亏髓虚、精亏络虚等。

第二节 创新慢病病机及通络治疗大法

一、络病是慢病的共性病理基础

慢病即慢性非传染性疾病，主要包括心脑血管疾病、癌症、慢性呼吸系统疾病、以糖尿病为主的代谢性疾病、慢性肾病、慢性消化系统疾病、神经退行性病变等疾病。慢病目前已成为严重威胁我国居民健康的疾病，是影响国家经济社会发展的重大公共卫生问题。《中国居民营养与慢性病状况报告（2020年）》显示：2019年我国高血压患病人数约3.4亿，慢性呼吸系统疾病患病人数约1.4亿，慢性肾病患病人数约1.3亿，糖尿病患病人数约1.2亿，慢性消化系统疾病患病人数约1.1亿，恶性肿瘤患病人数约0.05亿；因慢性病导致的死亡人数占总死亡人数的88.5%，其中心脑血管疾病、癌症、慢性呼吸系统疾病死亡人数占总死亡人数的比例为80.7%，慢病防控工作面临着巨大的挑战。高彦彬教授认为络病是广泛存在于多种慢病中的病理基础，是病程迁延、疗效难以提高的关键。慢病具有久病多瘀、久病多虚、久病入络的病理特征，属于"络病"范畴，络病是慢病的共性病理基础，深入研究"络病"的病机演变规律，对于创新慢病发病机制、拓展防治策略、研发新药、提高临床疗效，助力健康中国具有十分重要的意义。

（一）冠心病

冠心病的病位在心之脉络。心之脉络郁滞或虚滞为冠心病发病之本，基本病理环节为心络瘀阻、心络绌急、心络瘀塞。心络气虚，不能温煦血脉，一遇过劳、寒冷、情志刺激易致心络绌急、引起心痛卒然发作；心络郁滞或心络气虚可致津血运行障碍，痰浊、血瘀内生，痰瘀阻于心络，可致心络瘀阻；心络绌急、心络瘀阻日久又可致心络瘀塞，导致真心痛即急性心肌梗死的发生，尽管近年溶栓治疗可使血运重建，但梗死区微血管再灌注损伤难以避免，溶栓治疗并不能真正实现细胞水平上的心肌再灌注，这已成为世界医学界研究的难题。因此，心络瘀塞在某种程度上是造成心室重塑和扩大心脏病理变化的主要原因，并可进一步导致心力衰竭、心律失常、猝死。

（二）缺血性脑血管病

缺血性脑血管病之病位在脑之脉络，其发病之本为脑络虚滞，基本病理环节为脑络瘀阻、脑络绌急、脑络瘀塞。脑络气虚，不能温煦，再遇过劳、寒冷、情志刺激易致脑络绌急，引起短暂性脑缺血发作。脑络气虚亦可致津血运行障碍，则痰浊、血瘀内生，痰瘀阻于脑络，可致脑络瘀阻。脑络绌急、脑络瘀阻日久又可发生脑络瘀塞，引发急性脑梗死。缺血性脑血管病可存在以下 3 种障碍。①气血障碍：气络失去血的濡养，其基础功能丧失，表现出语言、思维及运动障碍；②津血障碍：组织液（津液）不能回流于脉络而形成水湿之邪，造成水肿及颅内压增高；③营养代谢障碍：代谢废物（如兴奋性神经毒、毒性氧自由基等）瘀积成毒可损伤脉络及气络形体。此外，脉络瘀塞后梗死区再灌注损伤可致微血管破坏（即络脉损伤），引起继发性脑出血。

（三）肿瘤

肿瘤发病之本为脏腑络气虚滞，基本病机为络气虚滞，瘀血阻络，瘀毒内蕴，郁瘀化热，热毒壅滞、癌毒内生而成。脏腑之络气虚衰，免疫自稳功能低下，一方面组织呈现无序、快速破坏性增长，另一方面气帅血运行的功能失常，脉络大量增生供给癌瘤血液营养，导致癌瘤迅速破坏性增长。

（四）糖尿病慢性并发症

消渴病基本病机为阴津亏耗，燥热偏盛。消渴病日久，久病入络，气阴两虚，痰瘀阻络，导致多种消渴病慢性并发症的发生。①消渴病心病。气阴两虚，心之络脉瘀阻则出现胸痹、心痛、心悸、怔忡等心系并发症。其病位在心，继发于消渴病，故称为消渴病心病。②消渴病脑病。肝肾气阴两虚，脑之络脉瘀阻则出现眩晕、中风偏瘫、口僻、健忘、痴呆等脑系并发症。其病位在脑，继发于消渴病，故称为消渴病脑病。③消渴病肾病。肝肾气阴两虚，肾络瘀阻则出现尿浊、水肿、腰疼、癃闭、关格等肾系并发症。其病位在肾，继发于消渴病，故称为消渴病肾病。④消渴病目病。肝肾亏虚，目络瘀滞，则出现视物模糊、双目干涩、眼底出血等症，甚则出现目盲失明等眼部并发症。其病位在眼，继发于消渴病，故称为消渴病目病。⑤消渴病痹痿。肝肾阴虚，络气虚滞，络脉瘀阻，经脉失养，早期出现肢体麻木、疼痛、感觉障碍等症，晚期出现肌肉萎缩等肢体并发症。其症状类似中医"痹证""痿证"，继发于消渴病，故称为消渴病痹痿。⑥消渴病脱疽。肝肾亏虚，肢体络脉瘀阻，则出现肢端发凉、患肢疼痛、间歇性跛行等症，甚则出现肢端坏疽等足部并发症。其症状类似于中医的"脱疽"，继发于消渴病，故称为消渴病脱疽。

（五）慢性肾病

肾病包括原发性肾脏病和继发性肾脏病，具有久病多瘀、久病入络、久病及肾的特点，属于"络病"范畴。肾为先天之本，水火之宅，寓真阴元阳；肾主水、主藏精、主纳气。肾的生理功能有赖于肾之气化、固摄功能。肾络是构成肾脏结构的重要组成部分，是实现肾脏功能的基础。肾络运行气血，可调节体内水液平衡，封藏五脏六腑之精气。肾络为气血汇聚之所，因其迂曲细小，肾络病变常表现为虚实夹杂、正虚邪伏，易气血同病，易痰凝湿阻，易伏风扰动，易热毒损伤，易动血泄精，易浊毒壅塞，应详审病机。肾之络病，内因责之禀赋不足、七情内伤、饮食失节、劳逸失度、代谢失调，致内脏生毒、湿浊瘀毒蓄积；外因责之外感六淫、环境污染，致毒损肾络。其发病特点是久病入络、久瘀入络。肾络病变之病性为本虚标实，本虚多为脏腑气血阴阳失调，标实多为热毒、湿热、伏风、血瘀、湿浊、浊毒，核心病机责之于"虚、瘀、毒"。基本病理过程是内外合邪所致的"肾络损伤、肾络瘀滞、肾络瘀阻、肾络瘀结、肾用失司"，病位以肾为核心，涉及肝、肺、脾、膀胱等。病理关键为毒损肾络、邪伏肾络致肾络瘀滞。

（六）慢性消化系统疾病

肝硬化、慢性萎缩性胃炎等慢性消化系统疾病有久病多瘀、久病入络的特点，具有由气到血的络病致病特点，属于"络病"范畴。肝纤维化、肝硬化的病机为湿热疫毒、过度饮酒、过食肥甘厚味、药物或毒物等多种原因导致痰、湿、热、瘀、毒互结，进而壅阻肝络、毒损肝络；基本病理环节为肝络郁滞、肝络瘀阻、毒损肝络、肝络失荣、肝络瘀结。慢性萎缩性胃炎病机关键在于脾虚、毒损、络阻。脾胃虚弱是其发病之本，胃络瘀阻是贯穿其发生发展过程的基本病机，邪毒壅滞是其重要致病因素，故脾胃虚弱、寒热错杂、升降失宜、邪毒瘀滞、损伤胃络是慢性萎缩性胃炎及癌前病变发生发展的基本病理变化。

（七）慢性呼吸系统疾病

肺间质纤维化、慢性阻塞性肺疾病都有久病多瘀、久病入络的特点，也属于"络病"范畴。肺间质纤维化基本病机为肺肾气阴亏虚，痰瘀阻于肺络；治疗以益气养阴、调补肺肾、化痰祛瘀通络为基本方法。慢性阻塞性肺疾病多由久咳、久喘、久哮、肺痨等慢性肺系疾患迁延失治、逐步发展所致；基本病机是肺、脾、肾三脏虚损，以肺络气阴两虚，外邪（风、寒、热等）侵袭肺络，痰湿、痰热、瘀血、毒邪阻于肺络为基本病理变化；基本病理环节为肺络失荣，肺络郁滞，肺络瘀阻，肺络瘀结。

二、通络是治疗慢病的基本大法

高彦彬教授认为络病是慢病的病理基础，通络是治疗慢病的基本大法。慢病多为虚实夹杂，治疗上多为通补并用。临床当根据不同脏腑的络病病机，将络病辨证与传统辨证（六经、卫气营血、脏腑辨证等）相结合，审因辨证，从络病论治，归纳治疗慢病常用的通络方法及通络药物。

（一）直接通络

直接通络包括辛味通络、虫药通络、藤药通络。

1. 辛味通络

辛味药辛香走窜、辛香理气、辛香畅络，能散能行，行气通络，可开腠理、透达络邪，适用于络气郁闭、络脉失畅的病证。叶天士言"络以辛为泄""攻坚垒，佐以辛香，是络病大旨"。常用辛香理气畅络药如降香、檀香、乳香、沉香等；辛香开腠理药如桂枝、葱白、生姜等；辛温通络药如桂枝、薤白、细辛等；辛香开窍药如麝香、冰片等。

2. 虫药通络

虫类药性擅走窜，剔邪搜络，是中医治疗络病功能独特的一类药物。络病之初，络气郁闭，辛香草木之品疏畅络气奏效尚速，而久病、久痛、久瘀入络，凝痰、败瘀混处络中，非草木药物可以奏效，虫类通络药则独擅良能。虫类通络药可分为两大类：一类是化瘀通络药，主要适用于久病、久痛、久瘀络脉瘀阻，表现为闷痛刺痛、部位固定，或结为癥积，或风湿痹痛，或中风偏枯，或虚劳干血、肌肤甲错，常用药物有水蛭、土鳖虫、虻虫等；另一类为搜风通络药，主要用于络脉细急，卒然不通而痛，或一过性头晕肢麻、语言謇涩，或肢端遇寒青紫、麻木、疼痛，常用药物有全蝎、蜈蚣、蝉蜕、乌梢蛇、白花蛇等。

3. 藤药通络

取类比象是中医用药的常用原则，藤类缠绕蔓延犹如网络，纵横交错，无所不至，其形如络脉，对于久病不愈、邪气入络者，可以用藤类药物通络散结，正如《本草便读》所说："凡藤类之属，皆可通经入络。"常用藤类药物有雷公藤、络石藤、忍冬藤、青风藤、天仙藤、鸡血藤等。

（二）扶正通络

扶正通络也称荣养络脉，主要以补益药为主。该类药滋养络中气血阴阳，主要用于络虚不荣证。络虚指络中气血阴阳不足：气虚指络气亏虚，主要表现为机体活动功能的减退如气短乏力、神疲懒言，气虚导致阳虚则畏寒肢冷；血虚主要指络血亏虚无法行渗灌濡养之力，常见面色㿠白、爪甲无华、眩晕健忘等症，血虚常兼阴虚而见五心烦热、盗汗、口干诸症。扶正通络包括益气通络、温阳通络、滋阴通络、养血通络等。益气通络可补络中气虚，常用人参、黄芪、党参；温阳通络可补络中阳虚，常用温扶元阳之鹿茸、鹿角胶等；养血通络可补络中血虚，常用阿胶、当归、熟地黄；滋阴通络可补络中阴虚，常用麦冬、天冬、石斛等。精血同源，叶天士亦常用猪羊脊髓、牛胫骨髓以脏补脏，血肉有情之品善滋填真精。荣养络脉以不壅塞气机为原则，故临床荣养络脉药常与通络药物并用，即"络虚通补"。

（三）祛邪通络

祛邪通络是针对络病病因的治法，该治法采用具有祛湿、活血化瘀、祛风、凉血和血、解毒、化浊、化痰、理气、软坚散结等作用的药物，祛邪通络，畅通络道，治疗络气郁滞、络脉瘀阻、络脉绌急、络脉瘀塞、络息成积、热毒滞络等证。

1. 祛湿通络

该治法常用于湿浊阻于络脉之证。芳香化湿通络常用藿香、佩兰；利水渗湿通络常用猪苓、茯苓、泽泻、冬瓜皮、薏苡仁、玉米须；清热利湿通络常用土牛膝、白花蛇舌草、车前草、茵陈、金钱草、石韦等清热利湿，兼能活血通淋；葶苈子泄热利水消肿通络。

2. 活血利湿通络

该治法常用于湿浊蕴络、络脉瘀滞、瘀阻之证，常用益母草、川牛膝、车前子、泽兰、泽泻、丹参、冬瓜皮等药，或合当归芍药散、桂枝茯苓丸血水同治。

3. 活血化瘀通络

该治法常用于络脉瘀滞、络脉瘀阻之证。活血祛瘀通络常用当归、桃仁、丹参、鸡血藤、王不留行、赤芍、大黄等；破血逐瘀通络常用莪术、三棱、鬼箭羽等。

4. 祛风通络

祛风通络包括疏风和络、息风通络、搜风通络、祛风除湿通络。疏风和络常用于治疗外风袭络证：风寒袭络常用荆芥、防风、羌活、苏叶等药；风热袭络常用金银花、连翘、蝉蜕、牛蒡子、浮萍等药。息风通络常用于治疗内风伏络证，常用天麻、钩藤、地龙等药。搜风通络常用于治疗络脉绌急证，常用全蝎、蜈蚣、蝉蜕、僵蚕等药。祛风除湿通络常用于治疗风湿痹阻络脉证，常用穿山龙、徐长卿、青风藤、老鹳草等药。

5. 凉血和血宁络

该治法常用于络脉损伤、血热妄行之证，常用水牛角、小蓟、仙鹤草、紫草、三七粉等。

6. 解毒化浊通络

该治法常用于浊毒阻于络脉证。解毒利湿通络常用土茯苓、马鞭草、土牛膝、凤尾草等；通腑泄浊通络常用生大黄、土茯苓、六月雪等；清热解毒通络常用金银花、连翘、蒲公英、黄芩、板蓝根、草河车等。

7. 化痰通络

该治法常用于痰湿、痰热阻于络脉之证，常用炒白芥子、制南星、清半夏、竹沥、瓜蒌等。

8. 理气通络

该治法常用于络气郁滞之证，常配伍枳壳、枳实、香橼、佛手、荔枝核、甘松等。

9. 软坚散结通络

该治法常用于络息成积、络脉瘀结之证，常配伍莪术、三棱、海藻、昆布、浙贝母等。

三、慢病预防观

慢病已成为当今严重威胁人民健康的重大公共卫生问题，高彦彬教授认为目前慢病防治不能停留在三级预防上，必须发挥中医治未病优势，以健康为中心，实施慢病零级预防，从降低慢病发病率、预防慢病并发症、减少慢病病死病残及提高患者生存质量四个梯度，开展慢病中医四级预防，并强调慢病防治须从儿童抓起。

（一）提出慢病四级预防

1. 慢病零级预防

坚持天人合一与绿色发展理念，持续改善生态环境，改善空气、饮用水水源、土壤环境质量，优化人居环境，促进人与自然、人与社会、人与人和谐，传播中医健康理念。开展中医养生知识（起居有常、适量运动、营养均衡、身心保养等）进课堂、进社区活动，在全社会普及慢病防治知识，大力推广传统养生健身法，推进全民健康生活方式，加强幼儿园、中小学营养均衡、心理保健、视力保护等健康知识和行为方式教育，实现预防工作的关口前移。

2. 慢病一级预防

针对慢病的高危人群，目标是降低发病率，措施是建立健康生活方式并配合中医药干预。

3. 慢病二级预防

针对慢病人群，目标是预防并发症，措施是建立健康生活方式并配合中西医药协同干预。

4. 慢病三级预防

针对慢病并发症人群，目标是减少病死病残率及提高患者生存质量，措施是建立健康生活方式并配合中西医药协同干预。

慢病中医四级预防原则丰富了中医预防医学理论，明晰了慢病中医防治路径与原则。高彦彬教授采用中药配合一般生活方式综合干预糖尿病前期患者，经循证医学研究证实可降低糖尿病发生风险 50%。高彦彬教授在此基础上牵头制定的《脾瘅（糖尿病前期）中医诊疗优化方案（2023 版）》，在全国范围内推广应用，提升了中医药防治糖尿病能力。

（二）强调慢病防治须从儿童抓起

据《儿童蓝皮书：中国儿童发展报告（2021）》：2019 年中国中小学生超

重肥胖率为 24.2%；高中生饮酒率为 41.0%，过量饮酒率为 16.6%；中国儿童青少年抑郁症状的发生率为 26.3%。据《北京市 2020 年度体检统计报告》：2020 年北京市高考招生体检男生平均超重肥胖率为 44.46%，中考招生体检男生平均超重肥胖率为 43.12%。青少年肥胖、超重问题突出，儿童心理健康面临重大挑战，慢病风险加大。儿童期肥胖不仅会对其当前的身体发育造成严重影响，而且会导致成年后心脑血管疾病、2 型糖尿病等慢病发病风险增加。心理健康问题不仅可引发心理精神类疾病，还可参与心脑血管疾病、糖尿病、恶性肿瘤等慢病的发生和发展。因此儿童期肥胖及心理健康问题是慢病发病的危险因素，若不及时干预、任其发展，将严重威胁人群的身体素质和健康水平，给社会带来巨大负担，给民族素质的提高造成严重影响。所以，慢病防治必须从儿童抓起，必须以预防为主、防治结合。

第三节　创新糖尿病的络病病机及通络防治大法

高彦彬教授认为西医的糖尿病与中医的消渴病基本相似但不完全相等，西医 2 型糖尿病发展的三个阶段（糖尿病前期、糖尿病、糖尿病合并慢性并发症）与中医消渴病发展的三个阶段（脾瘅、消渴、消瘅）基本相似。高彦彬教授提出消渴病的发生与诸多因素有关，消渴病是一种复合病因的综合病证。高彦彬教授强调禀赋不足，五脏虚弱，尤其脾肾亏虚、胰脾同病，是消渴病发病的内在因素；饮食不节，形体肥胖，久坐少动，体力活动减少，精神刺激，情志失调，外感六淫，毒邪侵害，久服某些化药，化燥伤津，长期饮酒，房劳过度等，均是消渴病发病的重要环境因素；内在因素与环境因素相合导致消渴病的发生。高彦彬教授认为消渴病病程漫长，不同发展阶段病机特点不同，消渴病基本病机为初期阴津亏耗，燥热偏盛；病程迁延，久病入络，气阴两伤，络脉瘀阻；病变后期，阴损及阳，气血阴阳俱虚，络脉瘀结，脏腑功能衰败。

一、消渴病是复合病因的综合病证，脾肾亏虚、胰脾同病是发病内因

（一）消渴病发病的内在因素

禀赋不足，五脏虚弱，尤其脾肾亏虚、胰脾同病，是消渴病发病的内在因素。

1. 禀赋不足，五脏虚弱

《灵枢·五变》云："五脏皆柔弱者，善病消瘅。"《灵枢·本脏》又云"心脆则善病消瘅热中""肺脆则苦病消瘅易伤""肝脆则善病消瘅易伤""脾脆则善病消瘅易伤""肾脆则善病消瘅易伤"。这说明五脏虚弱是消渴病发病的内在基础。五脏为阴，主藏精，五脏虚弱则藏精不力而致阴津素亏易发消渴病。临床研究发现消渴病患者多有消渴病家族史，患有消渴病的父母，其孩子发生消渴病的概率明显升高。以上中医文献及临床研究表明禀赋不足、五脏虚弱是消渴病发病的重要内在因素。

2. 脾肾亏虚，胰脾同病

津液的生成有赖于胃的"游溢精气""上输于脾"，"脾气散精"、脾的转输，肺的宣降、"通调水道"，肾的蒸腾气化等。若各种致病因素使生化阴津的脏腑受损，影响津液的生成输布，则导致阴津不足。有两种学说分别强调了肾、脾两脏亏虚在消渴病发病中的重要性：一是肾虚学说，即认为消渴病的发生虽与五脏有关，但关键在于肾虚，肾虚为消渴病之本，治疗上重在补肾。东汉张仲景创肾气丸治疗消渴病，开补肾治消渴之先河；唐代《外台秘要》指出："消渴者，原其发动，此则肾虚所致。"；明代赵献可《医贯》提出："治消之法，无分上中下，先治肾为急。"清代陈士铎《石室秘录》指出："消渴之证，虽分上中下。而肾虚以致渴，则无不同也。"近代医家施今墨也指出："本病虽有肺、胃、肾之分，但病本在肾，即标虽有三，其本为一也。"至今，补肾仍是消渴病的重要治法。二是脾虚学说，即认为脾虚是消渴病的病理基础，治疗上注重健脾。如《素问·脏气法时论》说："脾病者，身重

善饥。"《灵枢·本脏》云:"脾脆……善病消瘅易伤。"《灵枢·邪气脏腑病形》中讲到脾脉:"微小为消瘅。"近代医家张锡纯也指出:"消渴一证,皆起于中焦而及于上下。""因中焦病,而累及于脾也。""膵"即西医学中的胰腺,《难经》称其为散膏。高彦彬教授认为中医学中脾脏的生理功能基本包括了西医学中胰腺的生理功能,而胰腺的病理改变也大多归属于脾的病理变化之中,因此中医所认识的与消渴病发病密切相关的病机,实质上包括了胰腺的病理改变,所谓脾虚是消渴病的病理基础,实质上是胰脾同病才是消渴病的病理基础。胰脾同病、脾胃肠功能失常、脾虚湿热、胃肠结热是消渴病的重要病机。

(二)消渴病发病的环境因素

饮食不节,形体肥胖,久坐少动,体力活动减少,精神刺激,情志失调,外感六淫,毒邪侵害,久服某些化药,化燥伤津,长期饮酒,房劳过度等,均是消渴病发病的重要环境因素。消渴病的内在因素与环境因素相合会导致消渴病的发生。

1. 饮食不节,形体肥胖

①饮食不节。长期过食肥甘,醇酒厚味,损伤脾胃,脾胃运化失司,积热内蕴,消谷耗液,损耗阴津,易发生消渴病。如《素问·奇病论》在论述消渴病的病因病理时指出:"此肥美之所发也,此人必数食甘美而多肥也,肥者令人内热,甘者令人中满,故其气上溢,转为消渴。"《圣济总录》载:"消瘅者,膏粱之疾也。"《丹溪心法·消渴》载:"酒面无节,酷嗜炙煿……脏腑生热,燥热炽盛,津液干焦,渴饮水浆,而不能自禁。"以上均说明饮食不节,过食肥甘厚味与消渴病的发生有密切关系。②形体肥胖。中医学早在两千多年前已认识到肥胖者易发生消渴病。《素问·通评虚实论》载:"消瘅……肥贵人,则膏粱之疾也。"《景岳全书》载:"消渴……其为病之肇端,皆膏粱肥甘之变……皆富贵人病之,而贫贱者鲜有也。"大量流行病学的调查资料表明,长期摄取高热量饮食、体力活动减少、身体肥胖是2型糖尿病发生的重要环境因素。

2. 精神刺激,情志失调

长期过度的精神刺激,情志不舒,或郁怒伤肝,肝失疏泄,气郁化火,上灼肺胃阴津，下灼肾阴；或思虑过度，心气郁结，郁而化火，心火亢盛，损耗心脾精血，灼伤胃肾阴液，均可导致消渴病的发生。有关精神因素与消渴病的关系，中国历代医籍中均有论述，如《灵枢·五变》中说："怒则气上逆，胸中蓄积，血气逆流……故为消瘅。"刘河间《三消论》说："消渴者……耗乱精神，过违其度……而燥热郁盛之所成也。"《慎斋遗书·渴》说"思想过度……此心火乘脾，胃燥而肾无救"，可发为消渴。清代《临证指南医案·三消》说："心境愁郁，内火自燃，乃消症大病。"精神神经因素在糖尿病发生及发展中的重要作用，近数十年来已被举世公认。西医学认为精神紧张、情绪的激动、心理的压力及突然的创伤等，可引起生长激素、去甲肾上腺素、胰高血糖素、肾上腺素、肾上腺皮质激素等拮抗胰岛素的激素分泌增加，而使血糖升高。

3. 外感六淫，毒邪侵害

秦景明在《症因脉治》中将消渴病根据病因不同分为外感三消（燥火三消、湿火三消）和内伤三消（积热三消、精虚三消）。外感三消即外感六淫，毒邪内侵散膏（胰腺），旁及脏腑，化燥伤津，可致消渴病。西医学认为病毒感染是 1 型糖尿病发生的重要环境因素。中国古代医家受历史条件及当时科技水平所限，虽没有提出病毒感染可诱发糖尿病，但已认识到外感六淫之邪可引起消渴病，这是十分难能可贵的。

4. 久服丹药，化燥伤津

在中国古代，常有人为了壮阳纵欲或养生延寿而嗜服矿石类药物炼制的丹药，致使燥热内生、阴津耗损而发生消渴病。许多古医籍中都有嗜服丹药发生消渴的记载。如《诸病源候论》载："内消病者……由少服五石，石热结于肾内也，热之所作。"《千金要方》载："正观十年，梓州刺史李文博先服白石英既久，忽房道强盛，经月余渐患渴……百方治之，渐以增剧，四体羸缀，不能起止，精神恍惚，口舌焦干而卒。"朱丹溪亦说："自唐时太平日久，膏粱之家，惑于方士服石长生说，多饵丹石，迨宋至今，犹未已也。"据史家记述，历代帝王服食丹药者不乏其人，如唐代服丹药的就有太宗、高宗、宪宗、武宗、宣宗等，他们的症状都是"燥甚""病渴且中燥""肤泽日消枯""疽发背而崩"等。现今服石药之风不复存在，但若长期服用温燥壮阳之剂，亦可导致燥热伤阴，继发消渴病。西医学认为一些化学毒物如四氧嘧啶、链脲菌素、吡甲硝苯脲，以及某些药物如口服避孕药、肾上腺皮质激素等，均可导致糖尿病。

5. 长期饮酒，房劳过度

中国历代医籍强调嗜酒及房劳过度与消渴病有关。长期嗜酒，损伤脾胃，积热内蕴，化燥伤津；或房事不节，劳伤过度，肾精亏损，虚火内生，灼伤阴津，均可发生消渴病。如《千金要方》载："凡积久饮酒，未有不成消渴。"又云消渴病是"盛壮之时，不自慎惜，快情纵欲，极意房中，稍至年长，肾气虚竭"所致。关于房劳与糖尿病的关系目前尚不清楚，有待今后进一步研究，但饮酒对糖尿病的危害是众所周知的。长期、大量饮酒可引起肝脏损害、营养不良、促进动脉粥样硬化的发生与发展等，从而成为糖尿病及其并发症的危险因素。

二、络病是消渴病及其慢性并发症病理基础

络脉是从经脉逐级细分的细小分支，纵横交错、网状分布于脏腑组织。络脉结构特点为支横别出，逐层细分；络体细窄，网状分布；络分阴阳，循行表里。络脉气血运行特点为气血行缓，面性弥散；末端连通，津血互换；双向流动，功能调节。络脉包括运行经气的气络和以运行血液为主的血络，发挥着温煦防御、信息传导、调节控制、渗灌气血、津血互换、营养代谢的功能。各种致病因素导致络脉发生病变即为络病。络病的内涵是络脉的功能障碍及结构损伤，络病的外延是导致络脉病变的致病因素及络病相关重大疾病。

20世纪80年代高彦彬教授通过大量消渴病临床病案总结分析，发现消渴病慢性并发症是消渴病日久所致，符合久病多虚、久病多瘀、久病入络的病机特点，故提出络病是消渴病及慢性并发症的病理基础，气阴两虚、络脉瘀阻是其核心病机。高彦彬教授认为消渴病基本病机为阴津亏耗、燥热偏盛。若消渴病日久，久病入络，气阴两虚，痰瘀浊毒阻络，络脉瘀阻，则可导致消渴病多种慢性并发症的发生。

（一）消渴病心病

气阴两虚，心之络脉瘀阻则出现胸痹、心痛、心悸、怔忡等心系并发症。其病位在心，继发于消渴病，故称为消渴病心病。其基本病机特点为气阴两虚、痰瘀阻于心络，而致心络郁滞，心络瘀阻，心络绌急，心络瘀塞，或气阴两虚、心络失荣，或心络瘀结、络瘀水停等。

（二）消渴病脑病

肝肾气阴两虚，脑之络脉瘀阻则出现眩晕、中风偏瘫、口僻、健忘、痴呆等脑系并发症。其病位在脑，继发于消渴病，故称为消渴病脑病。其基本病机特点为肝肾气阴两虚、风痰瘀血阻于脑络，而致脑络瘀阻，脑络绌急，脑络瘀塞，毒损脑络，脑络失荣等。

（三）消渴病肾病

肝肾气阴两虚，肾络瘀阻则出现尿浊、水肿、腰疼、癃闭、关格等肾系并发症。其病位在肾，继发于消渴病，故称为消渴病肾病。其基本病机特点为肾元亏虚，湿浊瘀毒阻于肾络，而致肾络瘀滞，肾络损伤，肾络瘀阻，肾络瘀结，毒损肾络等。

（四）消渴病目病

肝肾亏虚，目络瘀滞，则出现视物模糊、双目干涩、眼底出血等症，甚则出现目盲失明等眼部并发症。其病位在眼，继发于消渴病，故称为消渴病目病。其基本病机特点为肝肾气阴两虚，痰瘀热阻于目络，而致目络瘀滞，目络损伤，目络瘀阻，目络瘀结等。

（五）消渴病痹痿

肝肾阴虚，络气虚滞，络脉瘀阻，经脉失养，则早期出现肢体麻木、疼痛、感觉障碍等症，晚期出现肌肉萎缩等肢体并发症。其症状类似中医"痹证""痿证"，继发于消渴病，故称为消渴病痹痿。其基本病机特点为肝肾气阴两虚，络气虚滞，络脉瘀阻；晚期部分患者可出现奇经亏虚，真元颓废，络气虚滞，肌肉萎缩等。

（六）消渴病脱疽

肝肾亏虚，肢体络脉瘀阻，则出现肢端发凉、患肢疼痛、间歇性跛行，甚则肢端坏疽等足部并发症。其症状类似于中医的"脱疽"，继发于消渴病，故称之为消渴病脱疽。其基本病机特点为肝肾亏虚，而致络脉瘀阻，湿热阻络，毒损络脉，络脉瘀塞，络脉失荣等。

（七）其他并发症

肾开窍于耳，肾主骨，齿为骨之余，肝肾精血亏虚、肾络失荣则耳鸣耳聋，齿摇齿落；若阴津亏耗，燥热内结，络脉瘀阻，营卫不行，气血壅滞，肉腐成脓，则出现皮肤疖肿、痈疽疔疮；若疮毒内陷，邪热攻心，扰乱神明，则神昏谵语；肺肾气阴两虚，感受外邪，毒伤肺络，则出现感冒、肺热咳嗽，或并发肺痨；若肝胆气郁，湿浊、瘀血阻滞肝络，则出现胁痛、黄疸等；若肝肾阴虚，湿热下注膀胱，则出现尿频急疼、小腹坠胀；若脾气虚弱，脾胃肠功能失常，则出现泄泻、呕吐、痞满、呃逆；若胃热炽盛，心脾积热，则牙龈脓肿、口舌生疮；若皮肤络脉瘀阻，皮肤失去气血濡养，或兼感受风湿毒邪，则出现皮肤瘙痒、皮癣、水疱、紫癜、溃疡等多种皮肤病变。

消渴病晚期阴损及阳，气血阴阳俱虚，脏腑络脉瘀结、失荣，脏腑功能虚衰。若脾阳亏虚，肾阳衰败，肾络瘀结，水湿潴留，浊毒内停，壅塞三焦，则出现全身浮肿、四肢厥冷、纳呆呕恶、面色苍白、尿少尿闭等症；若心肾阳衰，心络瘀结，阳不化阴，水湿浊邪上凌心肺，则出现胸闷心悸、水肿喘促、不能平卧，甚则突然出现心阳欲脱、气急、大汗淋漓、四肢厥逆、脉微欲绝等危候；若肝肾阴竭，五脏络气衰微，虚阳外脱，毒损脑络，则出现猝然昏仆、神志昏迷、目合口张、鼻鼾息微、手撒肢冷、二便自遗等阴阳离决之象。临床资料表明消渴病晚期多因并发消渴病心病、消渴病脑病、消渴病肾病而死亡，多因消渴病目病、消渴病脱疽而致残疾。

三、通络是消渴病及其慢性并发症防治大法

20 世纪 80 年代，高彦彬教授通过大量消渴病临床病案总结分析，提出络病是消渴病及慢性并发症的病理基础，其络病病理环节虽有络气瘀滞、络脉瘀阻、络脉绌急、络脉瘀塞、毒损络脉、络脉瘀结等不同，但是"络脉瘀阻"是其共同的病机。通络是治疗糖尿病及其慢性并发症的大法，通络大法可分为直接通络、祛邪通络、扶正通络三大类。扶正通络又有益气通络、滋阴通络、温阳通络、养血通络、益气养阴通络、滋补肝肾通络、育阴温阳通络之不同。祛邪通络又有化瘀通络、理气通络、化痰通络、利湿通络、息风通络、解毒通络、散结通络等法。直接通络则包括辛味通络药、虫类通络药、藤类通络药。辛味通络多用辛香走窜、辛香理气、行气通络、辛香畅络、能散能行之药，可开腠理、透达络邪，适用于络气郁闭、络脉失畅的病证；虫类通络多用药性走窜、剔邪搜络、搜风解痉通络、化瘀通络之药；藤类通络多用药形如络脉、纵横交错之药，对于久病不愈、邪气入络者，可以祛风通络、化瘀通络、散结通络。正如《本草便读》所说："凡藤类之属，皆可通经入络。"在糖尿病慢性并发症中，络病常络虚与络瘀并存，治疗当以通补为宜。临床上要针对糖尿病慢性并发症的共性病理基础（络病），结合不同病因的个性、病在气络与血络的不同、不同的病机，审因辨证，从络病论治，灵活运用通络大法，来拓展糖尿病及其慢性并发症防治新思路，以显著提高临床疗效。

四、强调糖尿病预防为主须从儿童抓起

高彦彬教授认为目前糖尿病尚不能根治，必须以预防为主，强调糖尿病预防须从儿童抓起，必须防治结合。随着我国经济发展与人们生活方式改变，部分青少年高热量饮食、忽视体力活动，导致肥胖在我国青少年中十分常见，不良的生活习惯已成为 2 型糖尿病发生的重要环境因素。据《儿童蓝皮书：中国儿童发展报告（2021）》：2019 年中国中小学生超重肥胖率为 24.2%；高中生饮酒率为 41.0%，过量饮酒率为 16.6%；中国儿童青少年抑郁

症状的发生率为 26.3%。据《北京市 2020 年度体检统计报告》：2020 年北京市高考招生体检男生平均超重肥胖率为 44.46%，中考招生体检男生平均超重肥胖率为 43.12%。青少年肥胖、超重问题突出，儿童心理健康面临重大挑战，糖尿病及其他慢病风险加大。儿童期肥胖不仅会对其当前的身体发育造成严重影响，而且会导致成年后 2 型糖尿病及其他慢病发病风险增加。心理健康问题不仅可引发心理精神类疾病，还会参与糖尿病及其他慢病的发生和发展。因此，糖尿病及慢病防治必须从儿童抓起，以预防为主、防治结合，发挥中医治未病优势，开展中医养生知识（起居有常、适量运动、饮食有节、营养均衡、戒烟限酒、身心保养等）进课堂活动，大力推广传统养生健身法（太极拳、八段锦、养生操等），从而帮助青少年从小建立健康文明的生活方式，及时干预儿童期肥胖及心理健康问题，控制危险因素，从而降低2 型糖尿病的发生率。

五、强调糖尿病四级预防、主张分期辨证综合防治

高彦彬教授认为目前糖尿病三级预防的观念已不适应健康中国的需求，必须发挥中医治未病优势，以健康为中心，实施糖尿病零级预防，即以未病先防、既病防变为依据，控制危险因素，建立健康生活方式，从降低糖尿病发病率、预防糖尿病并发症、减少糖尿病病死病残及提高患者生存质量四个梯度，开展糖尿病中医四级预防。

（一）糖尿病零级预防

坚持天人合一与绿色发展理念，持续改善生态环境，促进人与自然、人与社会、人与人和谐，传播中医健康理念；开展中医养生知识（起居有常、适量运动、饮食有节、营养均衡、戒烟限酒、身心保养等）及糖尿病防治知识进课堂、进社区活动，大力推广传统养生健身方法，推进全民健康生活方式，加强幼儿园、中小学营养均衡、心理保健等健康知识和行为方式教育，及时干预儿童期肥胖及心理健康问题，实现预防工作关口前移。

（二）糖尿病一级预防

针对糖尿病高危人群，培养其建立健康生活方式（健康教育、合理的饮食、适当运动、身心保养）并配合中医辨证论治早期干预，目标是降低糖尿病的发病率。

（三）糖尿病二级预防

针对糖尿病患者，培养其建立健康生活方式（健康教育、合理的饮食、适当运动、身心保养）并配合中西医药协同（口服降糖药及胰岛素等、中医辨证论治、针灸按摩、中药外治等）干预，目标是预防糖尿病并发症发生。

（四）糖尿病三级预防

针对糖尿病并发症人群，培养其建立健康生活方式并采用中西药协同治疗、综合防治与康复措施，延缓糖尿病并发症进展、降低糖尿病并发症致残率和死亡率，从而提高患者的生存质量。

高彦彬教授认为糖尿病病程漫长，不同发展阶段病机特点不同，防治方法不同，预后也不同，应针对糖尿病不同的发展阶段确定治疗目标，辨明主要病机，针对主要病机辨证论治，综合防治。糖尿病前期（脾瘅期）中医辨证多为脾虚痰湿证、湿浊痰瘀证、阴津亏虚证、肝郁胃热证等，分别治以健脾化痰祛湿，利湿降浊、化痰活血，滋阴增液，疏肝清胃等。糖尿病期（消渴期）中医辨证多为阴虚热盛证、胃肠结热证、肝郁化热证、胃肠湿热证、气阴两虚证、气阴两虚脉络瘀阻证，分别治以滋阴清热、清泄二阳、疏肝清热、清化湿热、益气养阴、益气养阴化瘀通络，其中益气养阴化瘀通络是防治糖尿病慢性并发症的重要治法。糖尿病并发症期（消瘅期）中医辨证，应根据不同并发症（消渴病心病、消渴病脑病、消渴病肾病、消渴病目病、消渴病痹痿、消渴病脱疽等）的病机特点，采用通络大法，辨证论治，遣方用药。糖尿病综合防治包括健康生活方式（健康教育、合理的饮食、适当运动、身心调养等）、西医治疗（降糖、降压、调脂等）、中医治疗（中医辨证论治、针灸按摩、中药外治等）、康复治疗等，应根据糖尿病不同阶段合理选择防治措施，要发挥中医药在糖尿病前期的主导作用、在糖尿病期的协同作用、在糖尿病并发症期的核心作用。高彦彬教授认为糖尿病分期辨证、综合防治，可使诊疗思路清晰，治疗目标、辨证用药精准，预后判断明确。

六、基于治未病与络病理论开展糖尿病及并发症防治

高彦彬教授基于治未病与络病理论，率先开展糖尿病及其慢性并发症防治工作，循证研究证实中医药可显著降低 2 型糖尿病及其慢性并发症发病风险，中医药治疗糖尿病慢性并发症疗效显著。① 2 型糖尿病的预防研究：2003 年高彦彬教授开展糖尿病预防研究获国家中医药管理局及吴阶平医学基金会资助，高彦彬教授主持的"十一五"国家科技支撑计划课题《糖耐量低减中医药干预综合方案研究》，通过 12 个医学中心，510 例糖耐量低减患者为期 3 年随机对照研究证实，化痰通络方（糖脂平）可降低 2 型糖尿病（T2DM）相对危险 49%，为 T2DM 的预防提供中药干预新方案。②糖尿病慢性并发症的预防研究：高彦彬教授提出糖尿病慢性并发症气阴两虚、络脉瘀阻的病机理论及益气养阴、化瘀通络治则，他与中国中医科学院广安门医院刘喜明教授共同主持的北京市"十五"攻关课题《中医药干预 2 型糖尿病早期微血管病变研究》，通过 10 个医学中心，680 例新诊断的 2 型糖尿病患者开展为期 5 年的随机对照研究，证实益气养阴通络方药干预新诊断的 2 型糖尿病，可使糖尿病微血管并发症相对危险下降 35%，为糖尿病微血管并发症的预防提供了中医药干预新方案。③糖尿病慢性并发症防治研究：高彦彬教授主持国家"九五""十五"攻关课题、"973"课题，经循证研究证实补肾通络方药对糖尿病肾病早期和临床期可明显减少尿蛋白、延缓肾衰进展，疗效优于对照组洛汀新；益气通络方（糖络宁）治疗糖尿病周围神经病变有效率达 90% 以上，疗效优于对照组弥可保。高彦彬教授研制了防治糖尿病及其慢性并发症系列方药（糖脂平、糖肾宁、糖络宁、糖眼宁等）。④高彦彬教授牵头制定了《糖尿病肾病中医诊疗方案》《脾瘅（糖尿病前期）中医诊疗优化方案（2023 版）》。

第四节 创新慢性肾病的络病病机及通络防治大法

一、络病是慢性肾脏病的共性病理基础

高彦彬教授认为慢性肾脏病（CKD）包括原发性肾小球疾病、肾小管疾病、肾间质疾病等。慢性肾脏病具有久病多虚、久病必瘀、久病入络、久病及肾的特点，病变部位主要在肾之络脉，属于中医"络病"范畴。络病是广泛存在于急慢性肾脏病的中医病机状态，是 CKD 及其并发症的共性病理基础。经脉是运行气血的主干，络脉是从经脉支横别出、逐层细分、纵横交错、遍布全身，广泛分布于脏腑组织之间的网状系统。络脉分气络、血络：气络是人体内运行经气的网络，发挥着信息传导、自稳调控、防御卫护等功能；血络是人体内运行血液的网络，发挥着渗灌气血、濡养代谢、津血互换等功能。气络、血络是脏腑结构的重要组成部分。络脉结构特点为支横别出、逐级细分、络体细窄、网状分布。络脉气血运行特点为气血行缓、面性弥散、末端连通、双向流动、功能调节。当络脉发生病变时即为络病，络病的内涵是络脉的结构损伤、功能失常，络病的外延是导致络病的病因及络脉病变引起的继发性脏腑组织病理变化。

肾为先天之本，水火之宅，寓真阴元阳；肾主水、主藏精、主纳气。肾的生理功能有赖于肾之气化、固摄功能。肾络是构成肾脏结构的重要组成部分，是实现肾脏功能的基础。肾络气血运行、弥散流动，可调节体内水液平衡，封藏五脏六腑之精气。肾络为气血汇聚之所，因其迂曲细小，故气血运行易滞易瘀、病邪易入难出、易积成形。禀赋不足、肾元亏虚、外感六淫、七情过激、饮食不节、形体肥胖、劳逸失当、药毒伤肾或久病及肾等均可导致肾络病变而发生慢性肾脏病。临床肾络病变常表现为虚实夹杂，正虚邪伏；临床症状变化多样，易气血同病，易痰凝湿阻，易伏风扰动，易热毒损伤，易动血泄精，易浊毒壅塞，应详审病机。

（一）肾络病变的核心病机责之于"虚、瘀、毒"

高彦彬教授认为慢性肾脏病内因责之禀赋不足、肾元亏虚、久病及肾，外因责之外感六淫、疫毒之邪、七情过激、饮食不节、形体肥胖、劳逸失当、药毒伤肾等，内因与外因相合而发病。慢性肾脏病之病位以肾为核心，涉及肝、肺、心、脾、膀胱等；基本病理过程为内外合邪、邪伏肾络或毒损肾络而致肾络损伤（血尿、蛋白尿）；肾络瘀滞（肾小球肥大、肾小球高灌注及高滤过、免疫复合物沉积、肾小球基底膜增厚、肾间质水肿、肾小动脉管壁增厚）；肾络瘀阻（系膜细胞及内皮细胞增殖、新月体形成、肾小动脉硬化）；肾络瘀结（微血栓形成、肾小球缺血皱缩及球性硬化、肾间质纤维化、肾小管萎缩）；肾用失司（肾藏精失调致精微物质外泄出现血尿、蛋白尿等；肾主水失调致水液代谢障碍产生水肿、湿热、湿浊、血瘀等；肾主骨生髓与肾藏精之功能失调可出现肾性骨病与肾性贫血等；肾纳气失调可影响肾对酸碱平衡的调控及相关激素的调控等）。慢性肾脏病的病性为本虚标实，本虚多为脏腑气血阴阳失调，标实多为热毒、湿热、伏风、血瘀、湿浊、浊毒等。慢性肾脏病的病变部位主要在肾之络脉，肾络病变的核心病机责之于"虚、瘀、毒"，虚是发病基础，瘀是病机状态，毒既是致病因素，又是病理产物。

慢性肾脏病之虚以肾元亏虚为本，可影响到肺、脾、肝等，病机以脾肾气阴两虚为主，亦可见肝肾阴虚、脾肾阳虚。慢性肾脏病之虚以气阴两虚为主，后期可出现气血阴阳俱虚。慢性肾脏病之瘀有因虚致瘀与因邪致瘀之分。因虚致瘀是由于脾、肾、肺、心气血阴阳亏虚，气血运行不利，日久络脉瘀滞；因邪致瘀是由于湿、毒、风、浊、热伏藏于肾络，肾络瘀滞、瘀阻、瘀结所致。因虚致瘀是本，因邪致瘀是标。本病之瘀还有新、久之别。新瘀往往病势危重，或肾络瘀结，肾络损伤，尿血不解，甚或肾体劳衰、浊毒壅滞，或脉络瘀阻、患肢水肿等。久瘀往往病势较缓，为本虚标实所致肾络瘀滞、瘀阻、瘀结，可表现为肾络损伤，渐致肾体劳衰、肾用失司。慢性肾脏病之毒有外感之毒与内生之毒之分。"诸邪秽浊，皆属于毒""诸邪迁延，蕴积不解，皆属于毒"。外感之毒指人体感受的外来之毒（"天之毒、地之毒"），即外感之"风毒、温毒、寒毒、燥毒、疫毒"等"六淫化毒""疫疠化毒"，由表入里，内伏肾络，毒损肾络。内生之毒指脏腑功能失调、人体代谢异常产生之毒，包括"血毒、浊毒、溺毒、糖毒、脂毒、膏毒"等，是由饮食无节，脾失健运，肾失气化，肝失条达，水谷停聚，清者难升，浊者难降，血瘀、痰聚、膏腐、脂败稽久酿浊化毒而成。

（二）肾元亏虚、肾络瘀滞是慢性肾脏病的基本病机

慢性肾脏病包括原发性肾小球疾病、肾小管疾病、肾间质疾病、肾血管病变等，具有久病多虚、久病必瘀、久病入络、久病及肾的特点，病变部位主要在肾之络脉，属于中医"络病"范畴；基本病机为肾元亏虚、肾络瘀滞。慢性肾脏病之虚以肾元亏虚为本，可影响到肺、脾、肝，病机以脾肾气阴两虚为主，可见肝肾阴虚、肝肾气阴两虚、脾肾阳虚；慢性肾脏病肾络病变可见肾络损伤、肾络瘀滞、肾络瘀阻、肾络瘀结、毒损肾络等。由于肝、肾、肺、脾气阴亏虚，导致三脏功能失调，常兼有外感、水湿、湿浊、湿热、浊毒、血瘀等毒邪，可进一步阻滞肾络，导致肾络瘀滞、损伤肾络，加重肾络病变，最终导致肾络瘀结硬化，肾体劳衰，肾用失司，浊毒内停，变证蜂起。

（三）肾元虚衰、肾络瘀结、浊毒内停是慢性肾衰竭的基本病机

古代医籍中并无"慢性肾衰竭"的中医病名，根据临床表现可归属于"癃闭""关格""肾劳""溺毒"等范畴，慢性肾衰竭可由水肿、肾风、尿血、淋证、消渴等多种慢性疾病发展而来。先天禀赋不足、肾病日久或久病及肾，外感风湿邪气、饮食不节、劳逸失度等导致肾元虚衰，水湿、浊毒、瘀血阻滞肾络，则肾络瘀结、浊毒内停，可诱发此病。慢性肾衰竭的基本病机为肾元虚衰、肾络瘀结，肾用失司，浊毒内停。肾为先天之本，寓元阴元阳，为各脏腑阴阳之本，肾主水、主藏精、主纳气。肾的生理功能有赖于肾之气化、固摄功能。肾络是构成肾脏结构的重要组成部分，也是实现肾脏功能的基础。肾络气血运行、弥散流动，可调节体内水液平衡，封藏五脏六腑

之精气。肾络为气血汇聚之所，因其迂曲细小，故气血运行易滞易瘀、病邪易入难出、易积成形。

先天禀赋不足、肾病日久或久病及肾可致肾元虚衰，腰为肾之府，肾元虚衰、肾气不足则腰酸乏力；肾阳亏虚失于温煦，则畏寒肢冷；肾阳亏虚、封藏失职、固摄无权，精微物质下泄，则夜尿频多、尿浊伴有泡沫；肾主水、司开合，肾主气化，脾主运化，脾肾虚衰，气化失司，脾失健运，土不制水，水湿内停，泛溢肌肤，则肢体、颜面乃至全身水肿；肾藏精，肝藏血，精血同源，精血互化，肝肾亏虚，精血互化受阻，脾为后天之本、气血生化之源，脾肾亏虚，精血化源不足，则面色萎黄、唇甲淡白无华；脾肾虚衰，气化失司，脾失健运，水液代谢受阻，气血运行不畅，水湿、浊毒、瘀血阻滞肾络，肾络瘀结，肾用失司，水湿浊毒内停，浊毒上逆，胃失和降，则纳饮不香、恶心呕吐；浊毒壅滞肠道，则腑实便结，舌苔厚腻；水湿浊毒凌心射肺，则胸闷气短、心悸咳痰，甚则咳喘不能平卧；浊毒化热伤及血络，则鼻衄、齿衄、肌衄等；肝肾阴虚，肝风内动，则转筋、抽搐、眩晕、震颤；溺毒犯脑，则烦躁、神昏谵语、痰盛气粗；肾元衰竭，浊毒壅滞三焦，肾关不开，则少尿、无尿，出现关格危候。

二、通络是治疗慢性肾脏病的基本大法

高彦彬教授通过大量慢性肾脏病病案总结分析，提出络病是慢性肾脏病共性病理基础，其肾络病理环节虽有肾络瘀滞、肾络损伤、肾络瘀阻、肾络绌急、肾络瘀塞、毒损肾络、肾络瘀结等不同，但是"肾络气血流动不畅"是其共同的病机。他还提出通络是治疗慢性肾脏病的基本大法。通络大法包括直接通络、祛邪通络和扶正通络。直接通络药包括辛味通络药、虫类通络药、藤类通络药。辛味通络药多辛香走窜、辛香理气、行气通络、辛香畅络、能散能行，可开腠理、透达络邪，适用于络气郁闭、络脉失畅的病证；虫类通络药性擅走窜，可剔邪搜络、搜风解痉通络、化瘀通络；藤类通络药其藤缠绕蔓延，其形如络脉，纵横交错，无所不至，对于久病不愈、邪气入络者，可以祛风通络、化瘀通络、散结通络。扶正通络主治慢性肾脏病络脉

失荣证，又有益气通络、滋阴通络、温阳通络、养血通络、固肾通络、益气养阴通络、滋补肝肾通络、健脾益肾通络、育阴温阳通络之不同。祛邪通络是针对导致络病的病因，采取具有祛湿、活血、祛风、解毒、化浊、化痰、理气、软坚散结等作用的药物，祛邪通络、畅通络道，治疗慢性肾脏病肾络瘀滞、肾络损伤、肾络瘀阻、肾络瘀结、毒损肾络等证。祛邪通络又有化瘀通络、理气通络、化痰通络、祛风通络、息风通络、清热利湿通络、活血利水通络、解毒泄浊通络、滋阴凉血宁络、散结通络等。在慢性肾脏病中，络病常是络虚与络瘀并存，治疗当以通补为宜。临床上要针对慢性肾脏病的络病共性病理基础，审因辨证，从络病论治，灵活运用直接通络、祛邪通络和扶正通络治法，拓展慢性肾脏病防治新思路，显著提高临床疗效。

三、基于治未病理论提出 CKD 四级预防策略

CKD 患病率逐年升高，全球患病率约 14.3%，我国 CKD 患病率约 10.8%，且起病隐匿、病因复杂、治疗困难，已成为全球性的公共卫生问题。高彦彬教授将"治未病"理论与络病理论相结合，提出了 CKD 四级预防策略，强调防治结合，以防为主。

（一）CKD 零级预防

坚持天人合一与绿色发展理念，促进人与自然、人与社会、人与人和谐，传播中医健康理念；开展中医养生知识（起居有常、适量运动、饮食有节、营养均衡、戒烟限酒、身心保养等）及 CKD 防治知识（预防上呼吸道感染、避免过劳、避免肾毒性药物等）进课堂、进社区活动，大力推广传统养生健身方法，积极倡导健康生活方式；加强幼儿园、中小学营养均衡等健康知识和行为方式教育，及时干预儿童期肥胖及预防上呼吸道感染，实现预防工作关口前移。

（二）CKD 一级预防

防治对象为 CKD 高危人群。防治目标是降低 CKD 风险及发病率。防治

措施是筛查高危人群、采取饮食指导、合理运动、起居规律、调畅情志、避免肾毒性药物，采用中西医结合早期干预，有效控制高危人群的血压、血糖、血脂、血尿酸水平达标。中医辨证论治及调护的重点在于防治感冒，可采用益气固表、清热解毒、疏风利湿的汤方、代茶饮等。

（三）CKD 二级预防

防治对象是 CKD 患者。防治目标是防止 CKD 原发病进展，控制蛋白尿，防治并发症。高彦彬教授特别强调 CKD3a 期前应积极防治。防治措施为调整饮食结构、个体运动模式、中西医结合干预，有效控制高危人群的血压、血糖、血脂、血尿酸水平达标。中医辨证论治方案是针对不同病机的CKD 人群采用扶正通络（益气荣络、养血荣络、温阳荣络、滋阴荣络等）、祛邪通络（化瘀通络、利湿通络、祛风通络等）等方法辨证论治，采用汤药、泡洗、浸浴、透药等方式综合施治，辨证调护多采用穴贴、药膳、灌肠等方式清解热毒、化浊排毒等，修复肾络结构损伤，恢复肾络功能，防止肾络病变进展至关格重症。

（四）CKD 三级预防

防治对象为终末期肾脏病（ESRD）患者。防治目标为降低终末期肾脏病死亡率，保护肾脏替代患者残肾功能，降低终末期肾脏病心血管疾病风险、心源性猝死发生率。防治措施：个性化的肾脏替代治疗模式选择，对于心血管血流动力学不稳定的患者，推荐持续性肾脏替代治疗（CRRT）和腹膜透析（PD）；强调饮食教育、运动康复、心理疏导、药物干预一体化管理。中医防治重点是已衰防变，采取扶正祛邪、辨证通络法，重点是顾护脾胃，改善营养状态及生存质量，减轻西药（铁剂、磷结合剂、钙剂等）所致的消化道症状；调畅情志，改善患者睡眠质量，扶正通络，活血通络，改善患者心脑功能，防治关格变证（胸痹、眩晕、中风等）的发生，常采用中药内服、穴贴、耳穴、针刺、艾灸等方式。

下篇　大医之术

第五章　临证技术

第一节　辨治方法

一、整体观念，系统思维

中医将人体生命活动的有机联系归结为阴阳对立统一、五行生克制化、气机升降出入三种模式。阴阳模式说明人体生命活动由相互联系、相互对立、相互制约、相互转化的生理机能结构组成；五行模式说明人体五脏功能活动是多级、多路反馈联系的有机系统；气机升降出入模式说明人不但与自然界交换物质、能量、信息，而且人体内部的物质、能量与信息也是运动转化的。

高彦彬教授临床诊治慢病坚持中医整体观念，体现出系统的思维方式，其思维方式具有整体性、结构性、立体性、动态性、综合性的特征。他认为人本身是一个有机联系的整体，人与外界环境（自然环境、社会环境）构成一个有机的整体。高彦彬教授从自然环境、社会环境、人际关系、形神协调、人体自身代谢（气血、阴阳、脏腑协调）五个维度提出和谐健康观、和谐养生观及失和疾病观；从外感六淫、内伤七情、饮食劳倦、生活方式等综合考虑致病因素；采用四诊合参结合理化检查多维度收集疾病信息；综合运用中西医诊断、八纲辨证、脏腑辨证、络病辨证方法，明确诊断与辨明病机；从心理调整、合理膳食、适量运动、药物调理、预防护理多维度制订综合防治措施；采用病证结合诊疗模式，动态把握疾病发展的病机特点，辨证论治，精准治疗；针对主病、主症及主要病机精选中药、优化配伍、实现复方的最佳功效。

系统科学的结构理论认为系统的要素是系统功能的基础，结构是从要素到功能的必经的中间环节，系统的结构决定系统的功能。系统思维方式的结构性体现在精选要素、优化结构，从而实现系统最佳功能。高彦彬教授认为中药复方配伍体现了系统思维的结构性特点，若把中药复方看成一个系统，中药就是系统要素，复方配伍就是系统结构，复方功效就是系统功能，系统思维的结构性体现在精选中药、优化配伍，进而实现复方的最佳功效。

二、病证结合，以证为主

高彦彬教授临床诊治疾病主张病证结合，以证为主，强调中、西医双重诊断并结合中医辨证论治模式，认为该诊疗模式使诊断清晰化、治疗靶向化、预后精确化。高彦彬教授诊治代谢病及慢性肾病时，强调中西医双重诊断，重视对疾病基本病机的认识和研究，强调对疾病基本病机演变规律的把握，应辨明各病基本病机及不同发展阶段的病机，把辨证治疗和辨病治疗有机地结合起来，特别强调应以证为主，证同则治同，证异则治异，治随证转。（辨治不同病因的慢性肾病，强调病证合参，以证为主）。

《伤寒杂病论》首创以病为纲、病证结合、辨证论治的杂病诊疗体系。目前病证结合模式主要有三种：一是中医辨病结合辨证论治模式；二是中医学和西医学双重诊断疾病结合中医辨证论治模式；三是西医学诊断疾病结合中医辨证论治模式。高彦彬教授认为中医学和西医学双重诊断疾病结合中医辨证论治模式更佳，因为这种模式既传承了中医辨病与辨证相结合的诊疗模式，又参考了西医学疾病诊断、疗效评定及预后判断。该模式具有以下重要意义：一是中、西医双重诊断使诊断清晰化，传统中医病名诊断带有模糊、宽泛特征，借鉴西医学的相关成果可使诊断明确。二是治疗上中西协同、优势互补可提高疗效。三是治疗靶向化，疗效稳定，病证结合的模式不仅注重对证候的疗效，而且注重对疾病的疗效评价，进而保证靶点明确、疗效稳定。四是预后精确化，中医预后有时不够清晰，借鉴西医学的相关手段可使预后精确化。

三、慢性疾病，分期辨证

高彦彬教授认为慢性疾病之病程漫长，多难以根治，慢性疾病不同发展阶段的病机不同，治疗目标、治疗原则、治疗方法也不同，因此高教授主张慢性疾病应分期辨证，即先把慢病分为早期、中期、晚期等阶段，然后针对不同发展阶段，明确治疗目标，辨明主要病机后针对主要病机辨证论治，从而使诊疗思路清晰、辨证用药精准、判断预后明确。高彦彬教授把糖尿病分三期（糖尿病前期、糖尿病期、糖尿病并发症期）辨证论治；把 IgA 肾病分为两期（急性发作期、慢性缓解期）辨证论治，急性发作期以标实为主，治以祛邪通络，慢性缓解期以本虚为主、虚实夹杂，治以扶正通络为主，兼以祛邪；把糖尿病肾病分三期（糖尿病肾病早期、糖尿病肾病中期、糖尿病肾病晚期）辨证论治，糖尿病肾病早期治以益气养阴、补肾通络，糖尿病肾病中期治以益气健脾、固肾通络，糖尿病肾病晚期治以益气养血、调补阴阳、泄浊解毒。

四、明辨标本，以虚定型，以实定候

《素问·调经论》曰："百病之生，皆有虚实。"张景岳言："千病万病不外虚实，治病之法无逾攻补。"高彦彬教授临床辨证常以虚实为纲，重视明辨标本，强调以本虚定型，以邪实定候。本虚包括气、血、阴、阳之虚、五脏（心、肝、脾、肺、肾）之虚等，本虚作为证型，相对稳定，标实包括风、寒、暑、湿、燥、火、热、气滞、血瘀、郁热、痰湿、热毒、腑实等，标实作为证候，变化相对较快。因此，临床辨证以虚定型、以实定候，容易抓住疾病的辨证要点并制订辨证分型论治方案，使临床辨证论治思路更加清晰。

高彦彬教授将慢性肾衰之本虚分为脾肾两虚、肝肾两虚、气血阴阳俱虚3 个证型；标实分为肝气郁滞、肾络瘀阻、水湿内停、湿热阻滞、浊毒内停、

水湿浊毒凌心射肺、浊毒伤血、肝风内动、溺毒犯脑 9 个证候。糖尿病肾病分为肝肾气阴两虚、肾络瘀滞，脾肾气阳两虚、肾络瘀阻，气血阴阳俱虚，肾络瘀结 3 个证型；标实分为肺胃燥热、肝郁气滞、络脉瘀结、湿热中阻、腑实便秘、外感热毒、膀胱湿热、肝阳上亢、水凌心肺、浊毒伤血、血虚生风 9 个证候。

膜性肾病之本虚分为脾肾两虚、肺脾气虚、心肾阳虚、阴阳两虚 3 个证型；标实分为湿热壅络、湿浊蕴络、风湿伏络、湿瘀滞络、毒瘀阻络 5 个证候。慢性尿酸性肾病之本虚分为脾肾气虚、肝肾亏虚、气阴两虚、脾肾阳虚 4 个证型；标实分为湿热下注、痰瘀互阻、浊毒内蕴 3 个证候。IgA 肾病之本虚分为肝肾亏虚、气阴两虚、脾肾两虚、阴阳两虚 4 个证型；标实分为热毒伤络、风伏肾络、湿热壅络、肾络瘀阻、浊毒闭络 5 个证候。

五、疑难病，抓主症，辨病机

疑难病多诊断不明确，或诊断明确但治疗无效，或多病共存治疗方法不明，导致临床治疗不知从何处下手。高彦彬教授诊治疑难杂症时主张抓主症，辨主症的主要病机，以针对主症、主要病机的复方为基础，兼顾次症加减用药，多能获效。例如老年人常多病共存、年老体衰，既有心脑血管疾病，又有糖尿病及其多种并发症，病情复杂，临床治疗不知从何处下手。此时要分析患者就诊的主要症状是什么？有的是胸闷心悸、有的是顽固便秘、有的是顽固失眠等，然后针对主症去辨主症的主要病机，选用针对主症、主要病机的复方为基础方，再根据次症加减用药，多能获效。疑难病抓主症、辨主要病机，就是在病情复杂的情况下，抓主要矛盾，解决主要矛盾。

六、诊治慢病重视络病辨证

高彦彬教授临床诊治慢病十分重视络病辨证：一是将络病主要临床表现（疼痛、痹证、麻木、萎废、瘫痪、癥积、青筋、出血、水肿、斑疹、肌肤甲错、神昏痉厥、癃闭、坏疽等）作为络病辨证的重要依据。二是辨明导致络病的主要因素（外感六淫、疫疠之邪；内伤七情、饮食劳倦；痰浊瘀血阻滞络脉；内外因素导致络脉损伤等）。三是辨病程久暂，经主气，初为气结在经，多为脏腑功能性病变；络主血，久病则伤血入络，多为脏腑器质性病变；慢病多为病邪由气及血，内伏脏腑阴络，具有久病入络、久痛入络、久病多瘀、久病及肾、久病多虚的病理特征，多表现为痰、瘀、毒、虚，络虚与络瘀并存，治疗慢病多为补虚与通络并用。若外感温热之邪或疫毒之邪，从口鼻而入袭于肺络，或内陷心包入营动血，清热解毒、凉血化瘀通络对多种感染性或传染性疾病重症的治疗具有重要价值。四是辨证结合脏腑生理功能及病理特点辨明脏腑络病的病理特征。如心络病变的病理特征为心络郁滞、心络瘀阻、心络绌急、心络瘀塞、络息成积、心络失荣等；肺络病变的病理特征为肺络郁滞、肺络瘀阻、肺络绌急、热毒滞络、络息成积、肺络损伤、肺络失荣等；肾络病变的病理特征为肾络失荣、肾络瘀阻、络息成积、肾络损伤等。五是辨气络病变与血络病变。气主煦之，气络病变，则温煦充养、防御卫护、信息传达、调节控制功能障碍，肺络气虚则自汗恶风，肾络阳虚则畏寒肢冷，肝之气络郁滞则两胁苦满，脾之气络虚滞则肢体酸胀，脑之气络失荣则神昏健忘、反应迟钝，热毒滞于脑之气络则神昏谵语、痉厥抽搐。血主濡之，血络病变，则渗灌濡养、供血供气、津血互换、营养代谢功能失常，出现中风偏瘫、胸痹心痛、痹证、癥积、水肿等。六是辨络脉形态与颜色。面部、耳部、舌下、鱼际、指甲的络脉易于观察。络脉充盈、扩张，多实；络脉塌陷、短小，多虚；络脉青黑，多寒、多瘀；络脉色赤为热；络脉苍白为血虚；络脉黄色为湿邪。七是辨证与理化检查相结合。现代超声技术可直接观察血管的结构与舒缩功能状况，造影技术可了解血管有无狭窄及狭窄的程度，核素成像可了解冠脉系统对心肌的供血状况，微循环观察可以了解微血管的功能状况，内窥镜可观察食道胃黏膜变化，肾脏病理可了解肾脏微血管的超微结构的病理变化。

第二节　诊疗技术

一、重视望诊

高彦彬教授在临床上十分重视望诊，尤其重视面部、舌质、舌苔的望诊，认为通过望诊可宏观把握病位、病性，可判断正气盛衰、病位深浅，区别病邪性质，推断病情预后。高彦彬教授认为望舌质重在辨正气的虚实与邪气的性质；察舌苔重在辨邪气的深浅与性质，也包括胃气之存亡。察舌苔的厚薄可知病的深浅；察舌苔的润燥可知津液的盈亏；察舌苔的腐腻可知湿浊等情况；察舌苔的剥落程度可知气阴的盛衰。同时，高彦彬教授认为察尿液之性状在肾病诊疗中十分重要。

"望而知之谓之神"，面部及舌质望诊在慢病诊疗中有重要价值。如面色㿠白多为肺、脾、肾气虚；面色苍白，面唇淡白无华，多为气血亏虚；唇色青紫，常为阳气虚衰，络脉瘀阻；面色黧黑，耳轮焦干，多为脾肾衰败；颜面水肿或眼睑浮肿，多为风水；精神不振，声低懒言，倦怠乏力，多为慢性肾病（脾肾不足）；目暗睛迷，神情呆滞，精神萎靡，呼吸气微或神识模糊，多为慢性肾病尿毒症晚期（脾肾衰败，浊毒内停）；口唇青紫，喘咳不能平卧，多见于心肾阳虚、络脉瘀滞、水凌心肺的心衰；水肿伴腹水，腹部膨隆，多为肾病综合征重症；鼻流清涕，为外感风寒；鼻流浊涕，为外感风热；咽喉红肿而痛，多为风热外感或肺胃积热；面部口眼㖞斜，多为中风；眼突而颈肿，则为瘿肿。

舌与脏腑通过经脉相联系，生理上脏腑的精气可通过经脉联系上达于舌，病理上脏腑病变可反映于舌。察舌质重在辨正气的虚实与邪气的性质；察舌苔重在辨邪气的浅深与性质，也包括胃气之存亡。察舌苔的剥落可知气阴的盛衰。舌质色红为热；舌质深红，在外感病为热入营血，在内伤杂病为阴虚火旺；舌暗有瘀斑、瘀点，舌下络脉紫暗怒张，或紫舌、青舌，多为络脉瘀滞；裂纹舌多为津液耗伤；舌胖大，伴有齿痕，多为脾虚湿盛；舌瘦薄多为气血两虚或阴虚火旺；白苔多见于表证、寒证；黄苔多见于里证、热证。一般情况下，舌红苔黄而干多为实热证，舌淡苔白而润多为里虚寒证。

尿液性状在肾病诊疗中很重要，尿液浑浊、泡沫多、不易消失多为蛋白尿；尿液浑浊、泡沫多、伴有甜味多为尿糖；尿如洗肉水为血尿，由热伤血络或脾不统血所致；尿频，尿急，尿热，尿痛或见脓尿，为湿热下注所致的尿路感染；小便短赤量少，尿道灼热疼痛，多属热淋；尿浑如膏脂或有滑腻之物，多是膏淋；尿有砂石，小便困难而痛，多为石淋；尿中带血伴有排尿困难而灼热刺痛者，多是血淋。

二、重视问诊

"问而知之谓之工"，高彦彬教授在临床上十分重视问诊，认为问诊可充分收集其他三诊无法取得的、与辨证关系密切的资料，如发病时间、发病原因或诱因、理化检测结果、治疗经过、自觉症状，既往史、家族史等，这些对于疾病的诊断、辨证治疗十分重要。他临床问诊十分详细，在一般问诊基础上，常围绕专病的主要症状及并发症详细有序问诊，如糖尿病要围绕三多一少主症及心、脑、肾、眼、神经等并发症等进行详细有序问诊，认真全面采集病例资料。

三、重视脉诊

高彦彬教授在临床上十分重视脉诊，强调从脉位深浅、脉动速率、脉管形态、脉动的力量来体察脉象。①脉位深浅，浅显于皮下者为浮脉，深沉于筋骨者为沉脉；②脉动速率，一息不足四至为迟脉，一息五六至为数脉；③脉管形态，即脉管的粗细及其特殊形象，指下予以辨形，如滑脉如盘滚珠、涩脉如轻刀刮竹、芤脉似葱管，动脉似豆等；④脉动的力量，即以脉动的气势或力量辨虚实，如脉来势大、有力为实、脉动势小、无力为虚等。

高彦彬教授总结出慢病常见脉象及主要病机：沉脉，轻取不应，重按乃得，如石沉水底，主里证；沉迟，多为里寒；沉弦，多为肝郁气滞，水饮内停；沉涩，多为血瘀；沉缓，多为脾虚，水湿停留；沉细，多为阴虚、血虚；沉细数，多为阴虚，血虚有热；沉弱无力，多为气血阴阳俱虚。弦脉，如按琴弦，多为肝胆气滞、痰饮、痛证；弦数，多为肝胆郁热或肝火旺；弦细，多为肝肾阴虚，肝郁脾虚；弦滑数，多为肝火夹痰，痰火内蕴。洪数脉，多为气分热盛；滑数脉，多为痰热；脉结代，多为气阴两虚、邪阻脉络所致。足背动脉搏动减弱或消失，多为痰瘀阻于脉络所致；颈动脉搏动异常伴心悸，多为心气虚衰。浮脉，如水上漂木，轻取即得，多为感受外邪兼有表证；浮紧多为表寒；浮缓多为表虚；浮数多为表热；浮滑多为风痰。

四、重视闻诊

1. 听声音

语声高亢洪亮有力，多言而躁动，多属实证、热证；语声低微细弱无力，少言而沉静，声音断续，多属虚证、寒证。语无伦次，精神恍惚，神识不清，为邪扰神明，可见于糖尿病合并低血糖、尿毒症性脑病；语言重复，语声时断时续，语声低微模糊，可见慢性肾病危重患者。咳嗽声重，咳痰清稀，伴鼻塞流清涕，多为风寒犯肺；咳嗽痰黄而稠，或咽痛，或流黄涕，多为痰热阻肺；咳声低微、易感冒多为肺肾气虚；呼吸急促困难，甚至张口抬肩，不能平卧，端坐呼吸，多见于水气凌心射肺之肾病合并心病患者。呼吸深长，大多为病情危重，多见于严重酸中毒患者。睡眠鼻鼾声大，多为肥胖；睡眠鼻鼾伴有呼吸暂停，多为睡眠呼吸暂停综合征；若鼾声不绝，昏睡不醒，多见于高热神昏或中风入脏之危证。

2. 嗅气味

小便臊臭，其色黄浑浊，属实热证；小便清长，微有腥臊或无特殊气味，属虚证、寒证。矢气败卵味，多因暴饮暴食，食滞中焦或肠中有宿屎内停所致；矢气连连，声响不臭，多属肝郁气滞、腑气不畅。口臭多见于口腔疾病或胃火上炎，宿食内停或脾胃湿热之证。口中或居室散发"尿臊味"或汗出伴有"尿臊味"，见于慢性肾病尿毒症；口中或居室散发"烂苹果味"或鼻呼出之气带有"烂苹果味"，见于糖尿病酮症酸中毒；如身体或居室散发恶臭，多见于糖尿病足局部溃烂流脓者。

五、四诊合参，宏微互补

高彦彬教授在临床十分强调四诊合参，四诊有着不同的角度和目的，可以互相联系和印证，而不能互相取代。四诊合参是去伪存真、分析互证、综合判断的完整思维过程，是正确诊断的需要，若只有四诊没有合参，则难以做出正确诊断。通过目测观察、语言描述、主观感受等，获得的疾病信息是宏观的，有时会伴有主观性与模糊性。现代理化检查所采集的疾病信息是微观的、客观的、确切的，如现代超声技术可直接观察血管的结构与舒缩功能状况，造影技术可了解血管有无狭窄及狭窄的程度，核素成像可了解冠脉系统对心肌的供血状况，微循环观察可以了解微血管的功能状况，内窥镜可观察食道胃黏膜变化，肾脏病理可了解肾脏的超微结构等。现代理化检查所见，是中医"四诊"的延伸，是人体内在机能变化的客观体现，可以反映疾病的活动性及稳定性。辨证论治时应重视这些指标的变化，并用中医理论认识这些理化检查的结果，指导临床辨证，从而为辨证提供更加客观、更加精确的依据。这就是宏微互补，即四诊宏观指标与理化检查的微观指标互相补充，为正确辨证提供精确的依据。以慢性肾病为例，在整体辨证基础上结合理化检查的结果多能收到较好效果，如单纯蛋白尿，症状不明显，多为脾肾气阴两虚，治宜益气健脾、滋阴固肾；尿中白细胞增多，多提示邪在气分，兼有湿热，治宜清利湿热；尿中红细胞增多，多提示邪在血分，治宜先凉血止血，继化瘀止血；血中肌酐、尿素氮异常升高，多为浊毒内停，兼以降浊解毒；肾小球基膜均质增厚、系膜基质增生，多为肾虚伴肾络瘀阻，治宜补肾通络；肾小球硬化、肾间质纤维化，多为肾虚伴肾络瘀结，治宜补肾散结通络。

第三节　用药特点

一、分类使用化瘀通络药

高彦彬教授治疗慢病善用化瘀通络药，常把化瘀通络药分为以下 4 类。①养血通络药：适用于络血亏虚失去其渗灌濡养之功，常见面色㿠白、爪甲无华、眩晕健忘诸症，常用养血活血的药物，如当归、丹参、鸡血藤等，并常与生黄芪、党参等益气药配伍使用。②活血通络药：适用于络脉血流瘀缓、络脉瘀阻证，常用活血化瘀的药物，促进络脉血流畅通，如川芎、红花、牡丹皮、赤芍、茜草、益母草、泽兰、牛膝、玫瑰花、三七、延胡索、山楂等。③破血逐瘀通络药：适用于瘀血形成、络脉瘀塞证，常用药物如三棱、莪术、水蛭、桃仁、鬼箭羽、苏木等。④软坚散结消癥通络药：适用于久病入络、络息成积、络脉瘀结证，常用软坚散结消癥通络药，如莪术、三棱、穿山甲、海藻、昆布、浙贝母等。

二、分类使用祛湿药

高彦彬教授治疗慢病善用祛湿药，常把祛湿药分为以下 7 类。①芳香化湿药：多气味芳香、化湿醒脾、和中止呕，适用于湿浊困脾及暑湿、湿温病证，常以藿香配佩兰相须为用。②辛温燥湿药：气味多辛温或苦温、辛温燥湿健脾，适用于湿滞中焦与寒湿困脾之证，常用苍术、白术、厚朴、砂仁、白豆蔻、草豆蔻、草果等药辛温燥湿、行气化湿醒脾。③利水渗湿药：多性味甘淡，淡能渗湿，具有利水渗湿功能，适用于水湿内停、小便不利、水肿、泄泻、痰饮诸证，常用药有茯苓、猪苓、薏苡仁、泽泻、玉米须、冬瓜皮等。④清热利湿通淋药：性味多苦寒或甘淡寒，擅清利下焦湿热，长于利尿通淋，适用于小便短赤、尿频尿急、尿热尿痛之热淋、血淋、石淋等，常用药有车前草、车前子、石韦、土茯苓、滑石、通草、瞿麦、萹蓄、金钱草、淡竹叶、西瓜翠衣、萆薢等。⑤活血利湿通络：常用于湿浊蕴络、络脉瘀滞、瘀阻之证，常用药为益母草、川牛膝、泽兰、泽泻、丹参、冬瓜皮，或合当归芍药散、桂枝茯苓丸血水同治。⑥清热利湿解毒药：性味多苦寒，具有清热利湿解毒功效，适用于湿热毒邪阻滞于皮肤阳络之皮肤疖肿、痤疮等；或湿热毒邪损伤肝肾之络出现的胁痛黄疸、尿浊水肿等；或湿热毒邪下注膀胱出现的尿频尿急、尿热尿痛等。常用药有土茯苓、白花蛇舌草、土牛膝、凤尾草、鸭跖草、蒲公英、半边莲、绿豆衣、马齿苋等。⑦清热利湿退黄药：性味多苦寒，清热利湿、利胆退黄，适用于湿热黄疸证，常用药有茵陈、金钱草、虎杖、地耳草、垂盆草等。

三、分类使用祛风药

高彦彬教授治疗慢病擅用祛风药，常把祛风药分为两大类：针对外风之祛风药；针对内风之祛风药。

1. 针对外风之祛风药

（1）祛风散寒药：多性味辛温，辛以发散、温可祛寒，以发散风寒为主要作用，适用于外感风寒的表证或痹证、风水等证，常用药为麻黄、桂枝、荆芥、防风、紫苏、生姜、葱白等。

（2）祛风清热药：多性味辛凉，辛以发散、凉可清热，以发散风热为主要作用，适用于外感风热的表证或风热所致目赤、咽喉肿痛及风热咳嗽等症，常用药为金银花、连翘、芦根、牛蒡子、桔梗、薄荷、淡豆豉、桑叶、菊花、葛根等。

（3）祛风湿散寒药：多辛苦温，辛以祛风、苦以燥湿、温以散寒，具有祛风散寒除湿、舒筋通络止痛之功，适用于风寒湿痹偏于寒者，常用药为独活、威灵仙、乌梢蛇、雷公藤、木瓜、伸筋草、老鹳草等。

（4）祛风湿清热药：多辛苦寒，辛以祛风、苦以燥湿、寒以清热，具有祛风胜湿、清热利湿、通络止痛之功，适用于风湿热痹之关节红肿热痛者或风湿内伏肾络之水肿尿浊证，常用药为秦艽、防己、桑枝、穿山龙、络石藤、丝瓜络等。

（5）祛风湿强筋骨药：多苦甘温，入肝、肾经，具有祛风湿、补肝肾、强筋骨作用，适用于风湿日久、肝肾不足所致腰膝酸软无力、腰膝酸痛、痹证、骨痿、中风后遗半身不遂之证，常用药为狗脊、桑寄生、千年健、杜仲、续断等。

2. 针对内风之祛风药

（1）平肝潜阳药：多为质重之介类或矿石类药物，具有平肝潜阳、清肝热、安心神等作用，适用于肝阳上亢之头晕目眩、头痛头昏、面红目赤、烦躁易怒等症，常用药为石决明、珍珠母、牡蛎、紫贝齿、沙苑子、夏枯草等。

（2）平肝息风药：本类药主入肝经，具有平肝息风止痉功效，适用于肝阳化风、肝风内动、血虚生风等所致的眩晕欲仆、项强肢颤等症。常用药为天麻、钩藤、羚羊角、地龙等。

（3）搜风解痉通络药：多为虫类药，其性走窜，具有搜风解痉、息风止痉通络等作用；适用于各种原因导致的痉挛抽搐，心络绌急之胸闷胸痛，脑络绌急之眩晕头痛、肢麻、语言謇涩，温热病之热极生风证，风中经络之口眼㖞斜，小儿急惊风之四肢抽搐、角弓反张等症；常用药为全蝎、蜈蚣、僵蚕、蝉蜕、乌梢蛇、地龙等。

四、常用药物配伍

1. 生石膏配知母，清热生津止渴

生石膏辛甘大寒，入肺、胃二经，清热生津，除烦止渴，为清热止渴的要药；知母苦甘性寒，入肺、肾、胃三经，苦寒清热泻火，甘寒滋阴润燥；生石膏配知母，清泄气分大热及肺胃之热、滋阴除烦止渴，主治阳明热盛、气分大热、肺胃热盛所致消渴病证，具有清热泻火、生津止渴的功效，有较好的降低血糖作用。

2. 黄连配生地黄，养阴清热生津

黄连苦寒，入心、肝、胃、大肠经，清热燥湿，泻火解毒，长于清心胃之火；生地黄甘苦性寒，入心、肝、肺经，清热凉血，养阴生津。黄连配生

地黄，乃千金黄连丸，主治阴虚热盛之消渴，有较好的降低血糖的作用。

3.丹参配葛根，活血通络、生津润脉

丹参苦微寒，入心、肝二经，养血活血、化瘀通络；葛根甘辛凉，入脾、胃二经，清热生津止渴。两药伍用，有养血活血通络、生津润脉之功效，用于脉络瘀阻所致消渴病心病、消渴病眩晕等。现代药理学研究证实，丹参、葛根均有扩张冠状动脉、增加冠脉血流量、抗凝血、降血压、降血糖作用，临床治疗糖尿病合并高血压、冠心病效果较佳。

4.丹参配茵陈、山楂，活血化瘀通络、清热利湿降浊

丹参苦微寒，入心、肝二经，养血活血、化瘀通络；茵陈苦寒沉降，入肝、胆、脾、胃经，清热利湿，保肝利胆；山楂酸甘，入脾、胃、肝经，消食化积、行气化瘀。丹参配茵陈、山楂，活血化瘀通络，清热利湿降浊，主治过食肥甘、中焦壅滞、肝失疏泄、湿热内蕴导致的脂肪肝、高脂血症、代谢综合征等。现代药理学研究证实，丹参、山楂均有扩张冠状动脉、增加冠脉血流量、抗凝血、降血压作用；茵陈、山楂均有降血脂作用；丹参、茵陈均有保肝作用，临床治疗脂肪肝、高脂血症、代谢综合征有较好疗效。

5.黄芪配当归、丹参，益气养血、化瘀通络

黄芪甘温，为补气要药，补气升阳固表，利水消肿；当归甘辛温，丹参苦微寒，两药为补血活血、化瘀通络要药。黄芪配当归、丹参，益气养血、化瘀通络，广泛用于气虚血瘀、脉络瘀阻导致的心脑血管疾病、糖尿病及其并发症、慢性肾病、慢性呼吸道疾病、慢性消化系统疾病、肿瘤等。

6.芡实配金樱子，健脾祛湿、益肾固精

芡实味涩而性平，主入脾、肾经，益肾固精、健脾止泻、祛湿止带；金樱子酸涩而性平，主入肾、膀胱、大肠经，固精缩尿、涩肠止泻。两药配伍，健脾祛湿、益肾固精，治疗肾虚不固导致的慢性肾病、遗精、滑精、遗尿、尿频、带下等证；配合白术、山药可健脾止泻，治疗脾虚之久泻久痢；配合黄芪、党参、升麻可补中益气升阳，治疗中气下陷之久痢脱肛、子宫下垂等。

7.土茯苓配秦皮、陈皮，清热利湿、理气降浊

土茯苓甘淡性平，入肝、胃经，解毒利湿，通利关节；秦皮味苦涩，性寒凉，入肝、胆、大肠经，清热解毒、祛风除湿；陈皮辛苦温，入脾、肺二经，理气健脾、燥湿化痰。三药配伍理气健脾、清热解毒、利湿降浊、通利关节，治疗脾失健运、湿浊内蕴、化热生毒之痛风与高尿酸血症有较好疗效。现代药理研究土茯苓、秦皮有较好的抗炎、降低血尿酸的作用。

8.瓜蒌配丹参、降香，宽胸散结、理气畅络、化瘀通络

瓜蒌甘寒，入肺、胃、大肠经，清热化痰，宽胸散结，润肠通便；丹参苦微寒，入心、肝二经，养血活血、化瘀通络；降香辛温芳香、流气畅络、化瘀通络，理气止痛。三药配伍，清热化痰、流气畅络、化瘀通络、宽胸散结，适用于痰瘀阻滞心络导致的胸闷、胸痛、短气之胸痹病证。

9.其他配伍应用

高彦彬教授治疗腰痛常用杜仲、续断、牛膝以补肝肾、强腰膝；治疗水肿常用猪苓、茯苓、泽泻、车前子，利水泄热而无伤阴之弊；治疗不寐常用首乌藤、合欢皮、远志以养心定志、安神通络；治疗咽痛常用金银花、连翘、金荞麦、黄芩以疏风清热解毒等；治疗胃胀常用佛手、香橼、陈皮以疏肝理气；治疗胃痛常用刺猬皮、九香虫以理气止痛等。

第四节　核心方药

高彦彬教授临床治疗以糖尿病及其慢性并发症、慢性肾脏病为主，也包括不少其他内分泌代谢性疾病和内科杂症。在40余年的临床实践中，总结了很多疗效确切的特色方剂。在治疗糖尿病方面，高彦彬教授创立了多首疗效显著的新方剂，例如：治疗糖尿病及其慢性并发症的滋阴清热方、疏肝清胃方、益气养阴方、益气养阴通络方等；治疗慢性肾脏病的益气养阴、补肾通络方，滋肾平肝通络方，益气健脾固肾方，益气解毒泄浊方等。

一、滋阴清热方

组成：生地黄 30g，玄参 30g，麦冬 15g，生石膏 30g，知母 15g，葛根

15g，天花粉 30g，黄连 10g，石斛 15g，甘草 6g。

功效：滋阴清热。

主治：糖尿病阴虚热盛证。烦渴多饮，多食易饥，尿频量多，大便干，舌红，苔黄而燥，脉滑数。

方解：生地黄、玄参、麦冬为增液汤，具有滋阴增液润燥功效，多用于阳明温病、津亏便秘证。玄参，苦咸而凉，滋阴润燥，壮水制火，启肾水以滋肠燥；生地黄甘苦而寒，清热养阴，壮水生津，以增玄参滋阴润燥之力；肺与大肠相表里，故用甘寒之麦冬，滋养肺胃阴津以润肠燥。生石膏、知母为白虎汤要药，主治阳明气分热盛证。石膏辛甘大寒，入肺、胃二经，功擅清解，透热出表，以除阳明气分之热；知母苦寒质润，滋阴润燥，助石膏清肺胃之热。高彦彬教授临床常用白虎汤合增液汤治疗糖尿病阴虚热盛证，症见烦渴多饮、大便干、舌红、苔黄而燥。葛根除烦止渴，《神农本草经》云葛根"主消渴，身大热"。天花粉生津止渴，降火润燥，《神农本草经》云天花粉"主消渴，身热，烦满，大热"。石斛益胃生津，滋阴清热；黄连清热燥湿、泻火解毒。甘草调和诸药，甘缓和中。临床及药理学研究表明本方具有较好的降糖作用。

加减：烦渴多饮明显者，重用生石膏、知母；多食易饥明显者，重用黄连，加玉竹、熟地黄；大便干结明显者，加枳实、厚朴、大黄。

二、疏肝清胃方

组成：柴胡 10g，赤芍、白芍各 15g，枳实 15g，葛根 15g，黄芩 10g，生大黄 10g，知母 15g，生石膏 30g。

功效：疏肝清胃。

主治：糖尿病肝胃郁热证。烦渴多饮，胸胁苦满，口苦咽干，急躁易怒，头晕目眩，大便秘结，舌质暗红，苔黄，脉弦数有力。

方解：方中柴胡配黄芩和解少阳，疏肝清热；大黄配枳实以泄阳明热结、行气消痞；白芍柔肝缓急止痛，配柴胡疏肝解郁；枳实配赤芍理气和血，化瘀通络；葛根除烦止渴，生石膏、知母清肺胃之热。全方和解少阳，疏肝清热，内泄阳明热结，兼清胃热，滋阴润燥、除烦止渴。本方为大柴胡汤加减，大柴胡汤既能疏利肝胆，又能荡涤胃肠结滞；可治疗少阳阳明合病，或内伤肝胆胃肠俱病，临床常用于治疗急性胰腺炎、急性胆囊炎、胆石症、胃及十二指肠溃疡等病者，其症见往来寒热，胸胁苦满，呕不止，郁郁微烦，心下痞硬，或心下满痛，大便不解，或协热下利，舌苔黄，脉弦数有力等。高彦彬教授常用疏肝清胃方治疗糖尿病、代谢综合征之肝胃郁热证，症见烦渴多饮，胸胁苦满，口苦咽干，急躁易怒，头晕目眩，大便秘结，舌质暗红、苔黄，脉弦数有力。临床及基础研究表明此方具有较好的降糖调脂作用。

加减：兼黄疸者，可加茵陈、栀子以清热利湿退黄；兼胆结石者，可加金钱草、海金沙、郁金、鸡内金以化石排石；兼呕吐者，加姜半夏、姜竹茹、生姜和胃降逆；胸胁胀痛者，加延胡索、青皮理气活血止痛；失眠者，加炒酸枣仁、远志、首乌藤养血安神。

三、益气养阴方

组成：生黄芪 30g，黄精 15g，太子参 15g，麦冬 15g，生地黄 15g，玄参 15g，葛根 15g，南沙参 30g。

功效：益气养阴。

主治：糖尿病气阴两虚证。典型的多饮、多尿、多食症状不明显，口干咽干，神疲乏力，腰膝酸软，心悸气短，舌体胖或有齿印，苔白，脉沉细。

方解：方中黄芪甘温，健脾补中，益卫固表；黄精健脾、润肺、益肾；太子参益气健脾，生津润肺；麦冬养阴生津，润肺清心；生地黄清热养阴；玄参滋阴润燥；南沙参养阴清肺，益胃生津；葛根生津止渴。诸药合用共奏益气养阴之功，主治糖尿病气阴两虚证。

加减：神疲乏力明显者，可加生晒参或党参；腰膝酸软明显者，可加狗脊、川续断、桑寄生；口干明显者，可加知母、石斛等。

四、益气养阴通络方

组成：生黄芪 30g，太子参 15g，生地黄 15g，玄参 15g，葛根 15g，川芎

15g，丹参 30g，赤芍 15g。

功效：益气养阴、化瘀通络。

主治：糖尿病气阴两虚、络脉瘀阻证。典型的多饮、多尿、多食症状不明显，口干咽干，神疲乏力，腰膝酸软，或胸闷心悸，或双目干涩，或下肢麻木，口唇发暗，舌体胖或有齿印，舌质暗或有瘀斑、瘀点，苔白，脉沉细。

方解：黄芪甘温，健脾补中，益气固表；太子参、生地黄、玄参、葛根益气养阴生津；川芎、丹参、赤芍化瘀通络。诸药合用共奏益气养阴、化瘀通络之功，主治糖尿病气阴两虚、络脉瘀阻证。

加减：胸闷心悸者，加瓜蒌、薤白、降香、旋覆花；双目干涩者，加石斛、枸杞子、菊花、密蒙花；下肢麻木者，加川牛膝、鸡血藤、全蝎、土鳖虫。

五、益气养阴、补肾通络方

组成：生黄芪 30g，当归 12g，丹参 30g，生地黄 15g，山药 15g，山茱萸 12g，菟丝子 15g，牡丹皮 12g，泽泻 12g，茯苓 15g，川芎 12g。

功效：益气养阴、补肾通络。

主治：慢性肾病气阴两虚、肾络瘀滞证。腰酸或腰痛，神疲乏力，或易感冒，或手足心热，或浮肿，口干或咽部暗红、咽痛。舌质暗红，苔白或少苔，脉沉细或弱。

方解：黄芪甘温，健脾补中，益气固表；山茱萸、生地黄、山药、菟丝子、牡丹皮、泽泻、茯苓滋补肾阴；川芎、当归、丹参养血活血，化瘀通络。诸药合用共奏益气养阴、补肾通络之功，主治慢性肾病气阴两虚、肾络瘀滞证。

加减：大便干者，可加玄参、柏子仁、生大黄以清热润肠通便；口干、咽痛、咽喉暗红者，可加玄参、麦冬、金荞麦、赤芍以养阴活血。

六、滋肾平肝通络方

组成：生地黄、熟地黄各 15g，菟丝子 15g，山茱萸 12g，牡丹皮 15g，泽泻15g，女贞子15g，旱莲草15g，天麻10g，钩藤15g，菊花10g，川牛膝15g，当归10g，白芍15g，丹参15g。

功效：滋阴补肾、平肝通络。

主治：慢性肾病肝肾阴虚、肾络瘀阻证。腰脊酸痛，目睛干涩，或视物模糊，头晕耳鸣，或手足心热，或口干咽燥，舌暗红少苔，脉弦细或细数。

方解：山茱萸、生地黄、熟地黄、菟丝子、牡丹皮、泽泻，滋补肾阴；女贞子、旱莲草补肾养肝；天麻、钩藤、菊花平肝息风；白芍养阴柔肝；川牛膝、当归、丹参养血活血，化瘀通络。诸药合用共奏滋阴补肾、平肝息风通络之功，主治慢性肾病肝肾阴虚、肾络瘀阻证。

加减：兼心阴虚者，可加柏子仁、炒酸枣仁、五味子以养心安神；兼肺阴虚者，可加天冬、麦冬以养肺滋阴；兼有下焦湿热者，可加知母、黄柏、石韦以清热利湿；伴血尿者，可去熟地黄，加大蓟、小蓟、白茅根以清热凉血止血；大便干结者，可加生大黄以泄热通便。

七、益气健脾固肾方

组成：生黄芪30g，炒白术15g，茯苓15g，金樱子15g，芡实15g，菟丝子15g，当归10g，川芎12g，丹参15g。

功用：益气健脾、固肾通络。

主治：慢性肾病脾肾气虚、肾络不固证。腰脊酸痛，疲倦乏力，或浮肿，纳少或脘胀，大便溏，尿频或夜尿多，舌质淡红、舌胖有齿痕，苔薄白，脉沉细。

方解：生黄芪、炒白术、茯苓益气健脾；金樱子、芡实、菟丝子补肾填精；当归、川芎、丹参养血活血，化瘀通络。诸药合用共奏益气健脾、固肾通络之功，主治慢性肾病脾肾气虚、肾络不固证。

加减：脾虚湿困、舌苔白腻者，加制苍术、藿香、佩兰、厚朴化湿健脾；水肿明显者，加车前子、猪苓利水消肿；形寒肢冷、大便溏薄明显者，可加肉桂、干姜、补骨脂以温补脾肾。

八、益气解毒泄浊方

组成：生黄芪 30g，当归 12g，土茯苓 30g，六月雪 15g，生大黄 10g，陈皮 10g。

功用：益气养血、解毒泄浊。

主治：慢性肾衰早中期，肾气虚衰、浊毒内停证。腰脊酸软，疲倦乏力，舌质淡红，舌胖，苔白腻或黄腻，脉沉细无力。

方解：生黄芪、当归益气养血；土茯苓、六月雪清热除湿解毒；生大黄泄热通肠，泄浊解毒，逐瘀通经；陈皮理气健脾，燥湿化痰。诸药合用共奏益气养血、解毒泄浊之功，主治慢性肾衰早中期，肾气虚衰、浊毒内停证。

加减：恶心呕吐者，可加姜半夏、姜竹茹以和胃降逆；血肌酐、尿素氮升高明显者，可配合生大黄、蒲公英、六月雪、煅牡蛎保留灌肠。

第五节　治疗慢病经验

一、治疗糖尿病经验

高彦彬教授作为北京中医药大学首位中医药防治糖尿病研究方向的研究生，先后获北京中医药大学硕士、博士学位，毕业后又随导师吕仁和教授在北京中医药大学东直门医院学习工作 15 年，全面继承导师国医大师吕仁和教授防治糖尿病学术经验，并汲取施今墨、祝谌予等名家防治糖尿病学术精华。在几十年的临床实践中，高彦彬教授传承经典、博采众长、不断创新，传承中医经脉理论、丰富中医络病学说，基于治未病及络病理论，提出从络病防治糖尿病及其慢性并发症的新思路，在糖尿病预防及糖尿病慢性并发症防治方面积累了丰富经验，现分糖尿病常用治法及代表方药及分期综合防治糖尿病两方面介绍如下。

（一）糖尿病常用治法及代表方药

1. 滋阴清热法

该治法适用于糖尿病及其并发症阴虚热盛证；症见口干多饮、食欲旺盛、大便干结、形体肥胖、舌红少津、苔黄或白，脉沉实有力或沉弦。肺胃热盛常用消渴方、白虎汤、增液汤加减；肝胃郁热常用大柴胡汤加减；胃肠结热常用增液承气汤加减。

2. 疏肝理气法

该治法适用于糖尿病及其并发症肝郁气滞证；症见情志抑郁，气急易怒，胸胁或少腹胀痛，善太息，或见咽部异物感，或妇女月经不调，甚则闭经，舌苔薄白，脉弦或涩。肝郁气滞常用四逆散加减；肝郁胃热常用大柴胡汤加减；肝郁脾虚常用逍遥散加减。

3. 清化痰湿法

该治法适用于糖尿病前期、糖尿病及其并发症痰湿内蕴证；症见形体肥胖，头身困重，脘腹胀满，呕恶，眩晕，口黏痰多，大便黏滞不爽，舌体胖大，苔白腻脉滑。常用二陈汤加减，偏痰热用黄连温胆汤加减。

4. 清化湿热法

该治法适用于糖尿病及其并发症湿热内蕴证；症见身重疲乏、胸脘痞满、不思饮食、大便黏腻不爽、小便不利或伴水肿、尿浊黄赤，或黄疸等，舌红，苔黄腻，脉滑。湿热中焦可用连朴饮合藿朴夏苓汤加减；胃肠湿热用葛根芩连汤加减；肝胆湿热用龙胆泻肝汤合茵陈蒿汤加减；膀胱湿热用八正散加减；湿热下注用四妙丸加减。

5. 活血化瘀法

该治法适用于糖尿病及其并发症脉络瘀阻证；症见胸闷刺痛，肢体麻木或疼痛，疼痛不移，肌肤甲错，或中风偏瘫，语言謇涩，唇舌紫暗，舌质暗，有瘀斑，舌下脉络青紫迂曲，苔薄白，脉弦或沉而涩。常用丹红四物汤、血府逐瘀汤加减。

6. 益气健脾法

该治法适用于糖尿病及其并发症脾胃气虚证；症见四肢乏力，食欲不振，脘腹发胀，大便溏，舌胖有齿印，苔白而干，脉沉细无力。常用七味白术散加减；脾胃气虚、寒湿停滞、纳少呕吐，常用香砂六君子汤加减；脾虚湿盛、纳少便溏，常用参苓白术散加减。

7. 滋补肝肾法

该治法适用于糖尿病及其并发症肝肾亏虚证；症见腰膝酸痛，尿频量多，头昏耳鸣，视物模糊，双目干涩、阳痿遗精，舌红少津，脉细数。肝肾亏虚常用杞菊地黄汤加减；肾精亏虚多用六味地黄丸合五子衍宗丸加减。

8. 益气养阴法

该治法适用于糖尿病及其并发症气阴两虚证；多饮、多尿、多食症状不明显，症见口干咽干，神疲乏力，腰膝酸软，心悸气短，舌体胖或有齿印、苔白，脉沉细。常用自拟黄芪生脉散合增液汤加减，气虚明显重用黄芪，阴虚明显加天冬、石斛、二至丸。

9. 育阴温阳法

该治法适用于糖尿病及其并发症阴阳两虚证；症见小便频数，夜尿增多，浑浊如脂如膏，口干咽干，耳轮干枯，面色黧黑，畏寒肢凉，面色苍白，神疲乏力，腰膝酸软，阳痿，面目浮肿，舌淡体胖，苔白而干，脉沉细无力。常用金匮肾气丸加减；偏阴虚，用六味地黄丸或左归饮加减；阴虚火旺选用知柏地黄丸加减；偏阳虚，用右归饮或鹿茸丸加减。

10. 益气养阴通络法

该治法适用于糖尿病及其并发症气阴两虚、络脉瘀阻证；常用方药为自拟益气养阴通络方（黄芪、太子参、生地黄、玄参、黄连、丹参、川芎等）。益气养阴通络法是高彦彬教授最常用的治法，此法既可用于预防糖尿病并发症，又可用于治疗糖尿病并发症。高彦彬教授认为络病是糖尿病慢性并发症的病理基础，血管并发症以络脉病变为主，同时伴有气络病变；神经并发症以气络病变为主，同时伴有络脉病变。在络病理论指导下，依据并发症所在脏腑不同、病机不同，从络病论治糖尿病血管、神经并发症，分别采用扶正通络、祛邪通络、辨证论治，取得较好疗效。

（二）分期综合防治糖尿病经验

高彦彬教授认为糖尿病病程漫长，不同发展阶段病机特点不同，防治方法不同，预后也不同，应针对糖尿病的不同分期确定治疗目标、辨明主要病机，针对主要病机辨证论治，综合防治。

1. 糖尿病前期综合防治

治疗的目标是预防 2 型糖尿病的发生。治疗的措施包括健康教育，合理的饮食，适当运动，中医辨证论治。

（1）阴津亏虚

主症：口干口渴、食欲旺盛，大便干结，舌红少津，苔黄或白，脉沉弦。

治法：滋阴增液。

方药：生地黄 30g，玄参 30g，大黄 10g，泽泻 15g，麦冬 15g，葛根 15g，天花粉 30g，南沙参 15g。

方中生地黄、玄参、麦冬、葛根、天花粉、南沙参滋阴清热、增液生津；大黄、泽泻清热通腑、逐瘀降浊。诸药合用共奏滋阴增液清热之功，主治糖尿病前期阴津亏虚兼有内热。

（2）肝郁胃热

主症：口干口苦，食欲旺盛，大便干结，易于急躁，两胁发胀，舌红、苔黄或白、脉弦数。

治法：疏肝清胃。

方药：柴胡 12g，黄芩 10g，枳实 10g，丹参 30g，薏苡仁 15g，葛根 15g，天花粉 30g，生地黄 20g，玄参 20g，白芍 15g，大黄 10g，厚朴 15g，黄连 10g，生石膏 30g。

方中柴胡、枳实、白芍、黄芩、厚朴、大黄为大柴胡汤加减，和解少阳，清泄阳明，疏肝清热；黄连、生石膏清泄阳明胃热；葛根、天花粉、生地黄、玄参滋阴清热、增液生津；丹参、薏苡仁化瘀通络、清热利湿。诸药合用共奏疏肝清胃之功，主治糖尿病前期肝郁胃热证。若合并脂肪肝、转氨酶升高，加茵陈、垂盆草、白花蛇舌草清热利湿；若合并黄疸，加茵陈、栀子清热利湿退黄；若合并胆结石，可加金钱草、海金沙、郁金、鸡内金以化石；若合并呕逆，加半夏、生姜、竹茹和胃降逆止呕。

（3）湿浊痰瘀

主症：形体肥胖，身体重着，困乏神疲，晕眩，胸闷，口干，舌质暗，苔腻或黄腻，脉弦滑。

治法：利湿降浊、化痰活血。

方药：泽泻15g，冬瓜皮30g，大黄8g，瓜蒌15g，土茯苓30g，半夏10g，丹参30g，黄连10g。

方中泽泻、冬瓜皮、土茯苓清热利湿降浊；瓜蒌、半夏祛痰宽胸；黄连、大黄、丹参清热化瘀通络。诸药合用共奏利湿降浊、化痰活血之功，主治糖尿病前期湿浊痰瘀证。肥胖，身重，苔腻，加薏苡仁、荷叶、茯苓清热利湿。

（4）脾虚痰湿

主症：形体肥胖，四肢乏力，脘腹发胀，大便溏，舌胖有齿印，苔白而腻，脉沉无力。

治法：益气健脾、化痰利湿。

方药：党参15g，白术15g，茯苓15g，陈皮10g，半夏10g，山药15g，黄连10g。

方中党参、白术、茯苓、山药益气健脾化湿；陈皮、半夏理气和中、燥湿化痰；黄连清热燥湿。诸药合用共奏益气健脾、化痰利湿之功，主治糖尿病前期脾虚痰湿证。

2. 糖尿病期综合防治

治疗的目标是预防糖尿病并发症的发生。治疗的措施包括健康教育，合理的饮食，适当运动，血糖监测，合理使用降糖药，中医辨证论治，针灸按摩等。

（1）阴虚热盛

主症：烦渴多饮，多食易饥，尿频量多，舌红少津、苔黄而燥，脉滑数。

治法：滋阴清热。

方药：自拟滋阴清热方。生地黄 30g，玄参 30g，麦冬 10g，生石膏 30g，知母 15g，葛根 15g，天花粉 30g，黄连 10g，石斛 15g，甘草 6g。

阴虚热盛证多见于糖尿病血糖较高的患者，多伴有烦渴多饮、多食易饥、尿频量多、舌红少津苔黄等症。方中生地黄、玄参、麦冬为增液汤，具有滋阴增液润燥功效。玄参，苦咸而凉，滋阴润燥；生地黄甘苦而寒，清热养阴，壮水生津，以增玄参滋阴润燥之力；肺与大肠相表里，故用甘寒之麦冬，滋养肺胃阴津以润肠燥。生石膏、知母为白虎汤要药，主治阳明气分热盛证。石膏辛甘大寒，入肺、胃二经，功擅清解，透热出表，以除阳明气分之热；知母苦寒质润，滋阴润燥，助石膏清肺胃之热。葛根除烦止渴；天花粉生津止渴；石斛益胃生津；黄连清热燥湿、泻火解毒；甘草调和诸药，甘缓和中。诸药合用共奏滋阴清热之功，主治糖尿病阴虚热盛证。临床及药理学研究表明本方具有较好的降糖作用。

加减：烦渴多饮明显，重用生石膏、知母；多食易饥明显，重用黄连，加玉竹、熟地黄；大便干结明显，加枳实、厚朴、大黄。

（2）胃肠结热

主症：烦渴多饮，怕热喜冷，多食易饥，大便干结，舌红，苔黄燥，脉滑数。

治法：清泄胃肠结热。

方药：生石膏 30g（先煎），知母 15g，枳实 15g，厚朴 30g，生大黄 10g，生地黄 30g，玄参 30g，麦冬 30g，天花粉 30g，玉竹 30g。

胃肠结热证在糖尿病患者中也比较多见，多伴有烦渴多饮，怕热喜冷，大便干结，舌红，苔黄燥等症。方中生地黄、玄参、麦冬为增液汤，具有滋阴增液润燥功效；生石膏、知母为白虎汤要药，主治阳明气分热盛证；石膏辛甘大寒，入肺、胃二经，功擅清解，透热出表，以除阳明气分之热；知母苦寒质润，滋阴润燥，助石膏清肺胃之热。天花粉生津止渴；枳实、厚朴、生大黄为小承气汤，具有清热通腑、除满消痞的功效。方中大黄泄热通便，厚朴行气除满，枳实破气消痞。诸药合用滋阴增液润燥、清泄胃肠结热，主治糖尿病胃肠结热证。临床及药理学研究表明本方具有较好的降糖作用。

（3）肝郁胃热

主症：多饮，多尿，多食，胸胁苦满，口苦咽干，急躁易怒，头晕目眩，大便秘结，舌质暗红，苔粗黄，脉弦数。

治法：疏肝清胃。

方药：自拟疏肝清胃方。柴胡 10g，赤芍、白芍各 15g，枳实 15g，葛根 15g，黄芩 10g，生大黄 10g，生石膏 30g，知母 15g，甘草 6g。

方中柴胡配黄芩和解少阳，疏肝清热；大黄配枳实以泄阳明热结、行气消痞；白芍柔肝缓急止痛，配柴胡疏肝解郁；枳实配赤芍理气和血，化瘀通络；葛根除烦止渴，石膏辛寒清肺胃之热，知母滋阴润燥，助石膏清肺胃之热。全方共奏和解少阳、清泄阳明、疏肝清胃之功。临床及基础研究表明本方具有较好的降糖调脂作用。

（4）气阴两虚

主症：典型的多饮、多尿、多食症状不明显，口干咽干，神疲乏力，腰膝酸软，心悸气短，舌体胖或有齿印，苔白，脉沉细。

治法：益气养阴。

方药：自拟益气养阴方。生黄芪 30g，黄精 15g，太子参 15g，麦冬 15g，生地黄 15g，玄参 15g，葛根 15g，南沙参 30g。

方中黄芪甘温，健脾补中，益卫固表；黄精健脾、润肺、益肾；太子参益气健脾，生津润肺；麦冬养阴生津，润肺清心；生地黄清热养阴；玄参滋阴润燥；南沙参养阴清肺，益胃生津；葛根生津止渴。诸药合用共奏益气养阴之功，主治糖尿病气阴两虚证。

加减：神疲乏力明显，可加生晒参或党参；腰膝酸软明显，可加狗脊、川续断、桑寄生；口干明显，可加知母、石斛等。

（5）气阴两虚、络脉瘀阻

主症：典型的多饮、多尿、多食症状不明显，口干咽干，神疲乏力，腰膝酸软，心悸气短，舌体胖或有齿印，舌质暗，舌下静脉紫暗怒张，脉沉细。

治法：益气养阴、化瘀通络。

方药：生黄芪 30g，太子参 15g，赤芍 15g，生地黄 15g，玄参 15g，葛根 15g，黄连 10g，丹参 30g，川芎 15g。

黄芪甘温，健脾补中，益气固表；太子参、生地黄、玄参、葛根益气养阴生津；川芎、丹参、赤芍化瘀通络。诸药合用共奏益气养阴、化瘀通络之功，主治糖尿病气阴两虚、络脉瘀阻证。

加减：胸闷心悸，加瓜蒌、薤白、降香、旋覆花；双目干涩，加石斛、枸杞子、菊花、密蒙花；下肢麻木，加川牛膝、鸡血藤、全蝎、土鳖虫。

3. 糖尿病并发症期综合治疗

该阶段治疗的目标是延缓并发症的进展、降低致残率和死亡率、提高患者的生存质量。治疗的措施包括健康教育，合理的饮食，适当运动，血糖监测，合理使用降糖、降压、调脂药，中医辨证论治，针灸按摩，中药外治等。

（1）糖尿病心脏病

糖尿病心脏病包括冠状动脉粥样硬化性心脏病（冠心病），糖尿病心肌病和糖尿病心脏自主神经病变导致的严重的心律失常与心力衰竭等。由于糖尿病存在糖脂代谢紊乱、大血管病变、微血管病变及自主神经病变，故糖尿病心脏病临床表现有以下特点。①休息时心动过速：静息心率超过 90 次 / 分；②无痛性心肌梗死：40% ～ 50% 的心肌梗死患者无明显心前区疼痛，故易于漏诊与误诊；③直立性低血压：当患者从卧位起立时收缩期血压可下降 >4kPa（30mmHg）或舒张期血压下降 >2.67kPa（20mmHg），称直立性低血压（或体位性低血压），常伴头晕、视力障碍、昏厥等；④猝死：发病突然，患者仅感短暂胸闷、心悸，迅速发展至严重休克或昏迷状态，临床上表现为严重的心律失常（如心室颤动、扑动等）或心源性休克，常于数小时内死亡。糖尿病心脏病是糖尿病患者死亡的主要原因之一，糖尿病患者有 70% ～ 80% 死于心血管并发症。临床对于糖尿病心脏病必须提高警惕，避免漏诊与误诊。

高彦彬教授认为糖尿病心脏病是消渴病日久气阴两虚、心之络脉瘀阻而致，常出现胸痹、心痛、心悸、怔忡等心系并发症，其病位在心，继发于消渴病，故称为消渴病心病。消渴病心病的病机特点为心络瘀阻、心络绌急、心络瘀塞。临床从络病论治糖尿病心脏病，可明显改善临床症状及心功能。糖尿病心脏病辨证论治如下。

①气阴两虚，心络郁滞

主症：神疲乏力，心悸气短，口干欲饮，大便偏干，胸闷或胸胀痛，善太息，舌胖，舌质暗，或有瘀斑瘀点，苔薄白，脉弦细或沉细。

治法：益气养阴，理气通络。

方药：太子参 15g，麦冬 15g，五味子 10g，旋覆花 10g（包煎）、川芎 15g，郁金 10g，降香 9g。

本方多用于治疗糖尿病心脏病早期，方中太子参、麦冬、五味子益气养阴，旋覆花降气祛痰，川芎、郁金理气活血，降香流气畅络。若大便干结，可加瓜蒌、大黄；若心气虚明显，症见气短懒言、心悸怔忡、自汗，可加黄芪、人参；若气郁明显，症见胸胁胀痛或窜痛，每因情志刺激发作或加重，可加四逆散、香橼、佛手等。

②气阴两虚，心络瘀阻

主症：神疲乏力，心悸气短，口干，便干，胸闷痛，痛引肩背内臂，时发时止，舌胖，舌质暗，或有瘀斑瘀点，苔薄或腻，脉沉细涩或结代。

治法：益气养阴，化瘀通络。

方药：人参 10g（另煎），麦冬 15g，五味子 10g，瓜蒌 15g，薤白 10g，赤芍 15g，丹参 30g，川芎 15g，水蛭 6g，郁金 10g，降香 9g。

本方多用于治疗糖尿病心绞痛，方中生脉散益气养阴，瓜蒌、薤白宣痹通阳，丹参、赤芍、川芎、水蛭活血化瘀通络，郁金、降香理气通络。若痰湿重，症见体胖、苔腻脉滑，加瓜蒌、半夏、泽泻化痰利湿；若阴虚内热，症见口干多饮、舌红苔黄、脉细数，可加生地黄、牡丹皮、黄连；若遇寒冷心络绌急，症见胸闷胸痛发作，则加桂枝、附子；若络气郁滞，症见两胁发胀、善太息，加香橼、佛手、延胡索、郁金。

③气阴两虚，心络瘀塞

主症：乏力，口干，心悸气短，突发胸痛，痛势剧烈，有压榨感，窒息感，濒死感，持续时间可达数十分钟或数小时，痛引肩背内臂，伴大汗出，舌质暗有瘀斑、瘀点，舌苔薄白或薄黄，脉沉细涩。

治法：益气养阴，通络止痛。

方药：人参 12g（另煎），麦冬 12g，五味子 10g，延胡索 12g，降香 9g，制乳香 6g，制没药 6g，全蝎 10g，水蛭 9g。

本方用于糖尿病合并心肌梗死患者，病情危重，应中西医结合积极抢救。方中生脉散益气养阴，水蛭化瘀通络，全蝎搜风祛痰通络，延胡索、降香、制乳香、制没药理气活血止痛。自汗多则重用人参，加山茱萸；若大汗淋漓、四肢逆冷，属心阳欲脱，重用红参、炮附子、山茱萸，同时配以参附注射液以回阳救逆。

④气阴两虚，心络瘀滞

主症：乏力，心悸怔忡，胸闷气短，失眠多梦，五心烦热，自汗盗汗，口干咽燥，舌质暗有瘀斑、瘀点，舌红少苔或无苔，脉细数或结代。

治法：益气养阴，凉血通络。

方药：西洋参 10g，天冬 15g，麦冬 15g，生地黄 10g，柏子仁 15g，酸枣仁 30g，当归 10g，甘松 10g，丹参 30g，白茅根 30g，五味子 10g，牡丹皮 15g，赤芍 15g，炙甘草 10g。

本方用于糖尿病心脏病合并心律失常患者。方中西洋参、天冬、麦冬、生地黄、五味子益气养阴；当归、丹参化瘀通络；白茅根、牡丹皮、赤芍、生地黄清热凉血；柏子仁、酸枣仁养心安神、润肠通便；甘松辛香流气畅络；炙甘草甘温益气，通络脉。气虚加人参、生黄芪；自汗、盗汗加生黄芪、浮小麦、生龙骨、生牡蛎；心率过缓去白茅根、牡丹皮、赤芍、生地黄，加仙茅、淫羊藿、羌活、陈皮。

⑤心气虚衰，络瘀水停

主症：心悸气短，动则加剧，夜间不能平卧，下肢水肿，小便短少，口唇青紫，舌胖有齿印，舌质紫暗，舌苔水滑，脉沉细无力。

治法：益气通络，利水消肿。

方药：黄芪 30g，人参 10g（另煎），葶苈子 30g，猪苓 30g，茯苓 30g，泽泻 15g，泽兰 15g，车前子 15g（包煎）、丹参 30g，桂枝 10g。

本方用于糖尿病心脏病心衰患者，方中黄芪人参大补元气，黄芪益气利水，猪茯苓、泽泻、车前子利水消肿，丹参活血化瘀，桂枝辛温通络，温阳化气。

（2）糖尿病性脑血管病

糖尿病性脑血管病是糖尿病患者致死致残的主要原因之一，其临床特点：①糖尿病合并脑梗死发病率较高，糖尿病合并脑出血发病率相对较低。②脑小血管病（CSVD）是糖尿病常见的脑血管并发症之一，典型影像学表现为腔隙灶＋脑白质病变＋微出血。③临床表现不典型，轻者可没有任何症状或仅感轻微头痛头晕，只是在行头颅 CT、磁共振扫描时才偶然发现；重者会出现失语、肢体活动无力或活动障碍，可有嗜睡、反应迟钝甚至昏迷。④复发率高，血糖控制不佳是糖尿病患者脑血管病发生和复发的重要因素。

高彦彬教授认为糖尿病性脑血管病，是消渴病日久肝肾气阴两虚、脑之络脉瘀阻而致，常出现眩晕、中风偏瘫、口僻、健忘、痴呆为主症的脑系并发症，其病位在脑，继发于消渴病，故称为消渴病脑病。其基本病机为脑络瘀阻、脑络绌急、脑络瘀塞。临床从络病论治并配合针灸康复综合治疗，可明显提高疗效，降低糖尿病性脑血管病的致死、致残率。糖尿病性脑血管病辨证论治如下。

①阴虚风动，瘀血阻络

主症：突发半身不遂，或偏身麻木，口角㖞斜，舌强语謇，烦躁不安，失眠，眩晕耳鸣。手足心热，烦渴多饮，易饮多食，尿赤便干，舌红绛少津或暗红，少苔成无苔，脉细数或弦细数。

治法：育阴息风，化瘀通络。

方药：生地黄 20g，玄参 15g，天花粉 20g，川石斛 15g，钩藤 30g，甘菊花 10g，女贞子 15g，桑寄生 30g，枸杞子 9g，赤芍、白芍各 15g，丹参

15g，广地龙 15g。

糖尿病脑病患者以阴虚风动、脉络瘀阻多见。本方治在标本兼顾。方中以生地黄、玄参、天花粉、川石斛滋阴清虚热，生津止渴；女贞子、桑寄生、枸杞子滋肝肾之阴，以滋水涵木；钩藤、甘菊花以平肝息风治其标；赤芍、白芍、丹参、广地龙活血通经。若虚热征象不明显者，可酌减滋阴清热之品的用量及药味。若风象突出，表现较急，病情发展迅速，眩晕耳鸣者，可重用息风药，加天麻10g，潼、白蒺藜（沙苑子）各15g，生石决明15g；肝肾阴虚明显，表现为失眠多梦，双目干涩，腰膝酸软无力者，可加龟甲胶10g，鹿角胶10g，或改用六味地黄丸合血府逐瘀汤加减应用。

②气阴两虚，脑络绌急

主症：倦怠乏力，口干欲饮，发作性眩晕，偏身麻木，视物昏花，一过性半身不遂，语言謇涩，舌胖，舌质暗有瘀斑、瘀点，苔白，脉沉弦细。

治法：益气养阴，搜风通络。

方药：生黄芪 15g，生地黄 20g，当归 12g，赤芍 15g，川芎 15g，全蝎10g，蜈蚣 2 条。

本方多用于糖尿病合并脑血管痉挛引起的短暂性脑缺血发作，方中黄芪、生地黄益气养阴，当归、赤芍、川芎化瘀通络，全蝎、蜈蚣搜风通络。若头晕胀痛，加天麻、钩藤、羚羊角粉；苔黄腻、脉滑、身重，加胆南星、天竺黄。

③气阴两虚，脑络瘀塞

主症：半身不遂，偏身麻木，或见口角㖞斜，或见舌强语謇，倦怠乏力，气短懒言，口干渴，自汗盗汗，五心烦热，心悸失眠，小便或黄或赤，大便干，舌体胖大，边有齿痕，舌质暗有瘀斑、瘀点，舌苔薄或见剥脱，脉弦细无力或弦细数。

治法：益气养阴，活血通络。

方药：黄芪 15g，生地黄 30g，麦冬 15g，当归 15g，川芎 15g，桃仁、红花各 10g，赤芍、白芍各 15g，鸡血藤 30g，牛膝 15g，桑寄生 20g。

此型在糖尿病合并脑血管病中多见，系消渴病日久气阴耗伤，脑络瘀阻所致，病情进展较为缓慢，其肢体偏瘫程度有轻有重。治疗时既要注重其肢体瘫痪、口角㖞斜等中风症状，又要兼顾其气阴两虚所表现出的症状。方中黄芪、生地黄、麦冬益气养阴，当归、川芎、桃仁、红花、赤芍、白芍活血化瘀，鸡血藤、当归养血活血通经，牛膝、桑寄生滋补肝肾之阴以治本。若气虚明显甚及阳虚者，也酌加鹿茸末冲服，以温阳化气；伴语言謇涩者，加九节菖蒲、郁金；手足肿胀加茯苓、桂枝健脾温阳通络。

④风痰瘀血，瘀塞脑络

主症：半身不遂，偏身麻木，口角㖞斜，或舌强语言謇涩，头晕目眩，舌质暗淡，舌下脉络暗紫，舌苔薄白或白腻，脉弦滑。

治法：化痰息风，活血通络。

方药：法半夏10g，生白术10g，天麻10g，胆南星6g，丹参30g，香附15g，酒大黄5g。

本证在糖尿病性脑血管病急性期多见，治疗当抓住风、痰、瘀、阻四个关键。方中以半夏、生白术、胆南星、天麻以化痰息风，丹参一味活血通经，香附行气以助血行。若风象突出、病情数变、肢体拘急不安、脉象弦者，可加钩藤、白蒺藜（沙苑子）、白僵蚕以平肝息风；若痰象明显、神志迷蒙、头昏沉、语言涩滞、舌苔白厚腻者，加陈皮、茯苓、竹茹，或口服鲜竹沥水以增强化痰之力；若瘀血征象明显、肢体瘫痪较重者、唇紫暗、舌紫、舌下脉络迂曲紫暗、脉行不畅者，可加用当归、川芎、赤芍、白芍、水蛭以破血行瘀；若痰热腑实，症见神昏谵语、烦扰不宁、头晕或痰多、气粗口臭、大便三日以上未行、舌苔黄厚或黄褐而燥、脉弦滑（偏瘫侧脉弦滑而大），则用生大黄、芒硝、全瓜蒌、胆南星、丹参以化痰通腑；若痰湿内盛，症见形体肥胖、半身不遂而肢体瘫软不温、痰涎壅盛、舌苔白厚腻、脉沉滑或沉缓，以涤痰汤加减送服苏合香丸，涤痰化湿，开窍醒神。

⑤痰热腑实，风痰上扰

主症：突发半身不遂，偏身麻木，口角㖞斜，语言謇涩，或见神昏谵语，烦扰不宁，头晕或痰多。气粗口臭，声高气促，大便三日以上未行，舌苔黄厚或黄褐而燥，脉弦滑，偏瘫侧脉弦滑而大。

治法：通腑化痰。

方药：（通腑化痰汤加减）生大黄10g，芒硝10g，全瓜蒌30g，胆南星10g，丹参30g。

本证型在急性期多见。方中以生大黄、芒硝通腑导滞；胆南星、全瓜蒌清化痰热，丹参活血化瘀。如药后大便通畅，则腑气通、痰热减，神志障碍及偏瘫均可有一定程度好转。本方用生大黄、芒硝应视病情及体质而定，消渴患者素体多阴虚气虚，用量不宜过大，一般用量控制在8～10g，以大便通泻、涤除痰热积滞为度，不可过量，待腑气通后应予清化痰热、活血通络之药物，上方去生大黄、芒硝加赤芍15g，鸡血藤30g。若头晕重者，可加钩藤15g，珍珠母30g。若患者腑气已通，而见烦躁不安、彻夜不眠、舌红、脉弦细数为痰热内蕴而阴虚已见，可酌情选用鲜生地黄15g，沙参15g，麦冬15g，首乌藤30g等育阴安神。

⑥气虚血瘀，脉络瘀阻

主症：半身不遂，肢体偏瘫，偏身麻木，口角㖞斜，口流清涎，语言謇涩，寡言少语，气短乏力，自汗出，心悸，大便溏，小便清长而多，手足肿胀，舌质暗淡，边有齿痕，舌下脉络暗紫，苔薄白或白腻，脉沉细或细弦。

治法：益气活血，通经活络。

方药：生黄芪45g，当归尾15g，赤芍15g，川芎15g，桃仁10g，藏红花6g，川地龙15g，丹参30g，鸡血藤30g，川牛膝12g。

本症多见于糖尿病性脑血管病后遗症期。方中以大量黄芪甘温升阳益气，配当归养血，合赤芍、川芎、红花、地龙以活血化瘀，鸡血藤以通经活血。若偏瘫肢体属低张力型，松弛无力，可在方中加用党参以增强益气之力；病情更重者，可加用鹿茸粉冲服，蒸何首乌、山茱萸、肉苁蓉，以补益肝肾，助阳化气，推动气血运行；兼语言不利者，可加菖蒲、远志、郁金、茯苓以祛痰开窍；若瘀血征象明显，舌有瘀斑或瘀点，舌下脉络紫暗怒张者可加服活血散（三七、水蛭、蜈蚣粉）以增强化瘀通络之功。

附：针灸疗法

中风先兆取穴：上星、百会、印堂、肩髃、曲池、足三里、阳陵泉。眩晕加头维、风池；夜眠不安加四神聪、神门；烦躁者加太冲、合谷。针刺方法为上星平刺，百会直刺，印堂斜刺，用施捻转补泻法；其余穴位用直刺平补平泻法；每日 1 次，每次 30 分钟。2 周 1 个疗程。

中经络取穴：内关、人中、三阴交、极泉、尺泽、委中。上肢不能伸者加曲池；手指握固者加合谷、太冲。针刺方法为先刺双侧内关，捻转提插结合泻法，继刺人中，用雀啄手法；其他穴位用直刺，平补平泻法；每日 1 次，每次 30 分钟，2 周 1 个疗程。

中脏腑取穴：①闭证。取内关、人中用泻法，取十宣以三棱针点刺放血，每穴出血量 1 ～ 2mL。②脱证。取内关、人中用泻法，取气海、关元、神阙施隔附子饼灸法，持续 4 ～ 8 小时，取太冲、内庭施补法。

后遗症期取穴：口眼㖞斜取风池、太阳、下关、地仓透颊车及健侧合谷；失语取上星透百会、风池，取金津、玉液三棱针点刺放血，加廉泉、通里、天柱；上肢不遂取曲池、风池、极泉、尺泽、合谷、八邪、肩髃、外关；下肢不遂取委中、三阴交、环跳、阳陵泉、昆仑；构音障碍、吞咽障碍（假性球麻痹）取内关、人中、风池、廉泉。以上诸穴，除特殊刺法外，均用平补平泻手法，隔日 1 次，每次 30 分钟至 1 小时，1 ～ 1.5 个月为一疗程。

（3）糖尿病肾病

糖尿病肾病（diabetic kidney disease，DKD）是由糖尿病引起的肾脏损伤，糖尿病肾病是糖尿病最主要的微血管并发症之一，是目前引起终末期肾病（end-stage renal disease，ESRD）的首要原因。我国糖尿病肾病患病率在社区患者中为 30% ～ 50%，在住院患者中为 40% 左右。

高彦彬教授认为糖尿病肾病是消渴病日久、久病入络、肝肾气阴两虚、肾络瘀阻而致，常出现尿浊、水肿、腰疼、癃闭、关格等肾系并发症，其病位在肾，继发于消渴病，故称为消渴病肾病。临床从络病论治糖尿病肾病可明显改善临床症状、减少尿蛋白、延缓糖尿病肾病进展。糖尿病肾病辨证论治如下。

①肝肾气阴两虚，肾络瘀滞

主症：腰膝酸痛，神疲乏力，少气懒言，咽干口燥，双目干涩，视物模糊，眩晕耳鸣，或兼心悸自汗，大便秘结，舌体胖，舌质暗，舌下脉络暗紫，苔白或少苔，脉沉细弦。

治法：滋补肝肾，益气养阴，化瘀通络。

方药：枸杞子10g，山茱萸10g，生地黄30g，黄芪30g，太子参15g，玄参20g，石斛15g，丹参30g，当归12g，川芎15g，大黄6g。

肝肾气阴两虚，肾络瘀滞证多见于糖尿病肾病早期，一般无水肿，可伴有高血压及视网膜病变。方中枸杞子、山茱萸滋补肝肾；黄芪、太子参、生地黄、石斛益气养阴。临床发现糖尿病肾病普遍存在肾络瘀滞状态，表现为肾小球高灌注、高滤过，故方中选用丹参、当归、川芎活血化瘀通络。临床发现糖尿病肾病肝肾气阴两虚证多伴有瘀热，症见口干、便干，故方中加用大黄泄热通腑，同时大黄与丹参合用增强了活血化瘀通络的作用。糖尿病肾病合并视网膜病变可加夏枯草、菊花、密蒙花、谷精草清肝明目。现代药理学研究表明：生黄芪、太子参、枸杞子、山茱萸具有增强机体免疫功能的作用；枸杞子、麦冬、夏枯草具有较好的降低血糖作用；黄芪、夏枯草具有降压作用；枸杞子、丹参具有降低血脂、抗动脉粥样硬化的作用；丹参具有改善血流变、抑制血小板聚集、增加微循环血流量、改善微循环的作用；黄芪、丹参具有抑制醛糖还原酶（AR）活性作用；大黄及所含的大黄酸、大黄素，具有降低血肌酐、尿素氮、抑制系膜细胞增殖及系膜细胞外基质积聚的作用，有保护肾功能的作用，以上药理研究为滋补肝肾益气活血法治疗早期糖尿病肾病提供了科学依据。

②脾肾气阳两虚，肾络瘀阻

主症：腰膝酸痛，神疲乏力，畏寒肢冷，面足浮肿，脘腹胀满，纳呆便溏，夜尿多，舌胖暗有齿印，舌下脉络暗紫，苔白或腻，脉沉细无力。

治法：温肾健脾，固肾通络。

方药：仙茅10g，淫羊藿12g，金樱子15g，芡实15g，生黄芪30g，白术15g，猪苓30g，泽泻15g，车前子15g，泽兰15g，丹参30g，当归12g，水蛭6g。

脾肾气阳两虚包括脾肾气虚与脾肾阳虚2个证，脾肾气阳两虚、肾络瘀阻证多见于临床糖尿病肾病及肾衰期患者。患者多有水肿，同时伴气虚、血虚、阳虚的见症。方中仙茅、淫羊藿、芡实、金樱子温补肾阳，补肾固精；白术、黄芪、猪茯苓、泽泻、车前子健脾益气，利水消肿；丹参、水蛭、当归补血活血，化瘀通络；黄芪、当归补气生血。诸药合用温肾健脾，益气通络，利水消肿。现代药理研究表明：生黄芪、泽泻、猪苓、茯苓、车前子有明显的利尿作用；丹参、当归、水蛭、泽泻有抑制血小板聚集、抗血栓形成及促纤溶酶活性、增加微循环血流量、改善微循环的作用；黄芪、当归、猪苓、茯苓具有提高机体免疫力的作用；黄芪、当归具有刺激造血系统、升高红白细胞及血红蛋白的作用。以上药理研究为温肾健脾、固肾通络法治疗糖尿病肾病提供了科学依据。

③气血阴阳俱虚，肾络瘀结

主症：腰膝酸痛，少气懒言，面色黧黑，唇甲舌淡，面足浮肿，畏寒肢冷，尿少或尿闭，大便或干或溏，口干不欲饮，怕冷又怕热，舌胖暗或有裂纹，舌下脉络暗紫，苔白，脉沉细无力。

治法：调补阴阳，益气活血通络。

方药：黄芪 30g，党参 15g，当归 15g，生地黄 15g，泽泻 10g，山茱萸 10g，枸杞子 10g，山药 15g，茯苓 12g，附子 6g，土茯苓 30g，车前子 15g，丹参 30g，水蛭 6g。

气血阴阳俱虚，肾络瘀结证多见于糖尿病肾病肾衰期，患者血肌酐、尿素氮升高，贫血、水肿明显，可伴有心衰。方中生黄芪、当归益气养血，生地黄、泽泻、山茱萸、枸杞子、山药、茯苓、附子育阴温阳，泽泻、茯苓、车前子利水消肿，丹参、水蛭化瘀通络。若伴有心衰可加葶苈子、大枣肃肺利水。诸药合用共奏益气养心、调补阴阳、化瘀通络利水之功。现代药理研究表明：生黄芪、党参具有强心作用；黄芪、茯苓、泽泻具有利尿作用；葶苈子具有强心利尿作用。若大便干可加用瓜蒌、大黄通腑泄浊；严重的水肿除口服中药外，可静脉滴注黄芪注射液以利尿消肿作用，药理研究表明黄芪可促进肝脏合成白蛋白，提高胶体渗透压而达到利尿的作用。

④十种兼夹证候辨治

肺胃燥热：症见口干口渴，尿频量多，舌红少津，脉滑数。主方加生石膏30g，知母10g，葛根10g，天花粉30g等，以清热生津止渴。

肝郁气滞：症见口苦咽干，胸胁苦满，情志抑郁，舌暗苔黄，脉沉弦。主方加柴胡10g，枳壳、枳实各10g，赤芍、白芍各15g，佛手10g，香橼10g，以疏肝理气。

络脉瘀结：症见口唇色暗，舌暗，有瘀斑、瘀点，脉沉涩。主方加丹参、川芎、莪术、桃仁、红花、山楂、益母草等，也可静脉滴注丹参注射液或川芎嗪注射液，以加强活血化瘀通络作用。

湿热中阻：症见胸脘腹胀，纳饮不香，时有恶心，舌苔黄腻或白腻。主方加藿香、佩兰各10g，苍术10g，陈皮10g，半夏10g，竹茹10g，黄连6g，以芳香化浊、健脾化湿。

腑实便秘：症见大便干结，数日不行，舌暗，苔黄燥。主方加大黄10g，瓜蒌30g，枳实10g，生地黄30g，以通腑泄浊。

外感热毒：症见发热恶寒，咽喉肿痛，脉浮数。合用银翘散加减，以疏风清热。

膀胱湿热：症见尿频急热痛，小腹坠胀，舌苔黄腻。主方加石韦15g，生地榆15g，土茯苓30g，车前草15g，以清利膀胱湿热。

肝阳上亢：症见头晕头痛，口苦目眩，脉弦有力。主方加天麻10g，钩藤15g，菊花10g，杜仲15g，珍珠母30g，以平肝潜阳。

浊毒伤血：症见鼻衄、齿衄、肌衄等。若辨证为血热妄行，主方加水牛角粉15g，三七粉3g（冲），生地黄15g，以清热凉血止血；若辨证为脾不统血，主方加归脾汤益气健脾摄血。

血虚生风：症见震颤、转筋、四肢酸痛。主方加黄芪30g，当归10g，白芍30g，甘草6g，薏苡仁30g，木瓜30g，以养血柔肝息风。

（4）糖尿病周围神经病变

糖尿病周围神经病变是糖尿病最常见的慢性并发症之一，在糖尿病患者中发生率为50%～60%，糖尿病周围神经病变出现的肢体麻木、疼痛严重影响着患者生活质量，肢体感觉缺失会直接导致肢体感染、溃疡和截肢。西医学内科治疗以控制血糖、对症治疗、抗氧化、营养神经等为主，缺乏特异性治疗。

高彦彬认为糖尿病周围神经病变，是消渴病日久肝肾阴虚、络气虚滞、络脉瘀阻、经脉失养所致，早期可出现肢体麻木、疼痛、感觉障碍，晚期可出现肌肉萎缩等肢体并发症，其症状类似中医"痹证""痿证"，继发于消渴病，故称为消渴病痹痿。高彦彬教授强调络病是糖尿病血管病变及神经病变的病理基础，通络是其治疗大法。糖尿病血管病变以血络病变为主，气络病变为辅，治疗重在疏通血络，兼以补气理气；神经病变以气络病变为主，血络病变为辅，治疗重在益气荣养气络，兼以化瘀疏通血络。高彦彬教授认为糖尿病周围神经病变基本病机为肝肾阴虚、络气虚滞、络脉瘀阻，治疗大法为滋补肝肾、益气通络。中药辨证论治，内服加外用，并配合针灸与按摩，具有较好的疗效。糖尿病周围神经病变辨证论治如下。

①肝肾亏虚，络气虚滞

主症：腰膝酸软，神疲乏力，下肢麻木，肌肤不仁，触之木然，两足如踩棉花，腓肠肌触痛且觉无力，舌胖嫩红，边有齿痕，苔薄净，脉沉细。

治法：滋补肝肾，益气通络。

方药：山茱萸 10g，龟甲 15g，狗脊 15g，牛膝 5g，生黄芪 30g，川桂枝 10g，鸡血藤 30g。

肝肾亏虚，络气虚滞证多见于糖尿病周围神经病变以下肢麻木为主者，以气络病变为主，兼有血络病变。治疗重在益气通络、滋补肝肾。方中用山茱萸、龟甲、狗脊、牛膝以滋补肝肾，生黄芪、川桂枝、鸡血藤益气温阳、化瘀通络。若肢体疼痛，加全蝎、蜈蚣以息风通络定痛。

②肝肾不足，络脉瘀阻

主症：始觉足趾发冷，渐次麻木，经年累月，上蔓至膝，渐及上肢，手足指麻木，甚或痛如针刺，或如电灼，拘挛急痛，或如撕裂，昼轻夜重，轻轻抚摸，即觉疼痛，舌暗少苔，脉沉细。

治法：滋补肝肾，化瘀通络。

方药：枸杞子 10g，山茱萸 10g，狗脊 15g，牛膝 15g，土鳖虫 10g，丹参 30g，当归 12g，全蝎 10g，蜈蚣 2 条，鸡血藤 30g。

肝肾不足，络脉瘀阻证多见于糖尿病周围神经病变以下肢疼痛为主者，以血络病变为主，兼有气络病变。治疗重在化瘀息风通络、滋补肝肾。方中枸杞子、山茱萸、狗脊、牛膝以滋补肝肾；土鳖虫、丹参、鸡血藤、当归化瘀通络；全蝎、蜈蚣息风通络。痛如针刺者，加延胡索、制乳香、制没药。

③气阴两虚，络虚风动

主症：始则足趾麻木觉冷，或如虫行皮中，行走如踩棉花，渐次蔓延及膝，手指亦觉麻木，延到腕部；继而痛如针刺电灼，甚或掣痛，或如撕裂。下肢远端无汗，皮肤干燥，肌无力，神疲自汗，口干便干，舌嫩红，边有齿痕，苔薄少津，或有剥裂。

治法：益气养阴，息风通络。

方药：黄芪 15g，太子参 15g，生地黄 15g，山茱萸 12g，全蝎 10g，蜈蚣 10g，白僵蚕 10g，当归 12g，丹参 30g，土鳖虫 10g，鸡血藤 30g。

气阴两虚，络虚风动证多见于糖尿病周围神经病变以下肢麻木、疼痛为主者，既有血络病变，又有气络病变。治疗重在益气养阴、化瘀息风通络。方中黄芪、太子参、生地黄、山茱萸益气养阴，全蝎、蜈蚣、白僵蚕息风通络，当归、丹参、鸡血藤、土鳖虫活血化瘀通络。若腰膝酸软，加狗脊、川续断滋补肝肾。

④脾肾阳虚，络虚失荣

主症：腰膝酸软，神疲乏力，下肢麻木，肌肤不仁，肢体痿软无力，肌肉萎缩，畏寒肢冷，甚者萎废不用，大便干或大便溏，舌胖边有齿痕，舌质暗，苔白滑，脉沉细无力。

治法：温补脾肾，益气通络。

方药：右归丸合四君子汤加减。熟地黄 15g，炒山药 15g，枸杞子 12g，鹿角胶 12g，制菟丝子 15g，杜仲 15g，山茱萸 12g，当归 12g，肉桂 10g，制附子 15g，党参 15g，白术 12g，茯苓 12g，丹参 30g，鸡血藤 30g，炙甘草 9g。

方中附子、肉桂、鹿角胶培补肾中之元阳，温里祛寒；熟地黄、山茱黄、枸杞子、山药滋阴益肾；党参、白术、茯苓、炙甘草健脾益气；菟丝子、杜仲补肝肾、健腰膝；当归、丹参、鸡血藤养血和血、化瘀通络。诸药合用，共奏温补脾肾、益气通络之功效。

加减：若腿足消瘦、行走无力、手足心热、舌红少苔，治用《丹溪心法》虎潜丸滋阴降火，强筋壮骨。

附：

①中药药浴疗法

借用中药药物及热力作用，中药药浴熏蒸患处可达到疏通腠理、温经通络、活血化瘀的作用。常用中药：透骨草、桂枝、川椒、艾叶、苏木、红花、川芎、鸡血藤、生麻黄等各 15～30g，研粗末，纱布煎浓液，加入温水泡洗手足，每次 0.5 小时为宜。泡洗时温度 38～40℃为宜，避免烫伤。

②针灸按摩疗法

针灸取穴：脾俞、肾俞、肝俞、足三里、三阴交、气海、血海、太溪、曲池、合谷、环跳、阳陵泉、绝骨、照海等。每次取穴 4～6 个，施捻转平补平泻法。出针后加灸。

按摩：下肢麻痛拿阴廉、承山、昆仑肌筋，揉捏伏兔、承扶、殷门部肌筋，点腰阳关、环跳、足三里、委中、承山、解溪、三阴交、涌泉等穴，搓揉腓肠肌数十遍，手劲刚柔相济，以深透为度。上肢麻痛拿肩井肌，揉捏臂臑、手三里、合谷部肌筋，点肩髃、曲池等穴，搓揉肩肌来回数遍。

（5）糖尿病视网膜病变

糖尿病视网膜病变（DR）是糖尿病常见的微血管并发症之一，也是工作年龄人群首位致盲的眼病。据估计，在我国确诊糖尿病的成年人中，大约有1950 万人患有 DR，其中约 1/5 处于威胁视力的糖尿病视网膜病变（VTDR）阶段。糖尿病视网膜病变的眼底病变包括微血管瘤、硬性渗出、棉絮斑、新生血管、玻璃体增殖、黄斑水肿，甚至视网膜脱离。

高彦彬认为糖尿病视网膜病变是消渴病日久、肝肾亏虚、目络瘀滞而致，常出现视物模糊、双目干涩、眼底出血，甚则目盲失明等眼部并发症，其病位在眼，继发于消渴病，故称为消渴病目病。临床上从络病论治，可促进非增殖性视网膜病变出血、渗出的吸收，可提高视力。糖尿病视网膜病变辨证论治如下。

①气阴两虚、目络瘀滞

主症：疲倦乏力，气短懒言，口干咽干，或眠少自汗，舌胖暗，少苔，脉沉细。彩色多普勒对眼动脉、视网膜中央动脉测定显示血流动力学呈低流速、高阻力型改变；眼底荧光造影见视网膜内局部微血管扩张迂曲，管径不规则。

治法：益气养阴、化瘀通络。

方药：黄芪 15g，太子参 15g，生地黄 15g，玄参 15g，葛根 15g，天花粉 15g，当归 12g，丹参 30g。

气阴两虚、目络瘀滞证多见于糖尿病视网膜病变的早期阶段，亦是糖尿病慢性并发症的共同始动环节，对该阶段进行积极的防治，可以延缓糖尿病视网膜病变的发生和发展。方中黄芪、太子参、生地黄、玄参、葛根、天花粉益气养阴生津；当归、丹参、葛根化瘀通络。

②肝肾亏虚、目络瘀阻

主症：头晕耳鸣，腰膝酸软、口干、五心烦热、盗汗失眠，视力始降，视物模糊，或视物变形，舌暗红，少苔，脉细数。症见视力始降，自觉眼前黑花如蛛丝飘移，或飞蚊在眼外飞扬缭乱，或视物模糊，或视物变形。眼底检查可见视网膜病变多为非增殖期（Ⅰ～Ⅲ期），视网膜毛细血管瘤，新、旧的点片状和火焰状出血，黄白色的硬性渗出及白色的棉絮状斑，或黄斑水肿渗出。

治法：补益肝肾、化瘀通络。

方药：枸杞子 10g，菊花 10g，熟地黄 15g，生地黄 15g，山茱萸 10g，山药 15g，菟丝子 15g，茯苓 15g，牡丹皮 10g，谷精草 10g，密蒙花 10g，当归 10g，丹参 15g。

此证多见于出血期，若出血明显，可予滋阴凉血、化瘀止血，用生蒲黄汤。

加减：若此证见于出血静止期，治宜化瘀通络为主，用桃红四物汤加丹参、川芎等；若湿浊留滞，眼底黄斑水肿、硬性渗出，治宜利水渗湿通络，可选泽兰、泽泻、车前子、牛膝、茯苓、薏苡仁、鬼箭羽等。

③阴阳两虚，目络瘀结

主症：视力严重障碍，甚至盲无所见，气短乏力，腰膝酸软，畏寒肢冷，颜面或下肢浮肿，大便溏泄或溏泄与便秘交替，夜尿频数，浑浊如膏，舌淡苔白，脉沉细无力。眼底检查可见视网膜病变多为增殖型（Ⅳ～Ⅵ期），视网膜新生血管形成，玻璃体积血、纤维增殖，可见灰白增殖条索或与视网膜相牵，甚至视网膜脱离。

治法：阴阳双补，化瘀通络，软坚散结。

方药：熟地黄 15g，生地黄 15g，山药 15g，山茱萸 12g，枸杞子 10g，菊花 10g，肉桂 6g，制附子 6g，红花 10g，丹参 15g，穿山甲 10g，浙贝母 10g，海藻 10g，昆布 10g。

阴阳两虚，目络瘀结证多见于糖尿病视网膜病变的晚期阶段，治以阴阳双补、化瘀通络、软坚散结。方中熟地黄、生地黄、山药、山茱萸、枸杞子、菊花、肉桂、制附子补益肝肾、阴阳双补；红花、丹参化瘀通络；穿山甲、浙贝母、海藻、昆布软坚散结通络。

（6）糖尿病足

糖尿病足是指因糖尿病所致的下肢远端神经病变和／或不同程度的血管病变导致的足部溃疡和／或深层组织破坏，伴或不伴感染。糖尿病足是糖尿病患者致残、致死的主要原因之一，糖尿病患者的截肢手术率比非糖尿病患者高 10～20 倍。国外资料显示糖尿病患者中足部溃疡的患病率为 4%～10%；在非外伤性低位截肢手术中，糖尿病患者占 40%～60%；在糖尿病相关的低位远端截肢中，85% 是发生在足部溃疡后。我国 50 岁以上糖尿病患者下肢动脉病变的比例为 19.5%，糖尿病患者 1 年内新发溃疡发生率为 8.1%，糖尿病足溃疡患者 1 年内新发溃疡发生率为 31.6%。

高彦彬教授认为糖尿病足是消渴病日久、肝肾亏虚、肢体络脉瘀阻而致，常出现肢端发凉、患肢疼痛、间歇性跛行，甚则肢端坏疽等足部并发症，其症状类似于中医的"脱疽"，继发于消渴病，故称之为消渴病脱疽。

临床上从络病论治，中西医结合配合局部治疗可明显降低糖尿病足患者截肢率。糖尿病足临床辨证论治如下。

①气血两虚，络脉瘀阻

主症：糖尿病足早期，患肢发凉、麻木，腰酸乏力，间歇性跛行，足背动脉搏动减弱，或糖尿病坏疽脓腐已去，新生肉芽红润，上皮增生，疮面渐收，舌胖质暗，苔少，脉沉细无力。

治法：益气养血，化瘀通络。

方药：生黄芪45g，当归10g，太子参、丹参、鹿衔草各30g，鸡血藤15g，红花、地龙各12g，川芎、丝瓜络各9g。

气血两虚，络脉瘀阻证多见于糖尿病足早期或坏疽脓腐已去，新生肉芽生长时。方中生黄芪、当归益气养血，太子参益气养阴，丹参、鸡血藤、红花、地龙、川芎、丝瓜络、鹿衔草化瘀通络。偏于阴虚者，加龟甲、鳖甲；偏于阳虚者，加狗脊、巴戟天、蚕茧、鹿角片；有跖趾损害者，加补骨脂、骨碎补、续断。

②气阴两伤，络脉瘀塞

主症：患趾干黑，脓水减少，臭秽之气渐消，坏死部分与正常组织界线日趋清楚，疼痛缓解，口干，乏力，舌胖，质暗，苔薄白或薄腻，脉沉细。

治法：益气养阴，化瘀通络。

方药：生黄芪、太子参、丹参、鹿衔草各30g，麦冬、五味子、桃仁、红花、地龙各12g，川芎、丝瓜络9g，金银花15g。

气阴两伤，络脉瘀塞证多见于糖尿病足干性坏疽者。方中生黄芪、太子参、麦冬、五味子益气养阴，桃仁、红花、川芎、金银花化瘀解毒，地龙、丝瓜络化瘀通络。足部皮肤瘀暗、舌质暗而有瘀斑者，可加水蛭、穿山甲、莪术破瘀通络；足部不温、足背动脉微弱或消失、舌质淡边有齿痕者，加鹿角片、巴戟天、杜仲、蚕茧温阳补肾。

③湿热毒盛，络脉瘀塞

主症：患趾腐黑湿烂，脓水色败臭秽，坏疽有蔓延趋势，坏死部分向近心端扩展并累及旁趾，足部红肿疼痛，边界不清，甚者肿及小腿，可伴有发热。舌质暗红或淡、苔黄腻，脉沉滑。

治法：清热利湿，解毒通络。

方药：苍术、黄柏、牛膝、薏苡仁、萆薢、金银花各 12g，生地黄、蒲公英各 30g，川黄连、红花各 9g，忍冬藤 15g，赤芍 15g，牡丹皮 10g，丹参 30g。

湿热毒盛，络脉瘀塞证多见于糖尿病足湿性坏疽者。方中苍术、黄柏、牛膝、薏苡仁、萆薢清热利湿，金银花、忍冬藤、川连、蒲公英清热解毒，生地黄、赤芍、牡丹皮清热凉血，赤芍、丹参、红花化瘀通络。大便不通者，加川朴、生大黄、枳实；口干、舌质光红少苔者，加玄参、天花粉。

附：糖尿病足局部治疗

糖尿病足多见于湿热并重、热毒壅滞者，患者多筋腐肉烂、创面难愈，可分期采用局部治疗。

早期（炎症坏死期）：湿热毒盛，局部红肿，疮面糜烂，有脓腔，秽臭难闻，肉腐筋烂，宜以清热解毒祛腐为主，外用箍围疗法，可选用如意金黄散外敷。创面渗出较多时，可加用复方黄柏液、银黄洗剂局部冲洗；疮面腐肉难脱，多以"拔毒祛腐"为主，外盖红油膏纱布以拔毒提脓祛腐；清创后可用复方黄柏液浸湿的纱条放入窦道引流及外敷创面。

中期（肉芽增生期）：邪正交争，疮面分泌物少，异味轻，肉芽渐红，宜以祛腐生肌为主，推荐选用红油膏、京万红软膏、湿润烧伤膏、一效膏外敷。

后期（疤痕长皮期）：毒去正盛，腐肉已去，疮面干净，肉芽嫩红，宜生肌长皮为主，选用生肌玉红膏敷于创面。

（7）糖尿病性阳痿

糖尿病性阳痿辨证论治如下。

①肾阳不足

主症：阳痿阴冷，精薄精冷，头晕耳鸣，面色㿠白，精神萎靡，腰膝酸软，畏寒肢冷，短气乏力，舌淡胖润或有齿痕，脉沉细尺弱。

治法：温补肾阳。

方药：右归丸加减。鹿角胶 10g，附子 6g，肉桂 6g，熟地黄 12g，菟丝子 10g，当归 12g，杜仲 10g，丹参 30g，山茱萸 10g，枸杞子 10g，巴戟天 12g，韭菜子 15g，肉苁蓉 15g。

方中鹿角胶、附子、肉桂、菟丝子、巴戟天、肉苁蓉、韭菜子、杜仲温肾壮阳；熟地黄、枸杞子、山茱萸滋补肾阴；当归、丹参养血活血、化瘀通络。诸药合用育阴温阳，阳得阴助而生化无穷。

②心脾两虚

主症：阳痿不举，精神不振，心悸气短，乏力自汗，形瘦神疲，夜寐不安，胃纳不佳，面色不华，舌质淡，脉沉细。

治法：补益心脾。

方药：归脾汤加减。黄芪 15g，白术 10g，茯神 12g，首乌藤 15g，合欢皮 15g，丹参 30g，当归 12g，远志 15g，酸枣仁 30g，菟丝子 15g，韭菜子 15g，甘草 6g。

方用黄芪、白术、茯苓、炙甘草健脾益气；酸枣仁、远志、首乌藤、合欢皮养心安神；菟丝子、韭菜子温肾壮阳；当归、丹参养血活血、化瘀通络。全方共奏益气健脾、养心安神之功。

③湿热下注

主症：阳痿茎软，阴囊潮湿，臊臭或痒痛，下肢酸困，小便短赤，舌苔黄腻，脉濡数。

治法：清热利湿。

方药：龙胆泻肝汤加减。龙胆草 6g，黄芩 10g，山栀子 10g，泽泻 10g，车前子 10g，当归 10g，柴胡 10g，生地黄 15g，薏苡仁 30g，土茯苓 30g，甘草 6g。

方中龙胆草、黄芩、山栀子、柴胡疏肝清热泻火；车前子、泽泻清热利湿；当归、生地黄滋阴养血凉血，与清热泻火药配伍，泻中有补，使泻火药不致苦燥伤阴。

④肝郁气滞

主症：阳痿失用，情志抑郁或易激动，失眠多梦，腰膝酸软，舌暗苔白，脉沉弦细。

治法：疏肝理气，兼以活血。

方药：四逆散加减。柴胡 10g，枳壳、枳实各 10g，当归 10g，赤芍、白芍各 15g，蜈蚣 2 条，佛手 12g，刺猬皮 10g，菟丝子 15g，枸杞子 15g，丹参 30g，甘草 6g。

方中柴胡、枳壳、枳实、佛手、白芍疏肝理气解郁；当归、丹参养血和血，化瘀通络；菟丝子、枸杞子、刺猬皮补益肝肾固精。诸药相配，共奏疏肝解郁、理气活血、益肾固精之功。

（8）糖尿病性神经源性膀胱

糖尿病性神经源性膀胱辨证论治如下。

①中气不足

主症：小腹坠胀，时欲小便而不得出，神疲气短，食欲不振，纳食减少，语声低细，舌质淡，苔薄白，脉沉弱。

治法：补中益气，化气行水。

方药：补中益气汤合春泽汤。黄芪 15g，人参 10g，白术 10g，升麻 6g，柴胡 10g，土茯苓 15g，桂枝 10g，猪苓 30g，泽泻 10g，甘草 6g。

方中人参、黄芪益气；白术健脾运湿；桂枝通阳，以助膀胱之气化；升麻、柴胡升清气而降浊阴；猪苓、泽泻、土茯苓利尿渗湿。诸药配合，共奏益气健脾、升清降浊、化气利尿之功。

②肾气不足

主症：少腹胀满，小便排出无力，或淋漓不畅，或尿失禁，腰膝酸疼，四末不温，舌质淡，苔薄白，脉沉细而尺弱。

治法：补肾化气利尿。

方药：济生肾气丸加减。熟地黄 12g，川牛膝 12g，山药 15g，肉桂 10g，牡丹皮 10g，车前子 10g，泽泻 10g，附子 6g，土茯苓 15g，山茱萸 10g。

方中肉桂、附子温补肾阳以鼓动肾气；六味地黄丸滋补肾阴；牛膝、车前子补肾利水，故本方可温补肾阳，化气行水，使小便得以通利。

③下焦湿热

主症：小便点滴难出，量少短赤灼热，伴尿痛、尿频、尿急，小腹胀急，口苦口黏，或口渴不欲饮，或大便不畅，舌质红，苔根黄腻，脉沉数或濡数。

治法：清利湿热，通利小便。

方药：八正散加减。黄柏10g，石韦15g，车前子15g，瞿麦10g，滑石15g，生甘草梢6g，栀子10g，通草6g，大黄6g，土茯苓30g。

方中石韦、车前子、瞿麦清利湿热、通利小便；栀子清利三焦之湿热，滑石、通草、生甘草梢清利下焦之湿热；大黄、土茯苓活血通经、清热通便、清利解毒。若兼心烦，口舌生疮糜烂，可合导赤散，以清心火、利湿热；若湿热久恋下焦，肾阴灼伤，出现口干咽干、潮热盗汗、手足心热、舌红少苔，可改用滋肾通关丸加生地黄、车前子、川牛膝等，以滋肾阴、清湿热而助气化。

④肝郁气滞

主症：小便不通或通而不爽，情志抑郁，多烦易怒，胁腹胀满，夜寐不安，口苦吞酸，舌红，苔薄黄，脉弦。

治法：疏利气机，通利小便。

方药：四逆散合沉香散加减。柴胡10g，枳壳10g，白芍10g，当归10g，赤芍15g，沉香粉3g（冲），橘皮10g，石韦15g，滑石15g，甘草6g，冬葵子10g，王不留行12g。

方用四逆散加沉香、橘皮疏肝理气；当归、赤芍、王不留行行气活血；石韦、冬葵子、滑石通利水道，白芍、甘草柔肝缓急。若肝郁气滞症状重，可合六磨汤加减，以增强其疏肝理气的作用；若气郁化火，而见舌红，苔薄黄者，可加牡丹皮、山栀子等以清肝泻火。

（9）糖尿病性胃轻瘫

糖尿病性胃轻瘫辨证论治如下。

①肝胃郁热

主症：食入吞咽不适，胸骨后不适，口渴喜冷饮，烦躁易怒，胸中有烧灼感，舌质红，苔黄糙，脉弦滑或弦数。

治法：清泻肝胃。

方药：四逆散合玉女煎加减。柴胡 10g，黄芩 10g，枳壳 10g，白芍 15g，生石膏 30g，生地黄 15g，麦冬 10g，知母 10g，牛膝 12g，厚朴 12g。

方中柴胡、黄芩、枳壳、厚朴、白芍疏肝理气；石膏、知母清阳明胃热；生地黄、麦冬滋阴生津；牛膝导热引血下行。诸药合用，共奏疏肝理气、清阳明胃热之功。

②脾虚痰凝

主症：吞咽不适，胃脘痞闷，纳少体倦，呕恶痰多，舌苔黏腻，脉濡缓。

治法：健脾化痰。

方药：四君子汤合二陈汤加减。党参 12g，白术 10g，茯苓 12g，陈皮 10g，姜半夏 10g，厚朴 6g，甘草 6g。

方中四君子汤益气健脾，二陈汤燥湿化痰，理气和中。若吞咽困难，胃脘痞闷可加厚朴半夏汤理气化痰。

③脾胃虚弱

主症：胸脘不舒，痞塞胀满，食后腹胀，食欲减退，喜热喜按，得温则舒，四肢不暖，气短乏力，体倦懒言，大便稀溏，舌淡苔白，脉沉细或虚大无力。

治法：补气健脾，升清降浊。

方药：补中益气汤加减。黄芪 15g，党参 15g，白术 12g，炙甘草 6g，当归 10g，陈皮 10g，柴胡 10g，升麻 6g。

方中黄芪、党参、炙甘草补中益气；白术、陈皮健脾燥湿、理气和中；升麻、柴胡升清气而降浊阴。诸药配合，共奏益气健脾、升清降浊、理气化湿之功。

④痰湿内阻

主症：胸脘痞塞，满闷不舒，头目眩晕，胸闷不饥，食欲不振，恶心呕吐，身重倦怠，或咳痰不爽，大便不爽，舌苔油腻，脉滑。

治法：祛湿化痰，顺气宽中。

方药：平陈汤加减。半夏 10g，陈皮 10g，茯苓 12g，厚朴 10g，甘草 6g，枳实 10g，砂仁 10g。

方中半夏、陈皮、茯苓、甘草燥湿化痰，理气和中；枳实、厚朴、砂仁顺气宽中，和胃醒脾。

⑤肝气郁滞

主症：胸脘不舒，痞塞满闷，食欲不振，心烦易怒，胸胁胀痛，或时作叹息，舌苔薄白，脉弦。

治法：疏肝解郁，理气消滞。

方药：柴胡疏肝散加减。柴胡10g，陈皮10g，白芍15g，枳壳10g，川芎10g，香附10g，甘草6g，郁金10g。

方中柴胡疏肝解郁，香附、川芎理气疏肝、活血行气以止痛，二药相合，助柴胡以解肝经之郁滞；陈皮、枳壳理气行滞，芍药、甘草养血柔肝，缓急止痛，甘草调和诸药。诸药相合，共奏疏肝行气、理气消滞、活血止痛之功。

（10）糖尿病性便秘

糖尿病性便秘辨证论治如下。

①胃肠实热

主症：大便干结，小便短赤，面红心烦，或有身热，口干口臭，腹胀或痛，舌红，苔黄燥，脉滑数。

治法：通腑泄热。

方药：增液承气汤合白虎汤加减。枳实10～15g，大黄6～10g，厚朴10～30g，生石膏30g，知母15～30g，生地黄30g，玄参30g，麦冬30g。

方中生石膏、知母为白虎汤加减，清阳明胃热；枳实、大黄、厚朴为小承气汤，行气消胀、通肠泄热；生地黄、玄参、麦冬滋阴增液，与小承气汤合用增水行舟，通肠泄热。

②气虚便秘

主症：大便燥结或软，数日不行，虽有便意，努责乏力，难于解下，挣则汗出，气短，便后虚疲至极，倦怠懒言，语声低怯，腹部胀痛，或有肛门脱垂，形寒面白，唇甲少华，舌淡嫩、苔薄白，脉虚弱。

治法：补气健脾，润肠通便。

方药：黄芪汤加减。黄芪30g，陈皮10g，火麻仁30g，生白术30g，枳实 10～15g。

方中黄芪大补脾肺之气，为方中主药，火麻仁润肠通便，枳实、陈皮理气，有健脾生津润肠通便的功效。若气虚下陷脱肛者，则用补中益气汤；若肺气不足者，可加用生脉散；若日久肾气不足，可用大补元煎。

③血虚阴亏

主症：大便干燥，排便困难，形体消瘦，咽干少津，面色不泽，心慌头晕，唇甲淡白，舌质淡或舌红少津，脉细或细数无力。

治法：养血滋阴，润燥通便。

方药：润肠丸加减。当归 15g，生地黄 20g，火麻仁 20g，桃仁 10g，枳壳 10g，瓜蒌仁 15g。

方中当归、生地黄滋阴养血，火麻仁、桃仁、瓜蒌仁润肠通便，枳壳引气下行。若兼气虚，可加生白术、党参、黄芪等益气生血。

④气机郁滞

症状：大便干结，或不甚干结，欲便不得出，或便而不畅，肠鸣矢气，腹中胀痛，胸胁满闷，嗳气频作，饮食减少，舌苔薄腻，脉弦。

治法：顺气导滞通肠。

方药：六磨汤加减。大槟榔 10g，木香 10g，沉香粉 3g（冲），枳实 10g，乌药 10g，大黄 10g，厚朴 15g。

方中木香调气，乌药顺气，沉香降气，槟榔、枳实、厚朴破气行滞，大黄清热通肠、逐瘀通经。若情志抑郁、忧郁寡言者，加白芍、柴胡、合欢皮疏肝解郁。

（11）糖尿病性腹泻

糖尿病性腹泻辨证论治如下。

①湿热中阻

主症：泻下急迫或泻而不爽，色黄褐或带黏液，气味臭秽，肛门灼热，烦热口渴，小便短赤，舌苔黄腻，脉滑数或濡数。

治法：清热利湿。

方药：葛根芩连汤加减。煨葛根 10g，黄芩 10g，黄连 10g，甘草 6g，藿香 10g，佩兰 10g，炒薏苡仁 30g。

方中葛根解肌清热，煨用能升清止泻；黄芩、黄连苦寒清热燥湿；藿香、佩兰芳香化湿；薏苡仁清热利湿；甘草甘缓和中。

②脾虚湿盛

主症：大便时溏时泻，迁延反复，完谷不化，饮食减退，食后脘闷不舒，稍进油腻食物则大便次数明显增多，神疲乏力，面色萎黄，舌淡苔白，脉细弱。

治法：健脾益气，利湿止泻。

方药：参苓白术散加减。人参 10g，炒白术 15g，炒山药 15g，茯苓 10g，砂仁 10g，白扁豆 15g，薏苡仁 30g，莲子肉 15g，陈皮 10g。

方中人参、白术、茯苓健脾益气；砂仁、陈皮、白扁豆、山药、莲子肉、薏苡仁理气健脾化湿。若脾阳虚衰，阴寒内盛，症见腹中冷痛、喜温喜按、手足不温，可用附子理中汤以温中散寒。

③肝脾不和

主症：泻前不痛，泻下夹有不化食物，泻后痛不减或重，每遇情志不畅而诱发，胸脘胀闷或窜痛，饮食不振，吞酸嗳气，舌质淡、少苔，脉弦。

治法：疏肝健脾止泻。

方药：痛泻要方加减。炒白术 15g，炒山药 15g，白芍 12g，陈皮 10g，防风 6g，黄连 6g。

方中白芍养血柔肝，炒山药、白术健脾补虚，陈皮理气醒脾，防风升清止泻，黄连燥湿止泻。若脾虚明显、神疲食少，加黄芪、党参、干姜益气健脾；若久泻不止，可加乌梅、诃子等涩肠止泻。

④脾肾阳虚

主症：黎明之前脐腹作痛，肠鸣即泻，泻后则安，形寒肢冷，腰膝酸软，舌淡苔白，脉沉细。

治法：温补脾肾，固涩止泻。

方药：理中汤合四神丸加减。党参 15g，干姜 10g，炒白术 15g，炙甘草

6g，补骨脂 10g，炒山药 15g，肉豆蔻 15g。

方中党参、干姜、炙甘草、炒白术温中祛寒，补气健脾；补骨脂、炒山药、肉豆蔻温肾暖脾，涩肠止泻。

（12）糖尿病性泌汗异常

糖尿病性泌汗异常辨证论治如下。

①阴阳失调

主症：上半身多汗，下半身少汗或无汗，怕冷又怕热，失眠多梦，每遇情绪波动时，常易自汗，甚则汗出淋漓，舌暗苔白，脉沉细。

治法：调和阴阳。

方药：桂枝加龙骨牡蛎汤加味。桂枝 6g，白芍 15g，五味子 10g，龙骨 30g，牡蛎 30g，浮小麦 30g，炙甘草 6g。

方中桂枝汤调和营卫，加龙骨、牡蛎潜镇摄纳，使阳能固摄，阴能内守，而达阴平阳秘、精不外泄之功。五味子收敛固涩止汗，浮小麦养心安神止虚汗。诸药合用，共奏调和阴阳、重镇安神、收敛止汗之功。

②肺脾气虚

主症：心胸头面汗出，进食尤甚，面色㿠白，气短乏力，心悸健忘，纳呆便溏，舌质淡嫩，脉象虚弱。

治法：补益脾肺，固表止汗。

方药：玉屏风散加减。黄芪 30g，白术 12g，防风 10g，党参 12g，黄精 30g，炙甘草 6g，龙骨 30g，牡蛎 30g，浮小麦 30g。

方中以黄芪益气固表止汗；白术健脾益气，助黄芪益气固表；少佐防风走表散邪，且助黄芪固表。党参、黄精益气固摄；龙骨、牡蛎、浮小麦固表敛汗。

③心肾阴虚

主症：心胸汗出，虚烦失眠，心悸健忘，头晕耳鸣，咽干舌燥，腰酸膝软，多梦遗精，骨蒸潮热，小便短赤，舌红苔白，脉象细弱。

治法：补益心肾，敛阴止汗。

方药：知柏地黄丸加减。山茱萸 10g，熟地黄 12g，山药 10g，茯苓

12g，牡丹皮 10g，泽泻 10g，黄柏 10g，知母 12g，龙骨 30g，牡蛎 30g，五味子 10g。

方中熟地黄大补真阴；山茱萸补肾养肝；山药滋肾补脾；黄柏苦寒，泄相火以坚真阴；知母苦寒上清热润肺，下滋润肾阴；泽泻泄肾降浊；牡丹皮清散肝火；茯苓健脾渗湿；龙骨、牡蛎、五味子重镇安神、收敛固涩止汗。诸药合用，共奏滋阴降火、收敛固涩止汗之功。

4. 重视糖尿病调护

（1）控制饮食：适当限制米、面等主食的摄入，适当摄入瘦肉、蛋、豆乳类及水产品等食物，多食富含纤维素及维生素的新鲜蔬菜。忌食肥甘油腻之品，如肥肉、动物油、动物内脏、白糖、红糖、冰糖、各种甜饼干、各种甜饮料、水果罐头、糕点等，不宜抽烟饮酒。辨证配膳及食疗，阴虚燥热证可选用凉拌苦瓜、苦瓜玉米须汤、蚌肉苦瓜汤等；气阴两虚证可选用鸽肉山药玉竹汤、猪胰煲山药、猪胰煲北芪、玉米须煲乌龟、枸杞子煲兔肉等；阴阳两虚者可选用韭菜煮蛤蜊肉；合并高血压，可选用冬瓜草鱼汤、芹菜拌豆腐丝等；合并冠心病，可选用凉拌洋葱、凉拌木耳、丹参葛根汤等。糖尿病患者选用下列食品可有保健作用。南瓜、苦瓜、麦麸、燕麦、莜麦、荞麦、豆类、黄鳝、田螺、甲鱼、海带、芹菜、苋菜、荠菜、木耳、香菇、洋葱、冬瓜等。

（2）适当体力活动：糖尿病患者在无严重并发症时应多参加体育活动，如慢跑、散步、打太极拳、八段锦、养生操等，运动应循序渐进、持之以恒。

（3）气功治疗：如内养功、松静功、鹤翔庄功等，可以增强新陈代谢，提高神经系统、呼吸系统、循环系统的功能，可降低血压、降低血糖，对糖尿病、高血压等多种慢性疾病有较好的疗效。

（4）生活规律：建立有规律的生活习惯，劳逸结合，起居有常，适应气候寒温变化，预防外邪侵袭。

（5）情绪稳定：情绪稳定、心情舒畅有利于疾病康复。

（6）注意个人卫生：糖尿病患者极易并发感染，因此要讲卫生，平日勤换衣、勤洗澡、保持皮肤清洁；注意口腔卫生；保持外阴清洁，防止泌尿系统感染；加强足部保护，每天用温水及软皂洗脚，保持脚的卫生，每天要检查足部，当发现有水疱、皮裂、磨伤、鸡眼、胼胝、甲沟炎时应及时处理以防感染，不要赤足行走，严禁使用刺激的消毒药物如碘酒等涂擦患处，袜子要平软，鞋要大小合脚，透气性能好。每日坚持轻轻按摩小腿及足部，有利于局部血液循环。

二、治疗慢性肾病经验

（一）慢性肾脏病的通络治法

高彦彬教授基于络病理论提出络病是 CKD 的共性病理基础，提出 CKD 的基本病机为"肾元亏虚，肾络瘀滞"。慢性肾脏病的络病演变规律为肾元亏虚导致的肾络瘀滞、肾络瘀阻、肾络瘀结，迁延不愈可引起肾体劳衰、肾用失司、浊毒内停。高彦彬教授认为 CKD 以肾元亏虚为本，治疗以通络为基本大法，治以扶正通络；以肾络瘀滞为标，治以祛邪通络；强调通络不等同于活血化瘀，应重视扶正祛邪，修复肾络结构，恢复肾络功能。高彦彬教授认为慢性肾脏病多为络虚、络瘀共存，治疗多为通补兼施，并结合慢性肾脏病的不同病因病机论治，临床总结出通络（扶正通络、祛邪通络、辛味通络）十五法。

1. 扶正通络法

扶正通络法也称荣养络脉法，是以荣养络体、提高抗病能力来修复肾络损伤、恢复肾络功能的治法。扶正通络包括益气固肾通络、养血补肾通络、滋阴养肾通络、温阳强肾通络。

（1）益气固肾通络：常用于慢性肾脏病肾络气虚、肾络虚滞、肾络不固证。肾为封藏之本，藏精气而不泻。虚损而泄，或气虚不摄，或元阳衰惫。"形不足者，温之以气"，益肾补肝健脾，则精血气自足。常用药为生黄芪、党参、白术、金樱子、芡实、沙苑子、覆盆子、五味子。若肾虚气虚伴腰膝酸痛常配杜仲、川牛膝、狗脊、桑寄生、续断等，补肝肾、壮筋骨、祛湿通络。《本草汇言》云："凡下焦之虚，非杜仲不补；下焦之湿，非杜仲不利；足胫之酸，非杜仲不去；腰膝之疼，非杜仲不除。"高彦彬教授认为益气可重用生黄芪，固肾涩精，不宜重剂，肾络病变，多属正虚邪恋，常虚实夹杂，若重用涩补，恐其留邪。

（2）养血补肾通络：常用于慢性肾脏病肾络血虚证。《类经》云："肾之精液入心化赤而为血。"《简易方》云："精为血之本。"高彦彬教授常用熟地黄、当归、阿胶珠、丹参、鸡血藤、首乌藤、枸杞子养血补肾通络。熟地黄为阴中之阳，《本草新编》云："真阴之气非此不生，虚火之焰非此不降。"《本草备要》谓当归"血虚能补，血枯能润"，常配伍黄芪补气生血，配伍桑寄生补肾生血，配伍金樱子精血同补。当归、丹参、鸡血藤、首乌藤兼顾祛瘀生血。

（3）滋阴养肾通络：常用于慢性肾脏病肾络阴虚、肝肾不足证。精之制，藏在肾，肾之真阴，禀赋于先天，元阴盈怯，资于后天。阴常不足，肾精易损，水不制火，常见虚火妄动之象。肾者喜润，"精不足者，补之以味"，药味有薄厚，高彦彬教授常予柔润之品配伍血肉有情之物，予熟地黄、山茱萸、女贞子、旱莲草补肾填精，固肾之关，龟甲、鳖甲伏藏相火，潜通络脉。肝肾阴虚，口干、双目干涩常配生地黄、麦冬、天冬、石斛、菊花等。

（4）温阳强肾通络：常用于慢性肾脏病肾络阳虚证。元阳虚弱，气化无力，封藏失职，不能纳气，以益气扶阳、温补命门为先，慎用寒凉，也不可过用温燥。治疗慢性肾病络阳虚证，多采用育阴温阳之法，多温肾阳、益精阴、通络脉并用，常用淫羊藿、巴戟天、肉桂、附子温肾助阳，鹿角片、鹿角胶补肾阳、益精血、强筋骨兼能活血通经。

2. 祛邪通络法

祛邪通络法是针对导致络病病因，采取具有祛湿、活血、祛风、解毒、化浊、化痰、理气、软坚散结等作用的药物治以祛邪通络、畅通络道的治法。该治法适用于慢性肾脏病络气郁滞、络脉瘀阻、络脉绌急、络脉瘀塞、络息成积、热毒滞络等证。

（1）祛湿利水通络：常用于慢性肾脏病水湿、湿热、阻滞肾络证，临床治法分为以下 6 类。①芳香化湿通络：多选气味芳香、化湿醒脾的藿香、佩兰以芳香宣化、利气燥湿，常用于湿浊蕴络。②辛温燥湿药通络：多用气味辛温或苦温之药，辛温通络、苦温燥湿健脾，适用于湿滞中焦与寒湿困脾之证，常用苍术、白术、厚朴、砂仁、白豆蔻、草豆蔻、草果等辛温燥湿、行气化湿醒脾。③利水渗湿通络：多用气味甘淡、利水渗湿的药物，适用于水湿内停、小便不利、水肿诸证。常用药有茯苓、猪苓、薏苡仁、泽泻、玉米须、冬瓜皮等。④清热利湿通络：多用性味苦寒或甘寒，擅清利下焦湿热，长于利尿通淋的药物，适用于慢性肾脏病湿热阻滞肾络或膀胱湿热证，常用药有车前草、车前子、石韦、土茯苓、滑石、通草、瞿麦、萹蓄、金钱草、淡竹叶、西瓜翠衣、萆薢等。⑤活血利湿通络：常用于慢性肾脏病湿浊蕴络、络脉瘀滞、络脉瘀阻之证，常用药为益母草、川牛膝、泽兰、泽泻、丹参、冬瓜皮，或合当归芍药散、桂枝茯苓丸血水同治。⑥清热利湿解毒通络：适用于慢性肾脏病之湿热毒邪阻滞于肾络出现的尿浊水肿，或湿热毒邪阻滞于皮肤阳络之皮肤疖肿、痤疮等，或湿热毒邪下注膀胱出现的尿频、尿急、尿热、尿痛等。常用药有土茯苓、白花蛇舌草、土牛膝、凤尾草、鸭跖草、蒲公英、半边莲、绿豆衣、马齿苋等。

（2）活血化瘀通络：常用于慢性肾脏病肾络瘀滞、肾络瘀阻、肾络瘀结证。高彦彬教授治疗慢性肾脏病擅用化瘀通络药，常把化瘀通络药分为以下 3 类。①养血通络药：适用于络血亏虚，失去其渗灌濡养之功，常见面色㿠白、爪甲无华，眩晕健忘诸症。常用的养血活血的药物，如当归、丹参、鸡血藤等，常与生黄芪、党参等益气药配伍使用。②活血通络药：适用于络脉血流瘀缓、络脉瘀阻证，常用活血化瘀的药物，促进络脉血流畅通，如川芎、红花、牡丹皮、赤芍、茜草、益母草、泽兰、牛膝、玫瑰花、三七、延胡索、山楂等。③破血逐瘀通络药：适用于瘀血形成、络脉瘀塞、肾络瘀结证，如三棱、莪术、水蛭、桃仁、鬼箭羽、苏木等。

（3）祛风通络：常用于慢性肾脏病风伏肾络证。风伏肾络，肾气被遏，蒸化失常，水湿停聚，日久留瘀。外风宜疏，内风宜息，伏风宜消。临床治法分为以下 4 类。①疏风和络通络：常用于外风袭络。风寒伤络常用荆芥、防风、羌活、苏叶等辛温发散；风热袭络常用金银花、连翘、芦根、桔梗、牛蒡子、淡豆豉、浮萍等发散风热。②平肝潜阳通络：多为质重之介类或矿石类药物，具有平肝潜阳、清肝热、安心神等作用，适用于慢性肾脏病肝阳上亢之头晕目眩、头痛头昏、烦躁易怒等症。常用药为石决明、珍珠母、牡蛎、紫贝齿、沙苑子、夏枯草平肝潜阳。③平肝息风通络：具有平肝息风止痉功效，适用于慢性肾脏病肝阳化风、肝风内动、血虚生风等所致的眩晕欲仆、手足抽动、肢颤等症。常用药为天麻、钩藤、羚羊角、地龙等。④搜风解痉通络：多为虫类药，其性走窜，具有搜风解痉、息风止痉通络等作用，适用于慢性肾脏病风伏肾络所致的顽固性蛋白尿，或心络绌急之胸闷胸痛；脑络绌急之眩晕头痛、肢麻、语言謇涩等症。常用药为全蝎、蜈蚣、僵蚕、蝉蜕、乌梢蛇、地龙等。

（4）藤类通络：常用于慢性肾脏病风伏肾络证。《本草便读》云："藤蔓之属，皆可通经入络，此物善治风疾。"临床治法分为以下 4 类。①祛风湿散寒通络：常用药多辛苦温，辛以祛风、苦以燥湿、温以散寒，具有祛风散寒除湿、舒筋通络止痛之功，适用于风寒湿痹偏于寒者。常用为独活、威灵仙、乌梢蛇、雷公藤、木瓜、伸筋草、老鹳草等药。②祛风湿清热通络：常用药多辛苦寒，辛以祛风、苦以燥湿、寒以清热，具有祛风胜湿、清热利湿、通络止痛之功，适用于风湿热痹之关节红肿热痛者或风湿内伏、肾络水肿之尿浊证。常用药为秦艽、防己、桑枝、穿山龙、络石藤、丝瓜络等。③养血和血通络：常用鸡血藤养血活血，通经舒络，高彦彬教授常配伍穿山龙、老鹳草、川牛膝、徐长卿等；兼血瘀者，配伍地龙通络利湿，和血消风。④清热解毒通络：常用金银藤祛风解毒、清热通络。

（5）虫药入血通络：常用于慢性肾脏病肾络瘀阻。肾络瘀滞日久，瘀血阻遏，蓄瘀成积，当逐瘀通络。虫类药，其性走窜，具有破血攻积通络、搜风解痉、息风止痉等作用。临床治法分为以下 2 类。①搜剔化瘀通络：常用药为水蛭、土鳖虫、虻虫等，具有化瘀通络、逐瘀破积功效。②搜风通络：常用药为全蝎、蜈蚣、僵蚕、水蛭、蝉蜕、乌梢蛇、地龙等。高彦彬教授常用水蛭、地龙，水蛭、地龙生于水域、湿土，禀水土之气，水蛭噬血、专入血分，地龙息风、擅入坚积。二者咸苦软坚，通络逐瘀，兼利水道。

（6）凉血和血宁络：常用于慢性肾脏病肾络损伤，血热妄行。热毒伤络，血不归络，或阴不制阳，血溢络外，则尿血。高彦彬教授常用小蓟、白茅根、仙鹤草、紫草、三七粉凉血止血不留瘀，活血祛瘀不伤正；若兼血热毒壅，常用犀角地黄汤（犀角易水牛角，清热凉血解毒）。

（7）解毒化浊通络：常用于慢性肾脏病浊毒阻络，瘀久成毒。临床治法分为以下3类。①解毒利湿通络：常用于湿浊壅盛，郁久化热酿毒，湿毒壅络。高彦彬教授常用利湿解毒之土茯苓、白花蛇舌草、萆薢，常配解毒消肿之鬼箭羽、活血利湿之马鞭草、活血清热利湿之土牛膝。②通腑泄浊通络：常用于浊毒壅滞三焦，腑气不通。常用生大黄泄热通腑，凉血解毒，逐瘀通络。常配伍土茯苓解毒除湿。③清热解毒通络：常用于热毒伤络，热毒入里，损伤肾络，血溢络外。高彦彬教授常用清热解毒活血之白花蛇舌草。伴肾阴不足，常配伍生地黄、玄参、天花粉清热凉血、泻火解毒；伴热毒发斑，常配伍羚羊角粉息风通络、清热解毒；伴关节肿痛，疮毒发热，常配伍金银藤祛风通络、清解热毒；伴咽喉肿痛，咳嗽黄痰，常配伍金银花、连翘、蒲公英、黄芩、板蓝根、草河车清热解毒、利咽通络；伴牙痛、泻痢、湿疮，加黄连清热解毒，兼以燥湿。

（8）化痰祛湿通络：根据寒热，其临床治法可分为以下2类。①祛寒痰通络：常用于湿浊蕴络、寒化凝滞，常配伍橘皮、半夏、天南星、白芥子燥湿化痰、行气散结通络。②祛热痰通络：常用于痰热壅络、络脉闭阻，常配伍竹沥、瓜蒌、贝母清热化痰、通络消肿。

（9）理气化滞通络：常用于络气虚滞，兼见痞满腹胀，运纳失职。常配伍枳壳、枳实、香橼、佛手、荔枝核行气导滞通络，甘松理气开郁。

（10）散结消癥通络：常用于肾络瘀结。络息成积，唯散结之品，方能开阻通滞，消阻散结。

（11）消积导滞通络：常用于络息成积。正虚邪恋致肾络瘀滞、瘀阻、瘀结引起络息成积。常用散结消癥通络药，如莪术、三棱、鬼箭羽、穿山甲、海藻、昆布、浙贝母等。伴气滞痞块，常配伍山楂核、橘核、荔枝核消积散结通络。

（12）辛味畅络：辛味药辛香走窜、理气通络，常用于肾络虚滞，肾络瘀滞。"络以辛为泄"，高彦彬教授治疗慢性肾脏病常在辨证论治基础上选用辛温开郁通络、辛润和血通络、辛香理气通络3类。辛温开郁通络常用桂枝、薤白、旋覆花、郁金、枳实等；辛香理气常用降香、檀香、甘松等；辛润和血通络常用当归、桃仁等。

（二）IgA 肾病

IgA 肾病（IgAN）是最常见的原发性肾小球肾炎，我国约占原发性肾小球疾病肾活检病例的45%。目前 IgAN 的发病机制尚不明确，IgAN 是常见导致终末期肾脏病（ESRD）的原发性肾小球疾病，病程 10 年进展至 ESRD 或肾小球滤过率估算值减半者约为27%。鉴于 IgAN 多样的临床表现、复杂的病理改变，且临床表现与病理改变不平行的现象，部分 IgAN 患者临床轻、病理重，西医治疗手段有限，亟待中医病机理论创新及治法拓展。高彦彬教授从络病论治 IgAN，强调防治结合、病证合参、临床与病理相结合、分期论治、以通络为主。IgAN 急性发作期以邪实为主，治以祛邪通络；慢性缓解期，以正虚为主，虚实夹杂，治以扶正通络。因人制宜，辨证施治，可有效改善患者体质、控制诱发因素、阻断病程进展。

1. 病因病机

IgAN 仅通过肾活检诊断，是指肾小球系膜区以 IgA 或 IgA 沉积为主的原发性肾小球疾病，常伴 C3、IgG、IgM 沉积。据 IgAN 牛津分类，系膜细胞、毛细血管内增殖、肾小球节段硬化、肾间质纤维化及肾小管萎缩、细胞和（或）纤维细胞新月体存在与肾脏病预后不良关系密切。其病理改变多样，病变损伤以肾小球为主，伴肾间质小管及肾血管病变。高彦彬教授认为 IgAN 的病变部位在肾络，属于中医"络病"范畴；内因是禀赋不足、肾络失荣，外因是外感六淫、邪伏肾络；病理性质为本虚标实，本虚多为肝肾亏虚、气阴两虚、脾肾两虚、阴阳两虚，标实多为风邪、热毒、湿热、血瘀、浊毒；基本病理过程是内外合邪所致的"毒损肾络、肾络瘀阻、肾络瘀结、肾用失司"；病位以肾为核心，涉及肝、肺、脾、胃肠、膀胱。

IgAN临床表现多样：40%～50%的患者伴有上呼吸道感染引发的发作性肉眼血尿；约小于10%患者伴有肾病综合征或高血压、肾功能下降及以血尿为特征的快速进展性肾小球肾炎，相当于急性发作期；30%～40%的患者表现为无症状性血尿和或蛋白尿，相当于慢性迁延期。高彦彬教授根据病势轻重缓急，指出本病急性发作期以邪实为主，多为外感风热毒邪，风、湿、热、瘀、毒伏于肾络导致肾络损伤、血溢络外，出现尿血（肉眼或镜下血尿），甚至肾络瘀阻而尿少尿闭（红细胞管型阻塞肾小管所致的急性肾损伤），或肾络损伤、肾用失司、封藏失职而出现尿浊（蛋白尿）。

本病慢性迁延期以本虚为主，虚实夹杂，多为肾络失荣、气不摄血，导致尿血（镜下血尿）；肾络失荣、肾气不固、精微下注导致尿浊（蛋白尿）；脾肾两虚，气化不利，津液不运，水液潴留，出现水肿；肝肾阴虚，阴虚阳亢，虚风内动，出现眩晕（肾性高血压，甚至恶性高血压）。本病病程迁延，肾络瘀结，肾体劳衰，肾气衰败，浊毒内停，可致变证蜂起，出现癃闭、关格等危候，多见于急进性肾小球肾炎、血管炎性或新月体性IgAN、IgAN伴恶性高血压性血栓性微血管病及慢性肾衰竭；疾病进程可伴浊阴上逆、凌心射肺而致喘证、心悸，多见于心肾综合征、心功能不全；湿浊中阻、脾失转输、胃失和降而致呕吐，多见于代谢性酸中毒。

2. 辨证论治

高彦彬教授强调IgAN宜分期辨证论治，主张"以虚定型，以实定候"；本虚分为肝肾亏虚、气阴两虚、脾肾两虚、阴阳两虚证；标实分为热毒伤络、风伏肾络、湿热壅络、肾络瘀阻、浊毒闭络证。急性发作期以标实为主，治以祛邪通络；慢性缓解期，以本虚为主，虚实夹杂，治以扶正通络。

（1）以虚定型

①肝肾亏虚，肾络失荣证

主症：腰酸乏力、头晕目眩、目涩耳鸣、夜半咽干、潮热盗汗、五心烦热。

次症：尿黄或尿热、畏热喜冷、尿浊多沫、大便干结、失眠多梦、月经量少或愆期，舌红少苔或苔薄黄，脉细数或弦细数。

证候分析：肾元素虚，或劳欲失度，情志内伤，耗伤肾阴，久病入络，久病及肾。肾主骨生髓，腰为肾之府，髓海空虚，腰府失养，故腰酸乏力；肾开窍于耳，肾阴亏虚，清窍失濡，故耳鸣；肝肾阴虚，水不涵木，阴虚阳亢，故头晕目眩；肝开窍于目，肝血不足，目窍失养，故目涩；血海失充，故月经量少或愆期；肝肾阴虚，虚火上扰，心神不宁，故失眠多梦；肝肾阴虚，虚火内燔，阴不敛阳，故潮热盗汗、畏热喜冷；肝肾阴虚，肾络失荣，肾用失司，封藏失职，故尿浊多沫。

治法：补益肝肾，滋阴荣络。

方药：六味地黄丸合二至丸化裁。熟地黄15g，生地黄15g，山药10g，山茱萸15g，茯苓15g，牡丹皮12g，女贞子15g，旱莲草15g，白芍15g，仙鹤草15g，三七粉3g。

方中六味地黄丸加减（熟地黄、生地黄、山药、山茱萸、茯苓、牡丹皮、白芍）补益肝肾，滋阴荣络；二至丸（女贞子、墨旱莲）补益肝肾，滋阴止血；仙鹤草、三七粉止血活血。

加减：腰酸乏力明显时，常用狗脊、川牛膝、木瓜、杜仲、桑寄生、续断补肝肾、强腰膝；尿浊多沫，常用芡实、金樱子、菟丝子固肾涩精；失眠，常用酸枣仁、首乌藤、合欢皮养血安神；双目干涩，常用枸杞子、菊花补益肝肾明目清热。

②气阴两虚，肾络不荣证

主症：乏力气短、腰膝酸软、盗汗自汗、手足心热、头晕目眩。

次症：口燥咽干、面浮肢肿、易于外感、尿黄如茶、尿浊多沫，舌红，可伴舌体胖大，苔少欠津，边有齿痕，脉沉细或细数无力。

证候分析：素体气虚，肺卫不固，故乏力气短、易于外感、自汗；久病及肾，肾络不荣，腰府失养，则腰膝酸软；髓海不足，清窍失荣，故头晕目眩；虚火上炎，津不上承，故口燥咽干；虚火下灼，故尿黄如茶；《景岳全书·杂证谟·肿胀》云："凡水肿之病，其本在肾，其标在肺。"肺失通调，肾失气化，水液溢于脉外，故面浮肢肿；久病入络，肾络失荣，精微下泄，故尿浊多沫。

治法：益气养阴，荣养肾络。

方药：芪归地黄丸化裁。生黄芪 15～30g，太子参/西洋参 10～15g，麦冬 30g，当归 10g，生地黄 15g，山药 15g，山茱萸 15g，牡丹皮 15g，茯苓 15g，车前子 15g，金樱子 30g，芡实 20g，女贞子 15g，旱莲草 15g，仙鹤草 15g，三七粉 3g（冲）。

方中生黄芪、太子参、西洋参、麦冬益气养阴；生地黄、山药、山茱萸、牡丹皮、茯苓滋补肾阴；金樱子、芡实固肾涩精；女贞子、旱莲草、仙鹤草、三七粉、当归补益肝肾，滋阴止血，养血活血，使止血不留瘀。

加减：大便干结，常合增液承气汤滋阴增液，清热通腑；易于外感，常合玉屏风散益气固表实卫。

③脾肾两虚，肾络失养证

主症：腰膝酸软、乏力气短、神疲困倦、头晕耳鸣、尿浊多沫。

次症：夜尿频数、大便溏稀或便意频频、排便不畅，或伴水肿，面色无华，舌淡，脉沉弱。

证候分析：脾失健运，气血生化乏源，清阳不升，则面色无华、头晕目眩、神疲倦怠、大便溏稀；四肢肌肉失养，则乏力肢困；"清气在下则生飧泄"，故便溏稀或便意频频；脾失转输，难以布津，肾气化不利，则水湿泛溢；肾气亏虚，封藏无力，则尿浊多沫，夜尿频数；肾精不足，腰府失养，精不养髓，则腰酸膝软；耳窍失濡，则耳鸣；《景岳全书·论脾胃》云："盖人之始生，本乎精血之源，人之既生，由乎水谷之养……精血之司在命门，水谷之司在脾胃，故命门得先天之气，脾胃得后天之气也。是以水谷之海，本赖先天为之主，而精血之海，又必赖后天为之资。"欲使人身之本生化无穷，必得脾、肾二脏相互滋养。

治法：益气健脾益肾，养血活血荣络。

方药：生黄芪 15～30g，党参、炒白术各 15～20g，茯苓 15～30g，炙甘草 10g，当归 10g，丹参 15g，熟地黄 15～30g，白芍 15g，猪苓 15g，

金樱子 30g，芡实 20g，覆盆子、菟丝子各 15～30g，仙鹤草 15g，三七粉3g（冲），砂仁 6g。

方中生黄芪、党参、炒白术、炙甘草补气健脾；砂仁化湿开胃健中；熟地黄、白芍，补肾益精、养血柔肝；当归、丹参活血化瘀通络；金樱子、芡实、覆盆子、菟丝子温肾固精；猪苓淡渗利水而不伤阴；仙鹤草收敛止血，三七粉散瘀止血，二药相伍，止血不留瘀、活血不伤正。

加减：腰痛明显，遇风寒加重者，加用狗脊、盐杜仲、川牛膝、续断补肝肾、强腰膝、壮筋骨；肢体水肿者，常用猪苓、茯苓利水渗湿健脾；腰膝冷痛者，常用仙茅、淫羊藿温肾助阳。

④阴阳两虚，肾络失煦证

主症：腰酸乏力、不耐寒热、小便不利、口干舌燥、肢体水肿。

次症：纳呆食少、气短神疲、便干或溏、尿浊多沫，面色㿠白，舌淡胖边伴有齿痕，苔白或黄欠津，脉沉弱或沉细。

证候分析：病久迁延不愈，致先后天之本阴阳俱损，脾失转输，运纳无权，故纳呆食少、气短神疲；肾阳虚惫，蒸化无力，水湿泛滥，故肢体水肿、小便不利；肾为水火之宅，寓元阴元阳，阴阳互生，温煦失职，故形寒肢冷；肾阴耗损，虚热内扰，故烦热口燥；病久伤阳，则水肿较甚，畏寒明显，大便溏泄；病久伤阴，则口燥较甚，大便头干，手足心热；久病入络，肾络瘀结，络息成积，可发展为关格重症。

治法：阴阳双补，温肾煦络。

方药：右归丸化裁。熟地黄 15～30g，山药 15g，山茱萸 15g，盐杜仲 20g，枸杞子 15g，附子 6～10g，桂枝 6～10g，怀牛膝 15g，车前子15～30g，猪苓 15～30g，茯苓 15～30g，仙鹤草 15g，三七粉 3g（冲）、炙甘草 10g。

方中附子、桂枝温补助阳；熟地黄、枸杞子、山药、山茱萸填精益髓、滋补肝肾；杜仲、牛膝补肝肾、强腰膝；车前子、猪苓、茯苓淡渗利湿；仙鹤草、三七粉活血止血；炙甘草调和诸药。

加减：若伴水肿、小便不利，常用泽兰、泽泻活血利水。

（2）以实定候

①热毒伤络证

主症：发热恶寒、咽喉肿痛、尿血或尿黄如茶，尿少或尿闭。

次症：口干引饮、咳嗽喘促、恶热喜冷、尿浊多沫，舌红苔薄黄或黄，脉浮数或数。查体可见咽部充血，扁桃体肿大。

证候分析：《成方便读》云："毒者，火邪之盛也。"温热时毒（风热、暑热、湿热、燥热）犯肺，内攻肺脏，肺气壅滞，肺失宣降，故咳嗽喘促；温热时毒蕴结于咽，故咽喉肿痛；邪热壅盛，故发热，甚则高热；热盛伤津，津液消烁，故口干引饮；热毒循经入里，损伤肾络，血溢络外，则见尿血；如尿血不止，血阻肾络，则出现尿少、尿闭；精微不固，则尿浊多沫。

治法：清热解毒，凉血和络。

方药：银翘散合小蓟饮子加减。金银花 12～15g，连翘 10～15g，黄芩 10g，蒲公英 15g，小蓟 30g，生地黄 15～30g，藕节炭 15g，白茅根 30g，白花蛇舌草 15～30g，半枝莲 15～30g，三七粉 3g（冲）。

方中金银花、连翘辛凉解表，疏散风热；蒲公英、白花蛇舌草、半枝莲清热解毒；黄芩清热泻火；生地黄滋阴凉血降火；小蓟、藕节炭、白茅根凉血止血；三七粉活血止血。

加减：尿血较甚者，常用仙鹤草、藕节炭、侧柏炭凉血止血养血；咽痛者，常用牛蒡子、玄参、板蓝根、芦根、金荞麦清热解毒利咽；咳嗽、黄痰者，常加桔梗、杏仁、桑白皮、黄芩宣肺止咳，清热化痰；发热汗出、口干引饮者，常加玄参、生石膏、知母清热生津。

②风伏肾络证

主症：尿浊多沫、头晕头痛、肢体水肿。

次症：尿血或尿黄、小便不利，面部或肢体麻木、肌肉拘挛、尿中带血或镜下血尿，肢体水肿，舌苔少或苔白，脉弦或弦数。

证候分析：外感风邪，风伏肾络，致肾络不宁，封藏失职，精微不固，泄之于外，故尿浊多沫；风行则水涣，风邪上受，风水相搏，肺失通调，肾失开阖，故肢体水肿、小便不利；风气通于肝，外风引动内风，木性升散，风阳上扰，则头晕头痛；风伏肾络，损伤肾络，则尿血。

治法：平肝息风、祛风通络。

方药：天麻钩藤饮加减。天麻 15g，钩藤 15～30g，菊花 15g，石决明 15～30g，荆芥 10g，防风 10g，穿山龙 15～20g，青风藤 20g。

方中天麻、钩藤平肝息风，石决明平肝潜阳，菊花疏风清肝，荆芥、防风祛风通络。《本草便读》云："凡藤类之属，皆可通经入络。"青风藤、钩藤配伍穿山龙祛风除湿、解毒通络。

加减：肢体麻痛者，常用徐长卿、老鹳草散风除湿、通络止痛；肌肉挛急者，常用白芍、甘草、木瓜舒筋缓急；伴发热头痛、咽肿者，加羚羊角粉、白僵蚕、金银花、金荞麦息风通络，清热解毒；头晕、头痛明显者，加全蝎 3g，蜈蚣 3g，蝉蜕 10g，搜风通络；针对 24 小时尿蛋白定量 >1.0g 的男性及非育龄期女性患者，高彦彬教授常间断应用雷公藤多苷片 10～20mg bid/tid（bid，一日 2 次；tid，一次 3 次），祛风通络，并监测其肝功能、肾功能、血白蛋白、24 小时尿蛋白定量变化。

③肾络瘀阻证

主症：面色晦暗或黧黑，舌质紫暗，边有瘀斑，舌下络脉瘀阻，尿色如茶（镜下血尿）。

次症：肌肤甲错、腰部刺痛、尿浊多沫、肢体水肿，脉沉涩。

证候分析：病程日久，肾络虚滞，气化不利，血凝成滞，肾络瘀阻，"瘀血不去，新血不生"，久瘀之人，毛发肌肤失于濡养，故肌肤甲错；面色黧黑为肾经之色；肾络瘀阻，络息成积，难于消散，腰府失于荣养，故腰部刺痛，固定不移；血不循常道，从小便而出，故尿黄如茶；肾络瘀阻，肾用失司，封藏无力，可见尿浊多沫；气化不利，浊毒壅滞，则尿少或尿闭，甚则出现癃闭、关格危候。

治法：化瘀通络，养血和血。

方药：当归 10～15g，丹参 15～30g，鸡血藤 15～30g，仙鹤草 15～30g，三七粉 3g（冲）。

方中当归、丹参、鸡血藤养血化瘀通络，仙鹤草、三七和血止血。

加减：若伴月经量少，痛经有血块者，加益母草、泽兰活血利水调经；伴尿浊多沫、肢体水肿、舌暗、脉沉涩者，加莪术、鬼箭羽逐瘀通络，桃仁辛润通络，酒大黄活血通络。

④湿热壅络证

主症：胸痞脘闷、口苦口干、肢体困重、尿赤尿热。

次症：尿浊多沫、身热不扬、神疲乏力、口中黏腻、大便不实，舌红，苔黄腻，脉滑数。

证候分析：饮食不节，暴食油腻，或居处湿地，感受外湿，阻遏气机，故肢体困重，神疲乏力；水湿内聚，郁久化热，致中焦不能升，《素问·阴阳应象大论》认为"清气在下，则生飧泄；浊气在上，则生䐜胀"，则胸痞脘闷、大便不实；湿聚成痰，壅阻肾络，致下焦不能藏，精微不固，尿浊多沫；湿热下迫，膀胱气化不利，故尿赤、尿热。

治法：清热化湿通络。

方药：三仁汤合四妙丸化裁。杏仁10g，白豆蔻10～15g，生薏苡仁20～30g，清半夏9～15g，厚朴10～20g，通草3g，滑石20～30g，藿香6g，石菖蒲10～15g，苍术10～15g，炒白术10～15g，黄柏6～15g，川牛膝10～15g。

方中三仁合用，宣上、畅中、渗下，宣畅三焦，分消湿热；半夏、厚朴辛开苦降，化湿行气；滑石、通草甘寒淡渗、清热利湿；藿香、石菖蒲化湿醒脾；合四妙丸清热利湿通络。

加减：肢体水肿者，常合五皮饮行气化湿，利水消肿。

若膀胱湿热，症见尿频尿急、尿热尿痛、尿黄如茶或尿中带血，舌红苔黄根腻，脉滑数；证属湿热秽浊之邪下犯溺窍，熏蒸膀胱，气化不利，正如《证治准绳·杂病·溲血》所言，"湿热必陷下，伤于水道，肾与膀胱俱受其害，害则阴络伤，伤则血散入胞中矣"，治宜清利通淋，凉血和络；方用车前草、土牛膝、马鞭草各15～30g，小蓟30g，藕节炭15g，石韦、土茯苓各10～15g；腰腹胀痛明显者，常用橘核、荔枝核各10～15g以行气止痛。

若胃肠湿热、热迫血行，症见腹痛腹泻、脘腹痞满、尿中带血或尿黄如茶、恶心呕吐、大便臭秽、大便黏滞、肛门灼热、身热起伏、尿浊多沫，舌红苔黄腻，脉滑数；证属胃肠湿热、邪干肾络、热迫血行，治宜清利湿热、解毒和络；方用葛根芩连汤合黄连温胆汤加减，葛根 15 ～ 20g，黄芩、黄连各 10 ～ 15g，竹茹、枳实各 10g，清半夏 9g，陈皮、茯苓各 15 ～ 20g，仙鹤草、侧柏炭各 15g，炙甘草 6 ～ 10g；腹痛明显，便黏液或脓血者，加白头翁、秦皮各 15g 以清热解毒、凉血止血；伴恶心纳呆者，加藿香、佩兰各 10g 以醒脾芳化。

⑤浊毒闭络证

主症：恶心呕吐、口有尿味、头晕头痛、少尿无尿。

次症：纳呆食少、胸闷心悸、喘憋气促、皮肤瘙痒、大便秘结，舌淡，舌体胖大，边有齿痕，苔白腻或黄腻，脉弦滑。

证候分析：肾络瘀结，浊毒壅塞三焦，浊瘀互结，戕伐脏腑，上扰清窍，故头晕头痛；浊毒上逆，凌心射肺，故胸闷心悸、喘憋气促；浊毒困遏中州，故纳呆食少、恶心呕吐、口有尿味、大便秘结；浊毒闭阻下元，故少尿无尿、大便秘结；如病情进展，元阳衰败，可出现脾不统血，致鼻衄、齿衄、肌衄、吐血、咳血、便血等。

治法：泄浊排毒通络。

内服基础方：大黄 10 ～ 15g，土茯苓 20 ～ 30g，陈皮、竹茹各 10 ～ 15g，藿香、佩兰各 6 ～ 10g，法半夏 9g，当归 10g，生黄芪 15g，生姜 15g，砂仁 6g。

灌肠或结肠灌洗方：大黄 30g，蒲公英 30g，煅牡蛎 30g。

方中大黄、土茯苓通腑泄浊，解毒利湿，逐瘀通经；藿香、佩兰芳香化浊，祛湿醒脾；陈皮、法半夏、生姜行气和胃、降逆止呕；竹茹清热安胃；陈皮配伍砂仁理气化湿，温脾止呕；生黄芪、当归益气养血活血；大黄、蒲公英、煅牡蛎浓煎灌肠具有通腑泄浊、逐瘀排毒之功。

加减：若气血亏虚，症见面色苍白无华、唇甲舌淡，重用黄芪与当归益气养血；若皮肤瘙痒，加地肤子、沙苑子祛风止痒；若浊毒凌心射肺，症见胸闷心悸、喘憋气促，加葶苈子、泽兰、车前子泻肺平喘、活血利水。

3. 预防调护

高彦彬教授十分重视慢性肾病的调护：一是合理膳食，不宜过食肥甘厚味、辛辣刺激食品，戒烟限酒。二是适量运动，急性发作期及病情较重时以休息为主，病情缓解时以散步、太极拳等舒缓的有氧运动为宜，不做剧烈的无氧运动。三是起居有常、避免熬夜与劳倦过度，衣服顺时视寒暖增减衣服，季节转换之际增减衣服尤为重要。四是调畅情志，保持心情舒畅。五是预防感冒，感冒是 IgAN 患者病情加重的诱发因素，高彦彬教授常予 IgAN 患者代茶饮经验方预防感冒。经验方组成为金银花 10g，芦根、茅根、金荞麦、麦冬各 10g，桔梗 6g。水煎代茶饮，可清热解毒、养阴和络。

（三）成人 IgA 血管炎肾损害

IgA 血管炎（IgAV），曾称为过敏性紫癜，是以含免疫球蛋白 A1（IgA1）的免疫复合物沉积在小血管壁为特征的系统性血管炎，常累及皮肤、胃肠道、关节和肾脏，发病机制尚不明确。IgAV 的其他器官受累表现多为良性和自限性，而肾脏受累可致 CKD，甚至 ESRD。IgA 血管炎肾损害（IgAVN）通常表现为血尿、轻和 / 或中度蛋白尿、伴或不伴红细胞管型；少数患者可出现肾病范围内蛋白尿、肾功能下降和 / 或高血压；成人患者更容易进展为中至重度病变。IgAVN 早期干预或可延缓或阻止病程进展，然而目前缺乏基于证据的成人 IgAVN 防治的中西医指南。治疗上除了选用肾素 – 血管紧张素系统，对于肾脏严重受累的成人患者常用 6 个月 GC 的免疫抑制疗法；对于肾活检中有大量活跃新月体（超过 20%）的成人患者，常用 CTX、霉酚酸酯（MMF）。循证医学表明上述药物仍旧无法控制部分患者的复发与进展，利妥昔单抗治疗本病也缺乏有效证据。高彦彬教授从络病论治成人 IgAVN，急性期祛邪扶正，迁延期固本清源、攻补兼施，全程注重通络解毒化斑治疗，不仅可改善肾脏预后，还能减轻肾外表现，减少皮疹复发，减轻关节痛及消化道症状。现整理如下。

1. 病因病机

中医古籍中无"IgAVN"，根据本病的临床特征，可归为中医"葡萄疫""紫斑""紫癜风""尿血"等范畴。现代中医肾病名家吕仁和教授、邹燕勤教授认为本病可命名为"紫癜性肾风"。高彦彬教授指出 IgAVN 的病变部位在肾络，属于中医"络病"范畴。脉为气血之波澜，络为气血之蜿蜒。络脉有阳络、阴络之分，肌表之浮络属于阳络，脏络之肾络属于阴络；络脉发生疾病即为络病。肾络病变常表现为虚实夹杂，正虚邪伏，临床变化多样。IgAVN 的络病特点为易热毒伤络、易伏风扰络、易络损血溢、易毒瘀阻络，应详审病机。

高彦彬教授根据临床特征对 IgAVN 进行分期，认为本病病因病机为先天禀赋不足，阴虚血燥，或积劳阴亏，浮络失荣；内有伏火，肾络虚滞。急性期为外感热邪，气血两燔，或进食腥膻辛热，两阳相搏，热毒煎熬，壅于皮腠，不能宣发，络伤血溢而生紫斑，结于关节则关节肿痛，郁于胃肠伤络则便血、腹痛呕吐；热毒壅盛，由腑入脏，损伤肾络，热迫血行，肾失封藏，则尿血、尿浊，甚则邪势鸱张，热毒入营，神识昏蒙；气血重耗，脏腑衰竭，脾运无权，肾失开阖，水湿泛滥，浊毒壅塞，病势危笃，发为关格。迁延期或为肺卫不固，复感时邪，病情反复，正虚邪恋；或为正损毒陷，稽久不去，内舍肝肾，肝风上扰，血滞络瘀，肾络瘀阻，肾用失司。高彦彬教授认为 IgAVN 的核心病机责之于虚、热、毒、瘀；发病基础为血虚蕴热，斑毒陷伏，瘀血滞络；病性为本虚标实，急性期多为虚少实多，迁延期为虚实并重，病势深重时虚多实少；病位以肾络为核心，涉及脾、肝、肺、胃肠、肌肤、关节。

高彦彬教授认为 IgAVN 的中医微观病理特征核心是肾络虚滞，热、毒、瘀内伏，导致肾络损伤、瘀滞、瘀阻、瘀结、络息成积。这与本病免疫荧光病理改变以 IgA1 在系膜区沉积为主或共存的特点相应。

高彦彬教授认为部分成人 IgAVN 患者预后不良、病势迁延，与"毒聚血瘀"有关。本病血分证表现为出血及内闭。本病之瘀为离络之瘀及络阻之瘀：离络之瘀多为急性期新瘀夹毒，损伤肾络，络伤血溢，可见尿血；络阻之瘀多为迁延期久瘀酿毒，伏于肾络，肾络瘀滞、瘀阻、瘀结、络息成积，出现肾用失司，甚至肾体劳衰。本病复发时为新久之瘀互结，毒瘀可相互转化并贯穿始终。

2. 分期辨证论治

高彦彬教授基于络病理论、卫气营血辨证，临床对于成人 IgAVN 采用分期辨证论治：急性期分为风热袭络入营，热毒伤络动血，治以祛邪为主，兼疏风清热、凉营宁络，清热凉血、解毒通络；迁延期分为肝肾阴虚、气阴两虚、脾肾两虚、肾络瘀结，治以祛邪扶正为主，兼益气养阴、滋补肝肾、健脾补肾、化瘀通络。

（1）急性期

①风热袭络入营证

主症：起病急骤，皮肤斑如点粒（多见双下肢对称分布，亦可见腹背、臀部、上肢），色泽焮红或紫红，分布密集，压之不褪色，可伴瘙痒，咽喉肿痛，尿浓如茶，甚则尿血，心烦不寐。

次症：黄涕咳嗽，尿中泡沫，身热夜甚；舌质红或红绛，苔薄黄，脉浮数有力。

证候分析：风热外袭，客于腠理，与血气相搏，灼伤浮络，则血溢成斑，色如葡萄；阳气怫郁，外风不解，故伴瘙痒；风热外犯于鼻，故流涕色黄；壅结于咽，故咽喉肿痛；邪热内陷，营阴受劫，则身热夜甚；扰动心神，故心烦不寐；热结下焦，损伤肾络，血渗于下，故尿浓如茶，甚则尿血。此外，舌质红绛，苔薄黄或无苔，脉细数，亦为风热袭络入营之征。

治法：疏风清热、凉营宁络。

方药：银翘散合清营汤化裁。金银花 10g，连翘 10g，黄芩 10～15g，玄参 10～15g，生地黄 10～15g，牡丹皮 10～15g，赤芍 15g，牛蒡子 10～15g，水牛角 10～15g，鬼箭羽 15g，小蓟 20～30g，芦根 30g，白茅根 30g，仙鹤草 15g，三七粉 3g（冲）。

方中水牛角代犀角清解营分之热毒；生地黄滋阴清热，玄参降火解毒，二药共用、清营凉血；牡丹皮、赤芍清热凉血、散瘀化斑；金银花、连翘辛凉解表、清热解毒，透解营分热毒外达；黄芩清热泻火；牛蒡子疏散风热、解毒利咽；芦根生津利尿；鬼箭羽解毒利湿通络；小蓟、白茅根凉血止血；

三七粉活血止血。

加减：咳嗽、痰黄者，加桑白皮、前胡、川贝粉清肺化痰；高热、口渴、大汗者，加知母、生石膏、羚羊角粉清热生津；眩晕、惊悸者，加蝉蜕、天麻、钩藤平肝息风止痉；腹痛者，加白芍、延胡索、炙甘草缓急止痛；关节疼痛者，加忍冬藤，清热通络止痛；尿黄、尿热者，加竹叶、炒山栀子、土牛膝清热利尿、导热下行。

②热毒伤络动血证

主症：皮疹融合成片，皮色紫红，可遍及四肢、背、臀，可有痒痛；肉眼血尿或尿呈浓茶。

次症：发热甚则高热，腹痛呕恶，大便色黑，关节疼痛，牙龈肿痛或出血，口干口苦，尿中泡沫，神倦思睡，舌红绛，苔黄或黑而燥，脉数。

证候分析：斑毒内陷，血热有余，毒滞不宣，上攻肌肤，络伤血溢，故皮疹融合，皮色紫红；气血两燔，势如燎原，故发热甚则高热、口干口苦；邪壅胃肠、关节，热毒损络，气血积阻，则腹痛呕恶、牙肿牙宣、大便色黑、肢节疼痛；热毒内传，营阴失护，心神受扰，故神倦思睡；肾络受损，血热流散，故尿中带血；肾气不固，精微下注，故尿中多沫。此外，舌红绛，苔黄或黑而燥，脉数亦为热毒伤络动血之征。

治法：清热凉血、解毒通络。

方药：犀角地黄汤化裁。水牛角15g，生地黄10～15g，牡丹皮15g，赤芍15g，连翘20g，白茅根30g，小蓟30g，青风藤20g，大青叶15g，白花蛇舌草15～30g，紫草炭15g，茜草炭10～15g，三七粉3g（冲），炒蒲黄10g，羚羊角粉0.3～0.6g（冲）。

方中以犀角地黄汤清心解毒、凉血散瘀；其中水牛角代犀角、羚羊角直入血分，凉血解毒清心；生地黄清热滋阴凉血，清中有补、固本清源；赤芍、牡丹皮相佐，清热凉血，活血散瘀，二者配伍大青叶共收清热解毒、凉血消斑之功；连翘清热解毒、透热转气；白茅根、小蓟、紫草炭、茜草炭，以凉血止血为主，兼顾活血消斑；炒蒲黄、三七粉塞流止血而不留瘀；白花蛇舌草清热、解毒、利湿；青风藤以藤药入络，祛风通络。诸药合用使血热清、气火降、营阴护、出血止。

加减：口渴欲饮者，加玄参、天花粉滋阴生津止渴；大便干结者，加大黄、瓜蒌清热通腑；便血者，加生地榆、槐花炭凉血止血。

（2）迁延期

①肝肾阴虚、肾络瘀滞证

主症：紫斑消减或反复发作，疹色紫暗，小便黄赤，腰酸胫痛，头晕目涩，入夜咽干，潮热盗汗，尿浊多沫。

次症：关节隐痛，五心烦热，性情急躁，耳鸣如蝉，大便不畅，不寐多梦，月经后期，量少有块，舌红少苔或无苔，舌下络脉瘀阻，脉细数或弦细数。

证候分析：病情迁延，热毒蒸灼，真阴受劫，邪伏不透，故紫斑反复，疹色紫暗；肾阴虚惫，精损骨空，故腰酸胫痛、关节隐痛；耳窍失养，故耳鸣如蝉；肾络瘀滞，精微不固，则尿浊多沫；虚火内燔，故入夜咽干；迫津外泄，则潮热盗汗，甚或五心烦热；水涸木郁，肝体失柔，疏泄失常，则性情急躁，月经后期，量少有块；阴不敛阳，故不寐多梦。此外，舌红少苔或无苔，舌下络脉瘀阻，脉细数或弦细数，亦为肝肾阴虚、肾络瘀滞之象。

治法：滋肝补肾，化瘀通络。

方药：知柏地黄丸合二至丸化裁。生知母 10～15g，黄柏 10～15g，生地黄 10～15g，山茱萸 15g，山药 15g，牡丹皮 15g，茯苓 10～20g，泽泻 15g，女贞子 15g，旱莲草 15g，鬼箭羽 15g，川牛膝 15g，三七粉 3g（冲）。

方中知柏地黄丸滋阴降火，二至丸滋补肝肾之阴、凉血止血。两方合用加强补益肝肾、滋阴止血之功；鬼箭羽、川牛膝破血通络，三七粉活血止血。

加减：头晕、双目干涩者，加天麻、钩藤、石斛、菊花平肝息风、滋阴明目；急躁易怒者，加柴胡、白芍、枳壳、牡丹皮、炒栀子疏肝清热；不寐多梦者，加首乌藤、合欢皮、远志、炒酸枣仁养心安神；胸闷气短者，加香橼、佛手、瓜蒌、丹参理气宽胸、化瘀通络。

临床观察部分成人 IgAVN 患者出现肾病范围蛋白尿伴高血压控制不良

者，证属肝肾阴虚、肾络瘀滞、风阳上扰，治以补益肝肾、活血通络、息风潜阳，常用方药为生地黄、女贞子、旱莲草、金樱子、鬼箭羽、川牛膝、天麻、钩藤、青风藤、穿山龙等，常可获效。

②气阴两虚、肾络瘀阻证

主症：皮疹消退或病情反复，斑色淡暗，腰膝乏力，口苦口干，纳呆嘈杂，尿如茶色，尿浊多沫。

次症：自汗盗汗，关节隐痛，肢体浮肿，手足心热，大便或滞或干，皮肤晦暗，面色无华；舌体胖大，舌质淡暗，苔白，边有齿痕，脉沉细或细数无力。

证候分析：虚斑反复，色暗不绽，真阴亏损，肾虚精亏，腰府失濡，膝胫失养，故腰膝乏力，关节隐痛；虚热内扰，故手足心热；元气已伤，脾运不健，故纳呆嘈杂，大便不调；气虚不摄，虚火熏灼，营阴泄漏，故自汗盗汗；肾失气化，水湿停聚，则肢体水肿；正虚邪恋，肾络瘀结，络血外溢，精微不藏，则尿如茶色，尿浊多沫。

治法：益气养阴，化瘀通络。

方药：芪归地黄汤化裁。生黄芪 15～30g，当归 10g，熟地黄 10～15g，太子参 10～20g，山茱萸 15g，牡丹皮 15g，茯苓 15～30g，鬼箭羽 15g，泽兰 15g，土牛膝 30g，三七粉 3g（冲）。

方中生黄芪、太子参益气养阴；熟地黄、山茱萸滋补肾阴；当归养血活血，与黄芪相合，补气生血；牡丹皮清泻相火、茯苓淡渗脾湿；鬼箭羽、泽兰、土牛膝破血通络，利水消肿；三七活血止血。

加减：痞满多涎者，加化橘红、清半夏理气化痰；少腹冷痛者，加小茴香、姜炭、延胡索温经散寒止血、理气化瘀止痛；气虚外感者，加玉屏风散益气固表。

③脾肾两虚、肾络瘀结证

主症：皮疹色淡或色暗，病情迁延，腰膝酸软，乏力气短，痞满便溏，腹痛恶心，头晕耳鸣，尿浊多沫。

次症：面浮肢肿，关节麻痛，自汗喘促，小便不利，舌体胖大舌质淡暗，伴有瘀斑或瘀点，边有齿痕，舌下络脉瘀阻，苔白或白腻，脉沉细无力。

证候分析：病延日久，气血耗损，浮络虚滞，故斑疹色淡；脾肾俱病，瘀毒内陷，肾络瘀阻，骨髓失充，故肢节不利；腰府虚馁，故腰膝酸软；脉络瘀阻，则关节麻痛；耳窍失养，则耳鸣不已；脾虚不禁，中阳不运，枢机不利，则痞满便溏、腹痛恶心、乏力气短；肾失开阖，脾土不制，三焦壅塞，则面浮肢肿、小便不利；浊毒上逆，胸阳不振，宗气下陷，则自汗喘促、头目眩晕。另外，舌体胖大边有齿痕，舌质淡暗，有瘀斑或瘀点，舌下络脉瘀阻，苔白或白腻，脉沉细无力，亦为脾肾两虚、肾络瘀阻之征。

治法：健脾补肾，化瘀消癥通络。

方药：大补元煎合水陆二仙丹化裁。生黄芪 15 ～ 30g，党参 15 ～ 20g，山茱萸 15g，当归 10g，炒白术 15 ～ 30g，金樱子 15 ～ 20g，芡实 15 ～ 20g，土茯苓 30g，莪术 15g，鸡血藤 15g，狗脊 20g，炙甘草 10g。

方中生黄芪配伍当归益气生血；党参、山药、白术、炙甘草益气健脾以济气血生化之源；山茱萸补肝肾、益精血；金樱子、芡实补肾填精、收敛摄精；狗脊补肾强腰；莪术破血消癥通络；鸡血藤养血和血通络；土茯苓解毒利湿通络。诸药合用共奏健脾补肾、化瘀通络之功。

加减：若腰膝冷痛，加制附片、肉桂、桑寄生、杜仲温肾阳、补肝肾、强筋骨；若水肿、小便不利，加葶苈子、车前子、大腹皮泻肺行水消肿；若心烦呕恶，加竹茹、姜半夏燥湿化痰、降逆止呕、清热除烦。

（四）慢性尿酸性肾病

慢性尿酸性肾病是由髓质肾间质中尿酸盐结晶沉积诱导的一种 CKD，临床表现为轻度尿沉渣改变、轻度蛋白尿、肾功能损害等非特异性改变，常见于痛风患者。痛风患者约 40% 以上可进展为 CKD。高尿酸血症（HUA）可通过诱导炎症、氧化应激、内皮功能障碍、激活肾素－血管紧张素系统等途径引发肾损伤，逐渐进展至终末期肾脏病。慢性尿酸性肾病患者往往合并代谢综合征（即肥胖、高血压病、高脂血症）、糖尿病、动脉硬化、心脑血管疾病、肾结石、尿路感染等共病，病情复杂，重视共病的中西医综合管理十分重要。慢性尿酸性肾病病理常表现为缺血性肾损伤，目前西医降低血尿酸（抑制尿酸合成、促进尿酸排泄）治疗虽有一定进展，但缺乏针对缺血性肾损伤的干预措施。中草药煎剂及提取物通过多靶点在降低高尿酸及延缓肾脏病进展方面颇具前景。

中医古籍中虽无"慢性尿酸性肾病"病名，但其临床表现在"痛风""痛痹""石淋""尿浊""癃闭""虚劳"等病名中均有描述。关于痛风性骨侵蚀的症状，《证治汇补·痛风》言："轻则骨节疼痛，走注四肢，难以转移，肢节或红或肿，甚则遍体瘰块，或肿如匏，或痛如掣，昼静夜剧。"关于痛风病机，《证治汇补·痛风》言："痛风久不愈，以痛久必入络也。"高彦彬教授认为慢性尿酸性肾病是由痛风日久，久痛入络，久病入络，久病及肾而形成的肾脏并发症。本病病位在肾络，属于中医"络病"范畴。高彦彬教授提出从络病辨证论治慢性尿酸性肾病，强调利湿解毒通络、因人制宜、中西医协同、综合治疗，拓展了中西医结合治疗本病的治法，也获较好疗效。

1. 病因病机

高彦彬教授认为慢性尿酸性肾病主要责之于内因，即禀赋素薄，肾元不足，蒸化无权，藏精泄浊功能失司；外因多由饮食无节，偏嗜酒肉贝蟹、动物内脏、菌菇，脾胃运化不及，转输不利，加之劳倦失度，五志过极而致。《素问·经脉别论》云"食气入胃，散精于肝。"肝失疏泄，仓廪不济，水谷不归正化，湿浊内生；或豪饮久卧，气机不展，形盛体虚，湿热内蕴。迁延日久，湿热内蕴，影响气血津液运行，津凝成痰，血滞成瘀，痰瘀互阻，化浊蕴毒，胶结痹阻于肾脏、关节、筋肉之络脉，而产生多种变证。

湿热痰瘀，化浊成毒，毒损关节、筋肉之络脉，则致关节畸形、肿胀（痛风性骨侵蚀）、耳轮硬结（痛风石）；湿热煎烁成石（尿酸性肾石病），阻塞水道，膀胱气化不利，则淋沥涩痛，甚为癃闭（急性肾损伤、梗阻性肾病）；毒损肾络，肾络瘀结，络息成积，致肾体劳衰；肾用失司，封藏失职，泄浊功能失司，精气下泄，则尿浊多沫（蛋白尿、尿酸结晶）；肾用失司，肝肾同源，肾不藏精，肝阴不足，虚风上扰，则头目眩晕（高血压）；肾用失司，开多阖少则夜尿频数、小便清长（肾小管功能损害），开少阖多则小便不利、水液泛溢、发为水肿；肾体劳衰（肾功能损害），浊毒内蕴，壅塞三焦，则发为关格危候。

高彦彬教授认为本病病性为本虚标实，本虚为脾肾、肝肾、气阴两虚；标实为湿热、痰瘀、浊毒。本病的病位以肾络为核心，基本病机为"湿热痰瘀，化浊成毒，毒损肾络"，"毒损肾络"为本病发病的关键。病理改变为"毒损肾络、肾络瘀阻、肾络瘀结、络息成积"。"毒"既是致病因素，又是病理产物；虚是发病基础，瘀是病机状态。慢性尿酸性肾病的病理表现以肾小管病变为主，髓质肾小管（尤其是集合管）和／或肾间质可见针状尿酸结晶，周围炎细胞浸润，形成异物肉芽肿，伴肾间质纤维化，可伴肾小球系膜基质增加和肾小球基底膜双轨征，以及非特异性血管硬化。"毒损肾络，肾络瘀结，络息成积"与尿酸盐结晶所致肾损伤的病理特征具有一定相关性。

2. 辨证论治

辨证方面，高彦彬教授主张本病应辨虚、实、标、本，"以虚定型，以实定候"；本虚分为脾肾气虚、肝肾亏虚、气阴两虚、脾肾阳虚证，标实分为湿热下注、痰瘀互阻、浊毒内蕴证。治法方面，高彦彬教授活用通肾络法：益气固肾通络（生黄芪、芡实），养血补肾通络（当归、鸡血藤），滋阴养肾通络（熟地黄、生地黄、女贞子、旱莲草、山茱萸），温阳强肾通络（制附片、鹿角片、巴戟天、淫羊藿）；直接通络，即辛味畅络通络之辛香通络（制乳香）、辛润通络（桃仁）、辛温通络（桂枝、川芎），虫药入血通络（制水蛭、地龙），藤药入络通络（金银藤）；祛邪通络，即化瘀活血通络（大黄、丹参、赤芍），利水祛湿通络（川牛膝），化痰降逆通络（白芥子），散结消癥通络（莪术），解毒利湿通络（土茯苓、萆薢、菝葜、秦皮、鬼箭羽），清热解毒通络（玄参），通腑泄浊通络（大黄），消积利水通络（莪术、鸡内金、水蛭）等。针对"内生之毒"，高彦彬教授重视运用解毒通络法。

（1）以虚定型

①脾肾气虚，肾络虚滞证

主症：腰酸乏力，神疲气短，关节疼痛，小便不利。

次症：纳食不香，四肢倦怠，大便溏薄，尿频余沥，尿液浑浊，肢体水肿。舌体胖大，舌质淡苔白，边有齿痕，脉沉细无力。

证候分析：先天不足，过劳神思，醉饱入房，中气不足，脾升不健，胃失和降，运纳无力，清阳不展，水湿内生，津液化浊，故神疲气短、纳食不香、四肢倦怠、大便溏薄；后天失养，肾精无所济，蒸化乏源，气化无力，水液停聚，故小便不利、尿频余沥、肢体水肿；肾络虚滞，精微不固，则尿液浑浊；骨节失养，不荣则痛，故腰酸乏力、关节疼痛。此外，舌体胖大，舌质淡苔白，边有齿痕，脉沉细无力皆为气虚之象。

治法：健脾补肾，益气通络。

方药：水陆二仙丹化裁。金樱子、芡实各15～20g，生杜仲、川牛膝、狗脊、沙苑子、菝葜各15g，生黄芪、山药、山茱萸、茯苓各10～20g，当归、泽泻、炒白术各10～15g。

方中水陆二仙丹（金樱子、芡实）益肾滋阴、收敛固摄；山茱萸益肾精、助肾阳，有"精不足者，补之以味"之意；沙苑子温补肝肾，固精缩尿；杜仲、川牛膝、狗脊补肝肾、强腰膝、壮筋骨；生黄芪、山药、炒白术益气健脾燥湿，有"形不足者，温之以气"之意，且补中有行；茯苓渗脾湿，泽泻泄肾浊；菝葜解毒利湿通络。诸药合用共奏健脾补肾、益气通络之功。

加减：若大便溏薄，加党参、山药、莲子健脾止泻；若痞满腹胀，进食尤甚，加焦三仙、枳实、厚朴消食导滞；若肢体水肿、小便不利，加五苓散温阳化气、利水消肿。

②肝肾亏虚，肾络不荣证

主症：腰酸乏力，关节疼痛甚或变形、屈伸不利，昼轻夜重。

次症：肢体麻木，畏寒喜温，头晕耳鸣，目睛干涩，月经量少，小便浑浊，大便不畅，舌淡红苔白，脉沉细或细弱。

证候分析：相火寄于肝，龙雷起于肾，肝血不藏，血不养筋，则关节疼痛变形、肢体麻木、屈伸不利，入夜气血敛藏，骨节失荣，故昼轻夜甚；血海空虚，则月经量少；肝肾同源，肝气通于目，肾气通于耳，肝阴不敛，肾水不滋，则虚阳僭越；虚风上扰，则目睛干涩、头晕耳鸣；肾精不藏，精不养骨，则腰酸乏力；肾司二阴，气化无力，故大便不畅；肾失蛰守，肾络不荣，故小便浑浊；肾元不足，温煦失职，故畏寒喜温。此外，舌淡红苔白，脉沉细或细弱皆为阳气不足，阴血亏虚之象。

治法：补益肝肾，养血通络。

方药：独活桑寄生汤化裁。桑寄生、独活、秦艽、熟地黄、党参、川芎、当归、赤芍各 10 ～ 15g，生杜仲、川牛膝、茯苓各 10 ～ 20g，女贞子、旱莲草、菟丝子、土茯苓各 15g。

方中熟地黄、女贞子、旱莲草、独活、桑寄生、牛膝、杜仲补肝肾而强筋骨，其中独活、桑寄生兼能祛风湿，川牛膝兼能逐瘀通经、通利关节；川芎、当归、熟地黄、赤芍养血活血；党参、茯苓益气健脾，气旺血生；菟丝子滋补肝肾而固精缩尿，川牛膝逐瘀通经利关节，两药相伍通补兼施；土茯苓解毒泄浊通络。

加减：腰痛明显者，加狗脊、川续断补肝肾、强腰膝、壮筋骨；头目眩晕者，加合天麻、钩藤、白芍平肝息风潜阳；关节疼痛、屈伸不利者，加威灵仙、徐长卿、青风藤祛风除湿、通络止痛。

③气阴两虚，肾络失和证

主症：关节疼痛，肢体麻木，乏力倦怠，口干欲饮。

次症：自汗盗汗，易于外感，肢体沉重，动则气短，大便或干或滞，尿浊多沫，肢体和或颜面水肿，舌红或舌淡红，苔白，脉沉细或细弱。

证候分析：气虚失于转输，阴虚失于濡润，脾不升清，故乏力倦怠、肢体沉重；脾运失健，湿浊由生，则大便黏滞；卫外不固，故易于外感、动则气短、时有自汗；肾气不摄，水气泛溢，故肢体水肿；肾络失和，肾精不藏，故尿浊多沫；肾水不济，虚火不制，故口干欲饮、寐时盗汗；津滞不布，大肠失濡，则大便偏干；肾精不足，骨骼失荣，故骨节疼痛、肢体麻木。此外，舌淡红苔白，脉细弱为气虚之征；舌红，脉沉细为阴虚之象。

治法：益气固本，滋阴通络。

方药：生黄芪、太子参、生地黄、玄参、当归各 10 ～ 15g，黄精、山药各 10 ～ 20g，制水蛭 3 ～ 6g。

方中生黄芪、太子参、山药益气养阴健脾；生地黄、当归、玄参滋阴养血、和血通络；黄精补气养阴、健脾益肾；制水蛭为虫药，可活血通络。诸药合用共奏益气固本，滋阴通络之功。

加减：偏于气虚者，重用黄芪、太子参易党参补益元气；偏于阴虚者，加熟地黄、山茱萸、女贞子、旱莲草、阿胶珠滋阴养血；足膝痛明显者，加威灵仙、川牛膝通利关节、祛风化瘀，通络止痛；足痛明显、肘部疼痛者，加片姜黄、桑枝、桂枝通络止痛；肌肉眴动者，加木瓜、丝瓜络、白芍、钩藤舒筋息风通络。

④脾肾阳虚，肾络失煦证

主症：关节冷痛，下肢为著，关节变形，屈伸不利，入夜尤甚，乏力神疲，畏寒肢冷，尿浊多沫。

次症：大便溏薄，纳呆恶心，颜面和/或肢体水肿，夜尿频数，阳痿早泄，舌体胖大，舌质淡，苔白，脉沉细弱。

证候分析：肾阳不固，火虚不能生土，脾阳不运，土虚不能胜湿，故大便溏薄、纳呆恶心、肢体水肿、夜尿频数；肾络失煦，阴精不摄，故尿浊多沫；脾统诸经之血，血不养神，肾藏五脏之精，精不濡骨，阳气失煦，故乏力神疲、畏寒肢冷、骨节冷痛；络脉失养，形质俱损，故关节变形、屈伸不利，足太阴脾经、足少阴肾经皆循行于下肢，故下肢疼痛为著，入夜阳气入脏，骨节失养，故夜间疼痛尤甚。此外，舌体胖大，舌质淡，苔白，脉沉细弱亦为脾肾阳虚之象。

治法：补益脾肾，温阳通络。

方药：偏于脾阳虚者予附子理中汤合真武汤化裁。制附片6～15g，白芍、干姜、桂枝、淫羊藿各10～15g，茯苓、党参、巴戟天、骨碎补、鸡血藤各15～20g，土茯苓15g，炙甘草10g。偏于肾阳虚者予金匮肾气丸化裁。熟地黄、山茱萸、山药、牡丹皮、茯苓、泽泻、桂枝各10～15g，制附片9～15g，锁阳、菟丝子、鹿角片各10～20g，赤芍、桃仁、干姜、炒白术、萆薢各15g。

偏于脾阳虚者，方中附子理中汤合真武汤温补脾肾、温阳散寒、利水消肿；淫羊藿、骨碎补、巴戟天补肾阳、强筋骨；鸡血藤以藤药入络，养血活血通络，土茯苓解毒利湿通络。偏于肾阳虚者，予金匮肾气丸温肾助阳、化气利水，配伍鹿角片等血肉有情之品，温补肾阳、活血通经、以骨补骨、以精补精；菟丝子滋补肝肾而固精缩尿；锁阳补肾阳，益精血；炒白术、干姜温中散寒、健脾燥湿；桃仁、赤芍化瘀通络；萆薢利湿泄浊。

（2）以实定候

①湿热下注，肾络瘀滞证

主症：交替单侧足、膝、踝关节红肿灼痛，痛剧如掣，入夜尤甚，屈伸不利，尿黄短赤、小便浑浊。

次症：患侧肢体水肿，口中黏腻，可伴发热，身热不扬，痞满纳呆，肢体困重，大便干或溏，舌红苔黄腻，脉滑或滑数。

证候分析：酒肉食积，滞而中满，生湿化热，脾运失健，阻遏气机，故痞满纳呆，口中黏腻，肢体困重，可伴发热、身热不扬；阳明热盛则便结，太阴湿盛则濡泄，故大便或滞或溏；湿性趋下，湿热化浊成毒，循经下注，痹阻经脉，会于足太阴脾经之络，不通则痛，热胜则肿，故关节红肿灼痛，患侧肢体水肿、屈伸不利；入夜正气收敛，邪势鸱张，故夜间疼痛剧烈；湿热浊毒流注，肾络瘀滞，精元失守，故小便浑浊；膀胱气化不利，故尿黄短赤。舌红苔黄腻，脉滑或滑数，亦为湿热之征。

治法：清热止痛，利湿通络。

方药：四妙丸化裁。苍术15g，盐黄柏10～15g，川牛膝20g，生薏苡仁30g，土茯苓、秦皮各10～15g，忍冬藤、车前草各15～30g，虎杖、茵陈、猪苓、鬼箭羽各15g，滑石块10～20g。

方中以四妙丸清热利湿、活血通络；猪苓、滑石清热利湿；车前草凉血解毒；土茯苓、秦皮解毒利湿通；忍冬藤以藤药入络，清热解毒通络；鬼箭羽破血逐瘀通络；茵陈、虎杖清热利湿、散瘀止痛。

加减：发热、汗出、口渴者，加生石膏、知母以清气分之热；痞满、纳呆者，加藿香、白豆蔻醒脾化湿；尿涩淋沥者，加马鞭草、石韦、蒲公英、土牛膝清热解毒、利湿通淋；急躁易怒、目赤口苦者，加龙胆草、夏枯草清泻肝胆；大便干者，加枳实、瓜蒌、大黄清热导滞通便；肢节疼痛、恶风身重者，加羌活、防风，或用当归拈痛汤祛风利湿通络；合并泌尿系结石者，加金钱草、石韦、鸡内金、冬葵子、海金沙清热利湿，化石通淋。

②痰瘀互结，肾络瘀阻证

主症：关节疼痛，痛如割刺，关节肿大，僵硬变形，以足、膝、踝关节受累为主，昼轻夜重，屈伸不利，肢端麻木，关节处皮肤紫暗。

次症：形体肥胖，面色晦暗，关节（多见于趾骨）、耳轮等可见硬结，胸闷，吐白痰，颜面或肢体水肿，尿浊多沫，舌质暗红或伴瘀点瘀斑，苔白，脉沉或涩。

证候分析：豪饮久卧，形盛体虚，湿热久稽，循经流注于足、膝、踝，气血运行不利，津凝成痰，血阻成瘀，痰瘀互阻，胸阳不展，故胸闷、吐白痰；痰瘀痹阻于骨节，故关节僵硬，变形肿大，屈伸不利，不通则痛，痛如割刺，肢端麻木，皮肤紫暗；痰浊为阴邪，夜半阴邪尤盛，故昼轻夜重；久病及肾，痰瘀化浊成毒，胶结于肾络，肾络瘀阻，络息成积，肾失开阖，水湿停聚，故颜面或肢体水肿；肾失固摄，精微下泄，故尿浊多沫；痰核结于耳轮，故现硬结。此外，面色晦暗，舌质暗红或伴瘀点、瘀斑，脉涩为瘀血之象；脉沉主里证，苔白为痰浊之征。

治法：活血散结，化痰通络，佐以解毒。

方药：身痛逐瘀汤合温胆汤化裁。桃仁、红花、秦艽、川芎、当归、枳实、陈皮各10～15g，制乳香、没药各10g，鸡血藤15～30g，莪术10～20g，川牛膝、地龙各15g，法半夏9g，竹茹10g，土茯苓、萆薢各15g，白芥子6～9g。

方中身痛逐瘀汤活血祛瘀，通经止痛；合温胆汤理气化痰；鸡血藤养血和血通络，莪术破血消癥通络，川牛膝活血利湿通络，地龙虫药入血通络，白芥子化痰降逆通络；土茯苓、萆薢解毒利湿通络。

加减：上肢麻木疼痛者，加片姜黄、桂枝、桑枝通络止痛；上肢肿痛者，加威灵仙、徐长卿、延胡索、泽泻、泽兰活血止痛、利湿消肿；白痰量多者，加法半夏、制南星、干姜温化寒痰；痰瘀化热酿毒者，加黄连、半枝莲、瓜蒌、赤芍、白花蛇舌草清热解毒、化痰通络；少腹坠痛、小便不爽者，加橘核、荔枝核；关节处皮肤紫暗、舌质瘀斑者，加酒桃仁、丹参、当归化瘀通络。

③浊毒内蕴，肾络瘀结证

主症：皮肤瘙痒，呕吐纳呆，肢体水肿，尿浊多沫，少尿无尿。

次症：大便不畅，眩晕头痛，周身困重，关节疼痛，入夜尤甚，舌质淡暗，苔白腻，脉弦滑或沉细。

证候分析：病势深重，浊毒内蕴，痹阻脏腑、经脉、筋肉、肌肤之络，流注关节，故关节疼痛；浊毒壅塞三焦，故皮肤瘙痒；清阳不展，故周身困重；肾络瘀结，肾用失司，肾失封藏，精微下注，故尿浊多沫；肾络瘀结，肾体劳衰，气化无权，水液泛溢，故少尿无尿、肢体水肿；肾为胃之关，浊毒上犯，胃失和降，故恶心纳呆、大便不畅；气逆不顺，浊阴上犯，故眩晕头痛。此外，舌质淡暗，脉沉细为浊毒阻滞、络脉瘀结之象；苔白腻，脉弦滑为浊毒壅塞之征。

治法：泄浊化湿，解毒通络。

方药：土茯苓 15～30g，大黄、丹参、陈皮各 10～15g，莪术 10～20g，姜半夏 9g，地肤子、白鲜皮各 15g。

方中土茯苓解毒利湿通络，大黄通腑泄浊通络，丹参活血化瘀通络，莪术破血消癥通络，陈皮、姜半夏降逆止呕、理气化浊；地肤子、白鲜皮燥湿解毒、祛风止痒。

伴有肾功能不全者可配合使用灌肠方：大黄面、元明粉各 10g，煅牡蛎、蒲公英、土茯苓各 30g。

3. 预防调护

高彦彬教授重视本病的非药物治疗，《素问·痹论》云："食饮居处，为其病本。"《医学正传·痛风》云："更能慎口节欲，无有不安者也……不可食肉，肉属阳，火能助火。"高彦彬教授在辨证论治的同时十分重视患者合理饮食及运动干预，认为患者应避免进食高嘌呤食物如动物内脏、骨髓、贝蟹鱼虾、豆类、紫菜、香菇等，避免饮酒及富含果糖的饮料，多饮水以利尿酸排出；适量运动，不可过劳；合并高血压水肿者应低盐饮食。

（五）肥胖相关性肾小球病

肥胖相关性肾小球病（ORG）是肥胖导致的最常见的肾脏病，病理特征为伴或不伴局灶节段性肾小球硬化（FSGS）的肾小球肥大。ORG 的诊断标准是同时具备：体质量指数（BMI）$\geqslant 18.5kg/m^2$，肾小球肥大伴或不伴 FSGS，且排除其他肾脏疾病。本病的主要临床表现是孤立性蛋白尿伴或不伴肾功能损害。有研究显示，约56%的 ORG 患者仅表现为蛋白尿，44%的患者表现为蛋白尿和肾功能不全。我国 ORG 患者肌酐清除率（Ccr）> $120mL/min/1.73m^2$、$90 \sim 120mL/min/1.73m^2$ 和 <$90 mL/min/1.73m^2$ 分别为42%、36%和22%。据统计，肥胖症患者蛋白尿或微量蛋白尿的发生率为4% $\sim$ 10%，ORG 在肾活检患者中约占2.7%，部分患者可进展至终末期肾脏病（end stage renal disease，ESRD）。高彦彬教授指出 ORG 的病变部位在肾络，属于中医"络病"范畴。高彦彬教授基于络病理论，首倡分期辨证论治 ORG，认为早期中医药治疗能够降低蛋白尿、改善肾脏病预后、提高生存质量。高彦彬教授指出 ORG 的治疗关键是减肥，肾小球高滤过状态是 ORG 发生的重要环节，早期采用利湿通络中药配合生活方式干预可逆转早期的肾小球高滤过状态，使患者真正获益。高彦彬教授认为不能耐受限食疗法、不适宜做运动、有直立性低血压、不能耐受或拒绝减肥手术的患者可以优先进行中医治疗。高彦彬教授强调肥胖并不是导致 ORG 患者肾损伤的唯一因素，强调应积极控制患者血压、血糖、血脂、血尿酸水平。目前鲜有名老中医治疗 ORG 经验的报道，高彦彬教授从络病分期辨证论治 ORG 为临床提供了辨治思路，值得我们进一步挖掘与研究。

1. 病因病机

高彦彬教授认为 ORG 发病的内因多为禀赋素盛或年老体虚，外因多为过食肥甘厚味、饱食懒动、形体肥胖、七情内伤、脏腑功能失调等。禀赋素盛、过食肥甘厚味、饱食懒动、形体肥胖、七情内伤均可导致脏腑功能失调、脾胃运化功能失司，中焦气机郁滞，精微输布失常，湿聚成痰，血滞成瘀，蕴久化热，而成内生之毒，痰、湿、瘀、毒壅滞肾络而发病。本病病性为正虚邪实，病程中存在虚实转化；病理过程是"毒损肾络、肾络瘀滞、肾络瘀阻、肾络瘀结、络息成积、肾体劳衰、肾用失司"。高彦彬教授指出毒损肾络之"毒"指内生之毒，与人体感受的外来之毒（"天之毒、地之毒"）不同，内生之毒指人体脏腑功能失调、代谢失常产生的"毒"，包括"血毒""浊毒""溺毒""糖毒""脂毒""膏毒"等。本病病位以肾为核心，涉及脾、肝、肺、胃、肠、胆、膀胱。

肥胖不仅是ORG发病的关键因素，也是高血压、高脂血症、高尿酸血症、糖尿病发病的重要环境因素，因此ORG患者往往合并高血压、高脂血症、糖尿病、高尿酸血症等代谢综合征。ORG伴高血压多因肝肾阴虚、风阳上扰、痰蒙清窍而出现眩晕；《医学正传·眩运》云："气虚肥白之人，湿痰滞于上，阴火起于下，是以痰挟虚火，上冲头目，正气不能胜敌，故忽然眼黑生花，若坐舟车而旋运也。"ORG伴高脂血症多因膏脂停聚脏腑络脉，而成瘀酿毒；《礼义·同则》云："凝者为脂，释者为膏。"《赤水玄珠全集》云："若血浊气滞，则凝聚为痰，痰乃津液之变，遍身上下，无处不到。"ORG伴糖尿病多因肺燥、胃热、肾亏而伴见渴而多饮、消谷善饥、便数有膏的三消症状；《素问·奇病论》云："此肥美之所发也，此人必数食甘美而多肥也，肥者令人内热，甘者令人中满，故其气上溢，转为消渴。"ORG伴高尿酸血症多因湿热痹阻，流注经脉肢节而出现痛风、痛痹；《医学入门·痛风》云："痛风历节分怯勇……形肥勇者，多外因风湿生痰。"

高彦彬教授根据络病病机及致病特点，结合肾功能受损程度将ORG分为早、中、晚期，三期均表现为亚肾病性蛋白尿至肾性蛋白尿。早期（肾络瘀滞期）患者eGFR（估算的肾小球滤过率）升高，表现为肾小球高滤过状态；患者多因禀赋素盛、年老体虚、饱食懒动、七情内伤而致形体肥胖，肾络虚滞，脾胃运化不及，气机郁滞，精微输布失常，湿聚成痰，血滞成瘀，蕴久化热成内生之毒，壅滞肾络，致肾气不固，封藏失职而出现尿浊（蛋白尿），病性以虚少实多为主。中期（肾络瘀阻期）表现为eGFR、肾功能正常或下降；多因病程迁延、脾失健运、肺失通调、肝失条达、肾精不藏，或虚邪屡犯、累伤正气、痰瘀久羁、化热成毒、伏于肾络而致络体受损、肾络瘀阻，出现精微下泄，尿浊加重，肾失气化，可出现水肿，病性以虚实并重为主。晚期（肾体劳衰期），表现为肾功能明显下降，进展至终末期肾脏病的发生率为10%～44%；因病势日深，肾络瘀结，浊毒壅滞，损伤肾络，致肾体受损、肾用失司，病性以虚多实少为主。ORG早期治以祛邪扶正，可使疾病向愈，蛋白尿缓解。

2.分期辨证论治

高彦彬教授强调ORG应在辨证论治基础上分期论治。早期（肾络瘀滞期）分为脾虚湿盛、湿热内蕴、肝郁胃热证；治以祛邪为主，兼健脾化湿、清化湿热、疏肝清热，配合藤类入络通络、辛味畅络通络法。中期（肾络瘀阻期），分为肺脾气虚兼痰湿内蕴证、肝肾阴虚兼湿热下注证，治以祛邪扶正，兼补益肺脾、益气化湿、滋补肝肾、清利湿热，配合祛风和络通络、藤类入络通络法。晚期（肾体劳衰期），分为气阴两虚，湿热蕴毒，肾络瘀结证、脾肾阳虚，痰瘀互结，肾用失司证，治以扶正为主，运用益气养阴兼利湿解毒、温补脾肾兼化痰活血通络，配合解毒化浊通络、祛湿利水通络、散结消癥通络等法。

（1）早期

①脾虚湿盛，肾络瘀滞证

主症：肥而不壮，乏力神疲，肢体困重，脘腹痞闷，痰涎白稀，尿浊多沫。

次症：腰腹松垮，头晕目眩或头痛如裹，白日思睡，夜鼾如雷，纳食不馨，泛恶欲吐，大便黏滞甚或溏薄，口淡口黏，舌体胖大，舌质淡暗，苔白腻，边有齿痕，脉沉或滑或缓。

证候分析：患者饱食喜卧，日久脾运不及，精微失布，津液凝结，络脉不宣，清阳不升，陷于下焦，湿盛则濡泄，故大便或滞或溏；湿浊阻络，鼻窍不利，则夜鼾如雷；痰浊中阻，胃气不降，故泛恶欲吐，痰涎白稀；脾运不健，故纳食不香；脾主四肢肌肉，清阳实四肢，清阳不展，《丹溪心法·中湿》云"脾胃受湿，沉困无力，怠惰好卧"，故体乏懒动，肢体困重；中焦枢机不利，清浊不分，痰湿内蕴，伏于肾络，肾络瘀滞，精微下注，故尿浊多沫。

治法：健脾化湿通络。

方药：藿香、佩兰各10g，白豆蔻10～15g，苍术15g，法半夏9g，炒白术10～20g，茯苓15～30g，干姜、莲子各10～15g，山楂、鸡内金各15g，芡实15g，鸡血藤30g，川芎、丹参各15g，炙甘草6～10g。

方中藿香、佩兰芳香醒脾化湿；白豆蔻化湿行气，温中止呕；法半夏、干姜温中燥湿、化痰止呕；苍术、白术、茯苓健脾燥湿，莲子益肾涩精；山楂、鸡内金行气散瘀，化浊健胃；鸡血藤、川芎、丹参活血化瘀通络；芡实健脾益肾涩精，炙甘草调和诸药。

加减：伴痞满腹胀者，加厚朴、枳壳、莱菔子行气消胀；乏力气短者，加生黄芪、党参健脾益气；失眠多梦者，加远志、茯神安神化湿；头晕耳鸣者，加葛根、天麻、蔓荆子升阳清透。

②湿热内蕴，肾络瘀滞证

主症：胖而壮实，暴食易饥，胸脘痞满，大便不爽，尿浊多沫。

次症：口苦口黏，黄痰质稠，肢体困重，鼻息如雷，身热不扬，小便不利，尿热尿赤，阴囊潮湿，或伴肢节红肿，痛如刀割；舌质暗红苔黄腻，脉弦滑或滑数。

证候分析：患者贪杯豪饮，膏粱食积，阳明受累，聚湿生热，通降失职，气机不畅，故胸脘痞满、大便不爽；湿热交阻，津滞不布，故口苦口黏；湿遏热伏，故身热不扬；湿热蕴蒸，痰蒙清窍，清阳郁而不宣，阻塞肺胃，故喉中气粗、昼日神疲瞌睡、夜寐鼾睡坐起；湿热熏蒸阳明，痰火相扰，故黄痰质稠，流注肢节，则肢节红肿、痛如刀割；湿热下注，膀胱气化不利，故小便不利、尿热尿赤、阴囊潮湿；湿热壅滞肾络，精不能藏，故尿浊多沫。

治法：清化湿热通络。

方药：a.以脾胃湿热为主者，基础方为连朴饮合甘露消毒丹、葛根芩连汤化裁。黄连9～15g，清半夏9g，黄芩、厚朴、炒栀子、白豆蔻、葛根各10～15g，茵陈、川芎、丹参各15g，滑石块、土牛膝各30g，通草3g，藿香10g，猪苓10～30g，白花蛇舌草15～30g。b.以肝胆湿热为主者，基础方为龙胆泻肝汤化裁。龙胆草9g，炒栀子、黄芩、柴胡各10～15g，车前草、茵陈各15g，马齿苋15～30g，川芎、丹参、泽泻各15g，当归10～20g，生甘草6～10g。c.膀胱湿热为主者，基础方为自拟方。土牛膝、滑石块各30g，马鞭草、车前草、土茯苓、石韦、泽泻、半枝莲、丹参各15g，白茅根30g，生甘草6～10g。

以脾胃湿热为主的基础方中葛根解肌发表散热，升发脾胃清阳之气，恢复中焦斡旋，使表解里和；黄芩、黄连、栀子苦以坚阴、清热燥湿、厚肠止利；厚朴行气化湿；滑石、茵陈、白花蛇舌草、土牛膝清利湿热；藿香、白豆蔻芳香化湿，悦脾和中；黄连、半夏辛开苦降；通草、猪苓渗湿，导热从小便而去；川芎、丹参活血通络；甘草和中，调和诸药。以肝胆湿热为主的基础方中龙胆草清泻肝胆实火、清利肝经湿热；黄芩、栀子苦寒泻火、清热燥湿；茵陈清热利湿；马齿苋清热解毒凉血；泽泻、车前草渗湿泄热、导热下行；川芎、丹参、当归、养血和血化瘀通络，使邪去而不伤阴血；柴胡疏肝理气，引诸药归肝经；生甘草调和诸药。以膀胱湿热为主的基础方中土牛膝、马鞭草、车前草、滑石、石韦清热利湿、解毒通淋；土茯苓解毒利湿通络；半枝莲、白茅根、泽兰清热解毒、散瘀利水；丹参养血活血通络。

加减：痛风者，加土茯苓、四妙丸清热利湿、解毒消肿；关节疼痛剧烈者，加醋乳香、醋没药、延胡索活血行气止痛；伴脂肪肝者，加茵陈、丹参、荷叶、山楂清利湿热、活血通络。

③肝郁胃热，肾络瘀滞证

主症：少食而肥，胃脘灼热，胸胁痞满，抑郁烦躁，吞酸恶心，尿浊多沫。

次症：头晕头胀，口干口苦，面红目赤，月经先期或见血块，乳房胀痛，便干难解；舌暗红，苔黄少津，脉弦滑或弦数。

证候分析：木性条达，不扬则抑，患者情志抑郁，郁久化热，疏泄失常，故烦躁易怒、胸胁痞满；肝开窍于目，胆火上炎，郁而不宣，故面红目赤，口干口苦；肝主藏血，热扰冲任，血海不宁，故月经先期；肝经郁滞，枢机不利，气血阻滞，故乳房胀痛；肝木妄行，横逆犯胃，火热灼津，胃失和降，故吞酸恶心，易饥少食，便干难解；肝阳化风，上扰清空，故头晕头胀；肝胃郁热，精气下泄，久病及肾，肾络瘀滞，故尿浊多沫。

治法：疏肝清胃，泄热通络。

处方：大柴胡汤化裁。柴胡、黄芩、川芎、丹参、茵陈、虎杖、山楂各15g，酒大黄10～20g，枳实、赤芍、白芍各10～15g，姜半夏9g，黄连9～15g。

方中柴胡、黄芩、枳实、白芍疏肝解郁、和解少阳；大黄、枳实内泄热结；半夏、黄连辛开苦降；茵陈、虎杖清热解毒、利湿散瘀；赤芍、川芎、丹参活血通络，山楂行气散结通络。

加减：眩晕头胀者，加天麻、钩藤平肝息风；双目干涩者，加石斛、决明子、菊花滋阴清肝明目；胸胁胀痛者，加丝瓜络、郁金、香附理气消胀，通络止痛；胸闷者，加瓜蒌、薤白、香橼、佛手、丹参宣痹通阳、行气活血通络；腹胀者，加厚朴、炒莱菔子行气消胀。

（2）中期

①肺脾气虚，痰湿内蕴，肾络瘀阻证

主症：肥而虚浮，时有咳嗽，痰白质稀，鼻塞涕浊，动则喘促，乏力嗜卧，气短自汗，纳呆食少，腹胀便溏，尿浊多沫。

次症：肢体困重，声低懒言，或伴水肿，鼻息如喘，体倦恶风，反复外感，舌体胖大，舌质淡暗，苔白滑，边有齿痕，脉沉细或沉弱。

证候分析：脾虚体肥，腠理疏松，不耐邪侵，经年累月，肺失清肃，诸气膹郁，壅滞于上，故鼻窍不利，咳嗽时作，动则喘促；清阳发腠理，气虚不固，故自汗气短，反复外感，不耐风邪；脾为生痰之源，肺为贮痰之器，肺脾气虚，湿聚痰凝，痰气交阻，气道不利，故鼻息如喘、肢体困重，或伴水肿；中州不健，运化无力，故纳呆食少；清阳不展，故乏力嗜卧；金水相生，肺司百脉，肾主藏精，气不归精，摄纳无权，痰瘀互结，阻于肾络，故尿浊多沫。

治法：补益肺脾，化湿通络。

处方：玉屏风散合参苓白术散化裁。生黄芪15～30g，太子参10～20g，防风10～15g，炒白术15～30g，茯苓20～30g，陈皮、桔梗各10～15g，白扁豆、山药、莲子、鬼箭羽、丹参、芡实各15g，砂仁6～10g，生薏苡仁15～30g，炙甘草6～10g。

方中玉屏风散益气固表止汗；参苓白术散健脾益气渗湿；鬼箭羽、芡实、生薏苡仁益肾健脾清热化湿；鬼箭羽、丹参养血活血通络。

②肝肾阴虚，湿热下注，肾络瘀阻证

主症：肥而能食，腰酸乏力，头晕头胀，夜半咽干，潮热盗汗，小便黄赤，淋沥不畅，阴囊潮湿，尿浊多沫。

次症：耳鸣如蝉，目涩畏光，五心烦热，两胁隐痛，畏热喜冷，尿热尿急，肢体麻木，大便干结，不寐多梦，或伴遗精，月经愆期，经少有块，口唇色暗，舌红少苔，苔根黄腻，脉细数或弦细数。

证候分析：患者形肥体虚，劳欲失度或久郁不伸，耗伤阴血，致肝肾不足；水亏于下，水不涵木，木燥生火，火炎于上，壮火食气，气不化精，肾虚精亏，骨髓失养，故腰酸乏力；髓海空虚，清窍不利，故眩晕头胀；耳窍失濡，故耳鸣如蝉；肝体阴用阳，肝阳化风，肝风动络，故肢体麻木；虚热扰神，神不守舍，故不寐多梦；虚火内燔，迫津妄行，故潮热盗汗；肝血不足，血不养目，故目涩畏光；患者饱食善饮，湿生热蕴，阻遏经气，而致胁痛；久病及肾，肾络失荣，湿热壅络，肾络瘀阻，封藏失司，故尿浊多沫。

治法：补益肝肾，清热利湿，活血通络。

处方：知柏地黄丸合六一散化裁。黄柏、知母各10～20g，生地黄、熟地黄各15～30g，山药、山茱萸、牡丹皮、茯苓、泽泻、钩藤、天麻、鬼箭羽、丹参各15g，滑石块30g，酒大黄10～20g，土茯苓、土牛膝各30g，炙甘草6～10g。

方中知柏地黄丸补益肝肾、清泻相火，生地黄、熟地黄并用，既滋阴清热、又善补肾养血；六一散清热利湿；钩藤、天麻平肝息风，钩藤以藤药入络可祛风通络；鬼箭羽、丹参破血逐瘀、活血通络；土茯苓、土牛膝清热利湿、解毒散瘀；酒大黄通腑泄浊、逐瘀通络。

加减：腰痛者，加狗脊、续断、川牛膝补肝肾、强腰膝；目涩畏光者，加决明子、菊花、密蒙花养肝祛风明目。

（3）晚期

①气阴两虚，湿热蕴毒，肾络瘀结证

主症：形肥体倦，乏力气短，腰膝酸软，口苦口干，痞满纳呆，尿浊多沫。

次症：面浮肢肿，自汗盗汗，手足心热，头晕目眩，大便或滞或干，肢体麻木，面色晦暗，舌体胖边有齿痕，舌质暗红，舌苔黄腻欠津，脉沉细或细数无力。

证候分析：气耗则精亏，怠惰安逸，食积醉饱，湿蕴热蒸，日久气阴两伤，故乏力气短、自汗盗汗、手足心热；胃为脾之刚，胃热津伤，则胃失和降；脾为胃之柔，脾失转输，脾虚气壅，中焦枢机不利，清者不升，浊者不降，故痞满纳呆、口苦口干、大便黏滞；湿热互结，化热成毒，日久夹瘀入络，故肢体麻木、面色晦暗；湿热瘀胶结于肾，肾为胃之关，主司一身之气化，肾络瘀结，络息成积，升降之令久窒，化源不足，病势渐深，故诸窍失荣，骨髓失充，水气停聚，可见头晕目眩、腰膝酸软、面浮肢肿、尿浊多沫。

治法：益气养阴，清热化湿，解毒通络。

处方：参芪地黄汤合四妙丸化裁。生黄芪 15 ～ 30g，太子参 10 ～ 20g，生地黄 10 ～ 20g，山药、山茱萸、牡丹皮、茯苓、泽泻各 10g，黄柏 10g，苍术 10g，川牛膝 15g，薏苡仁 30g，鬼箭羽、莪术各 15g，土茯苓 30g，白花蛇舌草 15 ～ 30g，藿香 10g，厚朴 10g。

方中参芪地黄汤益气养阴、滋肾健脾；四妙丸清热利湿；藿香、厚朴化湿行气消痞；土茯苓、白花蛇舌草清热利湿解毒；鬼箭羽、莪术破血消癥、通络。

加减：心烦不寐者，加首乌藤、合欢皮、远志解郁安神。

②脾肾阳虚，痰瘀互结，肾用失司证

主症：形肥虚浮，腰膝酸软，腹冷喜温，畏寒肢冷，腹胀便溏，纳呆恶心，咳吐白痰，头晕耳鸣，尿浊多沫。

次症：神疲嗜卧，肢体水肿，头痛隐隐，四肢麻木，完谷不化，自汗喘促，动则尤甚，夜尿频数，寐时打鼾，舌体胖大，舌质淡暗，有瘀斑或瘀点，苔白腻，边有齿痕，脉沉细弱。

证候分析：脾肾气虚、清阳不升、温煦失职，故体倦神疲、腰膝酸软、头晕目眩、畏寒肢冷；脾失健运，湿聚成痰，痰浊上逆，故纳呆恶心、咯吐白痰；湿阻中焦，故腹胀便溏；脾肾阳虚，土不治水，肾失气化，水湿泛溢，故面浮肢肿；肾阳不足，摄纳无权，痰瘀滞络，肾络瘀结，封藏无力，则尿浊多沫、夜尿频数。

治法：温补脾肾，化痰活血，和络通络。

处方：真武汤、附子理中汤合二陈汤化裁。制附片 9 ～ 15g（先煎），党参、炒白术各 15 ～ 30g，茯苓 15 ～ 20g，生黄芪 10 ～ 30g，半夏 9g，当归、淫羊藿、干姜各 10 ～ 15g，泽泻、陈皮、莪术、鬼箭羽各 15g，竹茹 10g，炙甘草 6 ～ 10g。

方中真武汤合附子理中汤温补脾肾、温阳利水；二陈汤燥湿化痰，理气和中；淫羊藿强肾助阳；黄芪配伍当归，补气养血；当归、莪术、鬼箭羽养血和血、破瘀通络；陈皮、竹茹行气化痰、和胃止呕；炙甘草调和诸药。

加减：夜尿频数者，加益智仁、覆盆子、锁阳温肾固精缩尿；大便溏薄者，重用干姜、炒白术温中健脾；阳痿早泄者，加金樱子、芡实、韭菜子、巴戟天固肾涩精、温肾助阳；胸闷心悸、水肿喘促者，加葶苈子、车前子、丹参、泽兰泻肺平喘、活血利水。

（六）原发性膜性肾病

膜性肾病是成人肾病综合征常见的病理类型之一，以免疫复合物在基底膜上皮细胞下沉积、伴基底膜弥漫增厚、部分伴足细胞抗原为病理特征。其中，原发性膜性肾病（PMN）约占 80%，约 80% 的 PMN 患者临床表现为肾病综合征，其余表现为亚肾病性蛋白尿；镜下血尿发生率约 50%，约 70% 的患者血压及肾功能正常。PMN 根据临床表现不同，可归属于中医学的"水肿""尿浊""虚劳"等范畴。

1. 病因病机

高彦彬教授认为 PMN 的病位在肾络，属于中医"络病"范畴，PMN

所致肾络病的特点是易肾络虚滞、易瘀血阻络、易湿浊蕴络、易毒邪损络。PMN 基本病机责之于虚、湿、瘀、毒；病性本虚标实，本虚为脾、肾、肺、心阴阳气血亏虚，标实为湿、瘀、毒、风、浊、热。

病机概要：①虚损期患者禀赋薄弱、劳倦失度、饮食不节，久之脾肾不足，卫外不固，肾络虚滞，外感六淫毒邪，久羁不去，内外相引，伏于肾络，湿、瘀、毒、风、浊、热聚集胶结于肾络，致肾络损伤，气血行缓，肾络瘀滞，肾络瘀阻，肾用失司，精微下泄（蛋白尿），血溢络外（血尿），气化不利，津液不运，湿浊内停（水肿），可伴风阳上扰或湿瘀阻络之眩晕（高血压）。②虚衰期患者久病迁延、久病必瘀，或过用峻利、劫阴伤气，致脾运失健，清浊相干，肾失气化，水液停聚，肾络瘀结、肾络瘀塞（肾小球硬化、肾间质纤维化或肾静脉血栓），肾体劳衰（急性肾损伤、慢性肾衰竭），蛰守失职，开阖失度，出入不能，浊毒壅塞，凌心射肺（心功能不全、肺栓塞），部分患者可出现脉络瘀阻（肢体静脉血栓形成）、心络瘀阻（急性心肌梗死）、肺络瘀阻（急性肺栓塞）、脑络瘀阻（急性脑梗死）。

2. 辨证论治

高彦彬教授强调 PMN 病性本虚标实，临床分为虚损期、虚衰期，应分期辨证论治，以虚定型，以实定候。虚损期往往虚实并重，虚证以脾肾两虚、肺脾气虚为主，实证多以湿热壅络、湿浊蕴络、风湿伏络、湿瘀滞络、毒瘀阻络为主。虚衰期往往虚多实少，虚证以阴阳两虚、心肾阳虚证为主，实证多见湿瘀滞络、毒瘀阻络。高彦彬教授指出本病治疗难点为毒伏难解，湿聚难化，络虚难补，络瘀难通；虚损期治疗以络瘀为主，虚衰期治疗以络阻为主。

（1）以虚定型

①脾肾两虚

主症：肢体水肿，腰酸乏力，纳呆便溏，痞满腹胀，尿浊多沫。

次症：便意频频，肢体困重，头晕头沉，气短声低，夜尿频数，舌体胖大，舌淡苔白或白腻，边有齿痕，脉沉细或细弱。

证候分析：肾气不足，气化不利，水湿泛溢，则肢体水肿；肾络虚滞，固摄无权，精微下注，故夜尿频数、尿浊多沫；腰府失养，故腰酸乏力；脾气虚弱，清气下陷，运化失司，故纳呆便溏、头晕头沉、四肢乏力；水湿内停，故便意频频、大便溏薄。此外，舌淡苔白，边有齿痕，脉沉细或细弱亦为脾肾气虚之征。

治法：温补脾肾，扶正荣络。

方药：生黄芪 15～30g，党参 10～15g，炒白术 10～30g，山药 15g，当归 10g，陈皮 20g，金樱子 15～20g，芡实 15～20g，桑寄生 15～30g，茯苓 15～30g，沙苑子 15～20g，丹参 10～20g，鸡血藤 30g。

方中生黄芪补气升阳，益卫固表；党参、山药、炒白术、茯苓补脾益气、燥湿健脾；陈皮理气化湿；金樱子、芡实、沙苑子补脾固肾涩精；桑寄生补肝肾，强筋骨；当归、丹参、鸡血藤养血和血通络，与黄芪相伍益气养血、扶正荣络。

加减：周身水肿、尿量减少者，加冬瓜皮、茯苓皮、葶苈子、桂枝、猪苓、泽泻、车前子利水消肿；呕恶、纳少、神疲者，加焦三仙、姜半夏、竹茹、砂仁健脾消食、和胃降逆；畏寒肢冷者，加巴戟天、淫羊藿、制附片温阳散寒；腰酸膝痛者，加狗脊、生杜仲、川牛膝补肝肾，强腰膝。

②肺脾气虚

主症：咳嗽气短，反复外感，自汗声低，纳呆食少，肢体水肿，尿浊多沫，咯痰清稀。

次症：颜面浮肿，神疲乏力，少气懒言，痞满腹胀。舌质淡暗苔白滑，脉沉细弱。

证候分析：肺气不足，卫外不固，腠理开泄，肺失肃降，故反复外感、自汗声低、咳嗽气短；通调失职，水津不布，湿聚痰凝，故咯痰清稀；子病及母，脾运无力，水湿内停，浊气不降，故痞满腹胀、纳呆食少、颜面及肢体水肿；枢机不利，清浊相干，故尿浊多沫。此外，舌质淡苔白滑，脉沉细弱亦为肺脾气虚之征。

治法：健脾益肺，益气通络。

方药：玉屏风散化裁。生黄芪 30g，炒白术 15～30g，防风 6～12g，党参 15～30g，茯苓皮、块各 15～30g，山药 10～15g，炙甘草 6～15g，莲子 10～15g，陈皮 10～20g，法半夏 9g，砂仁 6～10g，桃仁 10～15g，红花 10g。

方中玉屏风散补肺益气、固表止汗；党参、炙甘草补脾气，茯苓燥脾湿，山药化脾湿；砂仁芳香化湿；莲子健脾益肾、涩精涩补；陈皮、法半夏理气、健脾、燥湿；桃仁辛润通络，红花辛温通络。

加减：眼睑颜面水肿者，重用生黄芪，加汉防己、车前子。

③阴阳两虚

主症：神疲萎靡，嗜睡神昏，肌衄咯血，周身水肿，尿浊多沫，不耐寒热，自汗盗汗，腰酸乏力。

次症：尿频尿少，口干口苦，腰膝冷痛，不欲多饮，舌淡苔淡黄或舌淡暗苔白，脉细数或沉细。

证候分析：阳气不足，无以藏神，故神疲萎靡、嗜睡神昏；无以敛汗，故自汗；脾阳亏虚，统血无权，故肌衄、咯血；肾阳虚衰，蒸化无力，故周身水肿、尿频尿少；肾络瘀结，蛰守失职，故尿浊多沫；腰府失煦，故腰酸乏力、腰膝冷痛；阳不布津，故口干不欲多饮；肾阴不足，虚热内燔，故盗汗、口苦；阴阳两虚，卫外不固，营阴失守，故不耐寒热。

治法：滋阴助阳，滋阴温阳通络。

方药：熟地黄 10～15g，制附片 9～15g，桂枝 10～15g，山药 15～30g，山茱萸 10～15g，菟丝子 15～20g，鹿角片 15～30g，枸杞子 10～15g，生杜仲 20g，川牛膝 15～20g，茯苓 15～30g，猪苓 10～15g。

方中以制附片、桂枝、鹿角片温补肾阳，填精补髓；熟地黄、枸杞子、山茱萸、山药滋肾、养肝、补脾；菟丝子补阳益阴，固精涩精；生杜仲补益肝肾，强壮筋骨；川牛膝活血利湿通络；茯苓、猪苓渗湿利水消肿。

加减：恶心欲吐者，加陈皮、姜半夏燥湿、和胃、降逆；大便秘结者，加酒大黄、土茯苓通腑泄浊、活血解毒。

④心肾阳虚

主症：心悸怔忡，胸闷憋喘，周身水肿，尿浊尿少，不能平卧，形寒肢冷，腰酸膝软。

次症：夜寐欠安，神疲困倦，舌淡紫或淡暗，苔白滑或白腻，脉沉细或细弱。

证候分析：心阳不足，鼓动无力，故心悸怔忡；温运无力，血行不畅，故舌质淡紫；心神失养，故夜寐欠安、神疲困倦；胸阳不振，故胸闷喘憋；肾阳虚衰，温煦无力，腰膝失养，故形寒肢冷、腰酸膝软；气化不能，津液不运，则水湿泛滥，壅塞三焦，故周身水肿；肾络瘀结，故尿浊尿少。

治法：温通心肾，温阳通络。

方药：黄芪生脉散合葶苈大枣泻肺汤加减。党参15g，生黄芪30g，制附片10g，桂枝10g，麦冬12g，五味子10g，茯苓30g，炒白术15g，干姜皮15g，山茱萸10g，淫羊藿15g，葶苈子30g，丹参30g，鸡血藤30g，大枣10g。

方中生黄芪通阳利水，制附片助阳化气，桂枝辛温通络，温通心阳；生脉散益气生津，敛阴和营；山茱萸补肾收涩，淫羊藿温肾强骨；葶苈大枣泻肺汤泻肺利水、降逆平喘；干姜皮温中散寒、回阳通脉、利水消肿；茯苓健脾渗湿；丹参、鸡血藤养血活血、化瘀通络。

加减：不寐者，加炒酸枣仁、百合、首乌藤养心安神；胃胀嗳气者，加佛手、香橼、陈皮理气和中。

（2）以实定候

①湿热壅络

主症：尿浊多沫，肢体水肿，肤如熟李，口苦口黏，脘腹痞胀。

次症：纳食不馨，尿热尿黄，肢体困重，身热不扬，小便不利，大便黏滞，舌红苔黄腻，脉滑数。

证候分析：湿热壅盛，阻遏气机，清阳不升，故肢体困重；热为湿阻，不能宣透，故身热不扬；脾运受遏，湿滞不升，胃纳失常，郁而不降，湿热相生，气机不展，故胸痞脘闷、大便黏滞；湿热内伏，肾络壅阻，肾络不固，精微下注，故尿浊多沫；湿热下迫，膀胱不利，故尿黄尿热。此外，舌红，苔黄腻，脉滑数亦为湿热壅滞之征。

治法：清热利湿通络。

方药：四妙丸化裁。苍术10g，黄柏10g，川牛膝15g，生薏苡仁30g，炒白术15g，土牛膝30g，石韦15g，滑石块15g，马鞭草15g，土茯苓30g，白花蛇舌草30g，鬼箭羽12g，丹参30g。

方中四妙丸清热利湿通络；土牛膝、石韦、滑石、马鞭草、白花蛇舌草、土茯苓清热利湿、解毒通淋；炒白术燥湿健脾；鬼箭羽、丹参破血消癥通络。

加减：咽痛者，加金银花、黄芩、板蓝根、芦根、桔梗清热解毒利咽；咳嗽吐黄痰者，加黄芩、桑白皮、枇杷叶、苦杏仁宣肺清热化痰；血尿明显者，加小蓟、藕节炭、白茅根凉血止血；大便干结者，加大黄、瓜蒌、枳实行气化痰通腑。

②湿浊蕴络

主症：肢体水肿，甚或通身尽肿，恶心痞满，纳呆腹胀，大便不实。

次症：尿中多沫，身困乏力，骨节烦痛、白带量多，小便短少，舌体胖大，舌质淡，苔白腻，脉滑。

证候分析：湿浊阴邪，郁遏脾阳，中焦运化失权，水饮停蓄三焦，四肢壅滞，流注肢节，清阳不升，故身困乏力、骨节烦痛、肢体水肿、小便不利；脾土枢机不利，故纳呆腹胀、恶心痞满；浊阴凝结下焦，故白带量多。此外，舌体胖大，舌质淡，苔白腻，脉滑亦为湿浊内蕴之象。

治法：化浊利湿通络。

方药：五皮饮化裁。陈皮20g，茯苓皮30g，枳壳10g，干姜皮15g，炙桑白皮10～15g，大腹皮15g，泽兰15～30g，泽泻15～30g，法半夏9g，草果6g，萆薢15g，川芎15g。

方中陈皮、茯苓皮行气化湿，利水消肿；干姜皮温阳化气；枳壳化湿解滞；泽兰、泽泻活血利水；草果行气导滞，令气化则湿化；陈皮、半夏燥湿健脾；萆薢利湿化浊，川芎辛温活血通络。

加减：纳呆、便溏者，加炒白术、干姜健脾和中；白痰、多涎者，加化橘红、清半夏燥湿化痰。

③风湿伏络

主症：尿中多沫，头痛如裹，面浮肢肿，朝则睑甚，晚则踝甚，肢体困重。

次症：小便不利，头晕头胀，大便溏软，痞满纳呆，肢端麻木，肢体震颤，肌肉拘挛，尿黄如茶，舌苔白或白腻，脉弦或弦数。

证候分析：风湿相搏，客于肾府，伏于肾络，气化不利，水液壅滞，遂成水肿，风盛则面浮，湿盛则足肿；肾络损伤，血溢络外，则尿黄如茶；湿困脾土，脾运失健，阳气不布，故肢体困重、大便溏软；胃阳不降，故痞满纳呆；风性主动，风痰上扰，则头晕目眩；风入阳络，气血失和，则肢端麻木、肢体震颤、肌肉拘挛。此外，舌苔白或白腻为湿蕴之象，脉弦或弦数为风动饮停之征。

治法：祛风胜湿通络。

方药：汉防己 10～15g，炙麻黄 10g，防风 10g，穿山龙 15～20g，青风藤 20g，老鹳草 15g，炒白术 10～15g，陈皮 10g，厚朴 10～20g，地龙 10～15g，土茯苓 30g。

方中防己祛风行水，炒白术健脾燥湿，炙麻黄提壶揭盖、利水消肿；防风祛风胜湿；穿山龙、青风藤、老鹳草祛风除湿、活血通络；土茯苓解毒利湿通络；陈皮、厚朴理气燥湿；地龙虫药入血通络。

加减：头晕头痛、目赤目涩者，加天麻、钩藤、菊花平肝息风；下肢麻木，腰腿疼痛者，加桑寄生、独活、鸡血藤补肝肾、祛风湿、活血通络。

④湿瘀滞络

主症：肢体水肿，下肢尤甚，面色晦暗，尿中多沫，肢体麻木。

次症：肌肤甲错，腰部刺痛，腹胀痞满，入夜加重，月经色暗，月经延期，或伴痛经、皮肤瘀斑，小便量少，舌质暗，苔白，舌下络脉瘀阻，脉沉涩。

证候分析：湿阻水停，血瘀气滞，湿瘀滞络，精血不能上荣头面，故面色晦暗；皮腠失养，故肌肤甲错；血不循经，溢出络外，故皮肤瘀斑；三焦气化不利，故肢体水肿；湿为阴邪，趋下重着，故下肢明显；湿阻中焦，则腹胀、痞满；气血运行不畅，故肢体麻木；不通则痛，腰部刺痛，入夜气血行缓，故夜半尤甚；肾络瘀阻，固摄无权，气化无力，故小便量少，尿中多沫；湿瘀内伏，冲任失濡，涩滞不通，故月经延期，月经色暗，或伴痛经。此外舌质暗，苔白，舌下络脉瘀阻，脉沉涩亦为湿瘀互结之象。

治法：利湿化瘀通络。

方药：五苓散合桂枝茯苓丸化裁。茯苓 30g，泽兰 15g，泽泻 15g，猪苓 15g，白术 15g，桂枝 10g，桃仁 10g，当归 12g，赤芍 15g，莪术 15g，水蛭 6g，土茯苓 30g，冬瓜皮 30g。

方中五苓散温阳化气，利湿行水；桂枝茯苓丸养血和血、化瘀生新；泽兰配伍冬瓜皮活血利水；当归、赤芍养血和血、化瘀通络；水蛭、莪术破血逐瘀通络。

加减：下肢水肿者，加桂枝、鸡血藤、大腹皮、冬瓜皮各 50g，水煎 1000mL 外洗，利水消肿；下肢麻木者，加桑白皮、伸筋草、透骨草、苏木各 50g，水煎 1000mL 外洗，活血通络。

⑤毒瘀阻络

主症：头痛隐隐，恶心呕吐，面色晦浊，口有尿味，皮肤瘙痒，少尿或无尿。

次症：皮下瘀斑，肢体水肿，纳呆厌食，胸闷喘憋，大便秘结，大便色黑，舌淡，舌体胖大，舌质紫暗，苔白腻或黄腻，边有瘀斑、齿痕，脉弦滑。

证候分析：久病入络，浊毒壅塞，戕伐正气，脏腑衰败，毒瘀胶结，伏于肾络，络息成积，肾体劳衰，肾用失司，脾土不制，肺失通调，气化不能，津液不运，故肢体水肿、二便不利、口有尿味；脾失转输，浊阴上犯，凌心射肺，故胸闷喘憋；头面失荣，故面色晦浊；瘀阻枢机，故恶心呕吐、纳呆厌食；肠络损伤，血不归经，则便血；毒浸肌腠，气血失濡，故皮肤瘙痒。此外，舌体胖大，舌质紫暗，苔白腻或黄腻，边有瘀斑、齿痕，脉弦滑亦为毒瘀阻络、脏腑衰败之象。

治法：解毒化瘀通络。

方药：生大黄 10～20g，土茯苓 20～30g，陈皮 20g，竹茹 10～15g，佩兰 10g，泽兰 10g，姜半夏 9g，当归 10g，砂仁 6～10g。灌肠或结肠灌洗方为大黄 30g，丹参 30g，蒲公英 30g，煅牡蛎 30g。

方中大黄通腑泄浊通络，土茯苓解毒利湿通络；陈皮、竹茹降逆止呕、和胃健脾；佩兰芳香醒脾；砂仁化湿开胃、温脾理气；当归养血和血通络，姜半夏温中、燥湿、降逆，泽兰活血利水。

加减：肢体水肿、少尿无尿者，加车前子、猪苓利水渗湿；爪甲青紫者，加丹参、莪术破血消癥、化瘀通络；皮肤瘙痒者，加地肤子、白鲜皮燥湿解毒、祛风止痒。

（七）糖尿病肾病

糖尿病肾病（DKD）是由糖尿病引起的肾脏损伤，糖尿病肾病是糖尿病最主要的微血管并发症之一，是目前引起终末期肾病的首要原因。国外研究资料显示，20 年以上病程的糖尿病肾病患者每年新发 ESRD 的概率为4%，ESRD 患者需要进行透析或移植等肾脏替代治疗。我国糖尿病肾病患病率在社区患者中为 30%～50%，在住院患者中为 40% 左右。糖尿病肾病主要引起肾小球病变，病理表现为肾小球系膜增生、基底膜增厚和 K-W（Kimmelstiel-Wilson）结节等。糖尿病肾病还可引起肾小管间质、肾微血管病变，如肾间质纤维化、肾小管萎缩、出球微动脉透明变性或肾微血管硬化等。上述改变亦可由其他病因引起，在诊断时仅作为辅助指标。糖尿病肾病的治疗以控制血糖、控制血压、减少尿蛋白为主，还包括生活方式干预、纠正脂质代谢紊乱、治疗肾功能不全的并发症、透析治疗等。

高彦彬教授认为中医虽无糖尿病肾病病名，但有消渴病日久出现尿浊、水肿、癃闭、关格的论述，与糖尿病肾病类似。高彦彬教授认为糖尿病肾病是消渴病日久、久病入络、肝肾气阴两虚、肾络瘀阻而致，可出现尿浊、水肿、腰疼、癃闭、关格等肾系并发症；其病位在肾，继发于消渴病，故称为消渴病肾病。

1. 病因病机

肾为先天之本，水火之宅，寓真阴元阳；肾主水、主藏精、主纳气。肾络是构成肾脏结构的重要组成部分，是实现肾脏功能的基础。肾络气血运行、弥散流动，调节体内水液平衡，封藏五脏六腑之精气。肾络为气血汇聚之所，因其迂曲细小，气血运行易滞易瘀、病邪易入难出、易积成形。高彦彬教授认为消渴病肾病是消渴病日久，久病入络，久病伤肾所致。本病基本病机为肾元亏虚、肾络瘀滞、肾络瘀阻、肾络瘀结。发病早期病机特点为肝肾气阴两虚，肾络瘀滞。肾主水，司开阖，消渴病日久，气阴两虚，肾络瘀滞，肾阴亏损，阴损耗气，而致肾气阴虚损，固摄无权，开阖失司，尿频尿多，尿浊而甜；肝肾同源，精血互化，肝肾阴虚，精血不能上承于目而致两目干涩；阴虚火旺，灼伤目之血络，则眼底出血、视物模糊；肝肾阴虚，阴虚阳亢，则头晕、耳鸣、血压偏高；肝肾阴虚，络脉瘀阻，筋脉失养，则肢体麻痛。发病中期，阴损及阳，脾肾虚衰，肾络瘀阻。脾肾阳虚，水湿潴留，泛溢肌肤，则面足水肿，甚则胸水、腹水；阳虚不能煦四末，则畏寒肢冷。病变晚期，肾元虚衰，肾络瘀结，肾体劳衰，肾用失司，浊毒内停，五脏受损，气血阴阳俱虚。肾阳衰败，水湿泛滥，浊毒内停，变证蜂起。浊毒上泛，胃失和降，则恶心呕吐、食欲不振；脾肾衰败，浊毒内停，血液化生无源，则见面色萎黄、唇甲舌淡等血虚之候；水湿浊毒上犯，凌心射肺，则心悸气短、胸闷喘憋不能平卧；肾元衰竭，浊邪壅塞三焦，肾关不开，则少尿或无尿，即已发展为关格病的终末阶段。

2. 辨证论治

高彦彬教授从络病论治糖尿病肾病，认为临床分为三型：肝肾气阴两虚，肾络瘀滞；脾肾气阳两虚，肾络瘀阻；气血阴阳俱虚，肾络瘀结。十一种兼夹证候：肺胃燥热、肝郁气滞、络脉瘀结、湿热中阻、腑实便秘、外感热毒、膀胱湿热、肝阳上亢、浊毒伤血、血虚生风、水凌心肺。临床治疗应辨证论治，随证加减。

（1）肝肾气阴两虚，肾络瘀滞

主症：腰膝酸痛，神疲乏力，少气懒言，咽干口燥，双目干涩，视物模糊，眩晕耳鸣，或兼心悸，自汗，大便秘结，舌体胖，舌质暗，舌下脉络暗紫，苔白或少苔，脉沉细弦。

治法：滋补肝肾，益气养阴，化瘀通络。

方药：枸杞子10g，山茱萸10g，生地黄30g，黄芪30g，太子参15g，玄参20g，石斛15g，丹参30g，当归12g，川芎15g，大黄6g。

肝肾气阴两虚，肾络瘀滞证多见于糖尿病肾病早期，一般无水肿，可伴有高血压及视网膜病变。方中枸杞子、山茱萸滋补肝肾；黄芪、太子参、玄参、生地黄、石斛益气养阴。临床发现糖尿病肾病普遍存在肾络瘀滞状态，表现为肾小球高灌注、高滤过，故方中选用丹参、当归、川芎活血化瘀通络。临床发现糖尿病肾病肝肾气阴两虚证多伴有瘀热，症见口干、便干，故方中加用大黄泄热通腑，同时大黄与丹参合用增强了活血化瘀通络的作用，若合并视网膜病变可加夏枯草、菊花、密蒙花、谷精草清肝明目。现代药理学研究表明：生黄芪、太子参、枸杞子、山茱萸具有增强机体免疫功能的作用；枸杞子、麦冬、夏枯草具有较好的降低血糖作用；黄芪、夏枯草具有降压作用；枸杞子、丹参具有降低血脂、抗动脉粥样硬化的作用；丹参具有改善血流变、抑制血小板聚集、增加微循环血流量、改善微循环的作用；黄芪、丹参具有抑制醛糖还原酶（AR）活性的作用；大黄及所含大黄酸、大黄素具有降低血肌酐、尿素氮、抑制系膜细胞增殖及系膜细胞外基质积聚等作用，有明显保护肾功能的作用。以上药理学研究为滋补肝肾、益气活血法治疗早期糖尿病肾病提供了科学依据。

（2）脾肾气阳两虚，肾络瘀阻

主症：腰膝酸痛，神疲乏力，畏寒肢冷，面足浮肿，脘腹胀满，纳呆便溏，夜尿多，舌胖暗，有齿印，舌下脉络暗紫，苔白或腻，脉沉细无力。

治法：温肾健脾，固肾通络。

方药：仙茅10g，淫羊藿12g，金樱子15g，芡实15g，生黄芪30g，白术15g，猪苓30g，泽泻15g，车前子15g，泽兰15g，丹参30g，当归12g，水蛭6g。

脾肾气阳两虚包括脾肾气虚与脾肾阳虚两个证。脾肾气阳两虚，肾络瘀阻证多见于临床糖尿病肾病肾衰期患者。患者多伴有水肿，同时伴气虚、血虚、阳虚的见症。方中仙茅、淫羊藿、芡实、金樱子温补肾阳，补肾固精；白术、黄芪、猪苓、泽泻、车前子健脾益气，利水消肿；丹参、水蛭、当归补血活血，化瘀通络；黄芪、当归补气生血。诸药合用温肾健脾、益气通络、利水消肿。现代药理学研究表明：生黄芪、泽泻、猪苓、车前子有明显的利尿作用，丹参、当归、水蛭、泽泻有抑制血小板聚集、抗血栓形成及促纤溶酶活性、增加微循环血流量、改善微循环的作用；黄芪、当归、猪苓具有提高机体免疫功能的作用；黄芪、当归具有刺激造血系统，升高红、白细胞及血红蛋白的作用。以上药理学研究为温肾健脾、固肾通络法治疗糖尿病肾病提供了科学依据。

（3）气血阴阳俱虚，肾络瘀结

主症：腰膝酸痛，少气懒言，面色黧黑，唇甲舌淡，面足浮肿，畏寒肢冷，尿少或尿闭，大便或干或溏，口干不欲饮，怕冷又怕热，舌胖暗或有裂纹，舌下脉络暗紫，苔白，脉沉细无力。

治法：调补阴阳，益气活血通络。

方药：黄芪 30g，党参 15g，当归 15g，生地黄 15g，泽泻 10g，山茱萸 10g，枸杞子 10g，山药 15g，茯苓 12g，附子 6g，土茯苓 30g，车前子 15g，丹参 30g，水蛭 6g。

气血阴阳俱虚，肾络瘀结证多见于糖尿病肾病肾衰期，患者血肌酐、尿素氮升高，贫血、水肿明显，可伴有心衰。方中黄芪、当归益气养血；生地黄、泽泻、山茱萸、枸杞子、山药、茯苓、附子育阴温阳；泽泻、茯苓、车前子利水消肿；丹参、水蛭化瘀通络。若伴有心衰可加葶苈子、大枣肃肺利水。诸药合用，益气养心，调补阴阳，化瘀通络利水。现代药理学研究表明：黄芪、党参具有强心作用；黄芪、茯苓、泽泻具有利尿作用；葶苈子具有强心利尿作用。若大便干可加用瓜蒌、大黄通腑泄浊；若水肿严重，除口服中药外，可静脉滴注黄芪注射液利尿消肿，药理学研究表明黄芪具有促进肝脏合成白蛋白、提高胶体渗透压而利尿的作用。

（4）11 种兼夹证候辨治

肺胃燥热：症见口干口渴，尿频量多，舌红少津，脉滑数。主方加生石膏 30g，知母 10g，葛根 10g，天花粉 30g 等，以清热生津止渴。

肝郁气滞：症见口苦咽干，胸胁苦满，情志抑郁，舌暗苔黄，脉沉弦。

主方加柴胡 10g，枳壳、枳实各 10g，赤芍、白芍各 15g，佛手 10g，香橼 10g，以疏肝理气。

络脉瘀结：症见口唇色暗，舌暗，有瘀斑、瘀点，脉沉涩。主方加丹参、川芎、莪术、桃仁、红花、山楂、益母草等，也可静脉滴注丹参注射液或川芎嗪以加强活血化瘀作用。

湿热中阻：症见胸脘腹胀，纳饮不香，时有恶心，舌苔黄腻或白腻。主方加藿香、佩兰各 10g，苍术 10g，陈皮 10g，半夏 10g，竹茹 10g，黄连 6g，以芳香化浊、健脾化湿。

腑实便秘：症见大便干结，数日不行，舌暗，苔黄燥。主方加大黄 10g，瓜蒌 30g，枳实 10g，生地黄 30g，以通腑泄浊。

外感热毒：症见发热恶寒，咽喉肿痛，脉浮数。合用银翘散加减，以疏风清热。

膀胱湿热：症见尿频急热痛、小腹坠胀，舌苔黄腻。主方加石韦 30g，生地榆 15g，土茯苓 15g，车前草 15g，以清利膀胱湿热。

肝阳上亢：症见头晕头痛，口苦目眩，脉弦有力。主方加天麻 10g，钩藤 15g，杜仲 15g，牛膝 15g，以平肝潜阳。

浊毒伤血：症见鼻衄、齿衄、肌衄等。若辨证为血热妄行者，主方加水牛角粉 15g，三七粉 3g（冲），生地黄 15g，以清热凉血止血；若辨证为脾不统血者，主方加归脾汤以益气健脾摄血。

血虚生风：症见震颤，转筋，四肢酸痛。主方加黄芪 30g，当归 10g，白芍 30g，甘草 6g，薏苡仁 30g，木瓜 30g，以养血柔肝息风。

水凌心肺：症见胸闷气短，心悸，咳痰，甚则咳喘不能平卧。方用生脉散、五苓散合葶苈大枣泻肺汤加减以补气养心，泻肺利水。

（八）尿路感染

尿路感染（UTI）又称泌尿系统感染，是细菌侵入尿路上皮导致的炎症反应；根据感染部位分为上尿路感染（肾盂肾炎和输尿管炎）和下尿路感染（膀胱炎和尿道炎）；根据感染发作时的尿路状态分为非复杂性尿路感染与复杂性尿路感染。尿路感染是仅次于呼吸道感染及消化道感染的感染性疾病，占我国院内感染的 21.8% ～ 31.7%，多见于育龄期女性、老年人、免疫力低下及尿路畸形者。长期反复发作的尿路感染多为复杂性尿路感染，严重者可导致尿脓毒血症和肾功能衰竭。发病率高、复发率高、抗菌药物花费高和抗菌药物治疗不规范导致细菌耐药性增加，是目前我国尿路感染的防治现状与特点。根据尿路感染临床特点，该病属于中医的"淋证"范畴。汉代《金匮要略·消渴小便不利淋病脉证并治》描述了淋证的症状："淋之为病，小便如粟状，小腹弦急，痛引脐中。"隋代《诸病源候论·淋病诸候》对淋证的病位及病机做了高度明确的概括："诸淋者，由肾虚而膀胱热故也。"金元时期《丹溪心法·淋》强调淋证主要由热邪所致："淋有五，皆属乎热。"明代《景岳全书·淋浊》在认同"淋之初病，则无不由乎热剧"的同时，提出"久服寒凉""淋久不止"有"中气下陷和命门不固之证"，并提出淋证治法，"凡热者宜清，涩者宜利，下陷者宜升提，虚者宜补，阳气不固者温补命门"。《外台秘要》将淋证分为五类："五淋者，石淋、气淋、膏淋、劳淋、热淋也。"现代临床多分为热淋、气淋、石淋、血淋、膏淋、劳淋六类。

1. 病因病机

高彦彬教授认为尿路感染主要与湿热毒邪蕴结膀胱及脏腑功能失调有关。外阴不洁，秽浊之邪入侵膀胱，酿生湿热；饮食不节，损伤脾胃，蕴湿生热；情志不遂，气郁化火或气滞血瘀；年老体弱、禀赋不足、房事失节及久淋不愈引起脾肾亏虚等，均可导致本病的发生。

（1）膀胱湿热：风寒湿邪外侵，入里化热，下注膀胱；多食辛热肥甘之品，或嗜酒过度，损伤脾胃，脾胃健运失司，湿热内生，下注膀胱；或下阴不洁，或留滞导尿，湿热秽浊毒邪侵入膀胱，酿成膀胱湿热；他脏病邪转入，或胃肠积热，或肝胆郁热，或心移热于小肠等均可传入膀胱而致膀胱湿热。湿热蕴结膀胱，邪气壅塞，膀胱气化失司，水道不利，可发为热淋；若热伤脉络，迫血妄行，血随尿出，则发为血淋；若湿热久蕴，煎熬尿液，日久结成砂石，则发为石淋；若湿热蕴结，膀胱气化不利，不能分清别浊，脂液随小便而出，则发为膏淋。

（2）肝胆郁热：足厥阴肝经"环阴器，抵少腹"，若七情内伤，恼怒怫郁，肝失疏泄，气机郁结化火，气火郁于下焦，疏泄不利，水道通调受阻，膀胱气化失司，均可引起小便滞涩，余沥不尽，发为气淋。

（3）脾肾亏虚：劳倦过度，房事不节，或久病体虚，年老体衰，或久淋失治不愈，湿热耗伤正气，皆可致脾肾亏虚。脾虚而中气不足，气虚下陷，则发为气淋；若肾气亏虚，肾失固摄，不能制约脂液，脂液下注，随尿而出，则发为膏淋；若肾阴亏虚，阴虚火旺，火热灼伤脉络，血随尿出，则发为血淋；脾肾亏虚，正气不足，复感微邪，即可发病，或遇劳即发，而成劳淋。

2. 临床治疗

（1）辨证论治

①膀胱湿热证

主症：小便短数频急，尿道灼热刺痛，排尿困难，尿色黄赤，少腹拘急胀痛，或腰痛，甚则发热恶寒，或有大便秘结，苔黄腻，脉滑数。

治法：清热利湿通淋。

方药：八正散加减。萹蓄10g，瞿麦10g，车前子10g，滑石15g，石韦15g，栀子10g，大黄6g，通草6g，土茯苓30g，蒲公英30g，甘草梢9g。

膀胱湿热证可见于热淋、石淋、血淋、膏淋之中。方中萹蓄、瞿麦、滑石、石韦、车前子、通草清热利尿通淋、清利膀胱湿热；大黄、栀子、甘草梢清热通腑、泻火解毒；土茯苓、蒲公英清热利湿解毒。

加减：若大便秘结，腹胀者，可重用生大黄，加枳实、厚朴以通腑泄热；若少腹拘急胀痛，加乌药、橘核、荔枝核行气止痛；若热毒弥漫三焦，入营入血，又当急则治标，用黄连解毒汤合五味消毒饮，以清热泻火解毒；若小便浑浊如米泔水，置之沉淀如絮状，上有浮油如脂，或夹有凝块，用程氏萆薢分清饮清热利湿，分清泄浊；若合并尿路结石，加石韦、海金沙、金钱草、鸡内金清热通淋排石；若腰腹绞痛，可加芍药、甘草、延胡索以缓急止痛；若见尿中带血，可加小蓟、生地黄、藕节、三七以凉血止血化瘀。

②肝胆郁热证

主症：小便频急、小腹胀痛不适、寒热往来，口苦口干，小便热涩浑浊，大便或秘或溏，舌质红，舌苔薄黄，脉弦数。

治法：清肝利胆通淋。

方药：小柴胡汤合龙胆泻肝汤加减。柴胡 10g，黄芩 10g，栀子 10g，车前子 10g，泽泻 10g，通草 5g，滑石 15g，生地黄 15g，当归 10g，甘草梢 6g。

肝胆郁热证多见于热淋，也可见于石淋、血淋之中。方中柴胡、黄芩和解少阳、疏肝利胆；栀子、车前子、泽泻、通草、滑石清热利尿通淋；生地黄、当归清热滋阴养血，以防肝胆郁热伤阴。

加减：若见尿中带血，可加小蓟、生地黄、藕节、三七以凉血止血化瘀。

③热伤血络证

主症：实证表现为小便热涩刺痛，尿色深红，或夹有血块，疼痛满急加剧，或见心烦，舌苔黄，脉滑数。

治法：清热通淋，凉血止血。

方药：小蓟饮子加减。生地黄 30g，小蓟 30g，白茅根 30g，滑石 15g，通草 6g，炒蒲黄 9g，藕节 15g，淡竹叶 9g，当归 10g，山栀子 10g，生甘草梢 9g。

热伤血络证多见于热淋，石淋、血淋中。方中小蓟、生地黄、炒蒲黄、藕节、白茅根清热凉血止血；通草、淡竹叶通淋。利小便，降心火；栀子清三焦之湿热；滑石利尿通淋；当归引血归经；生甘草梢泻火而能达茎中以止痛。

加减：若热重，出血多，可重用小蓟、生地黄、白茅根，加仙鹤草，另服参三七、琥珀粉，以化瘀通淋止血。若尿色淡红，尿痛涩滞不明显，腰酸膝软，神疲乏力，舌淡红，脉细数，可用知柏地黄丸合二至丸加小蓟、藕节炭、仙鹤草、三七滋阴清热、补虚止血。

④肝郁湿热证

主症：小便频急，尿道灼热不痛，尿淋沥不畅，小腹胀痛不适，情志抑郁或心烦易急，或失眠，或腰痛，舌苔薄腻，脉多沉弦。

治法：疏肝理气、清热利湿。

方药：四逆散加减。柴胡 10g，枳实 10g，白芍 15g，车前子 12g，车前草 15g，土茯苓 30g，石韦 15g，甘草梢 6g。

肝郁湿热证多见于气淋，多见反复发作尿路感染的女性患者多见。临床中尿路刺激的症状不典型，多为尿频、尿急、小腹胀，多伴有情志抑郁，失眠，苔腻，脉弦；病机为肝郁湿热。本方中柴胡、枳实、白芍疏肝理气；车前子、车前草、土茯苓、石韦、甘草梢清热利湿通淋。

加减：若少腹拘急胀痛，加乌药、橘核、荔枝核行气止痛；若腰痛，加川续断、桑寄生、狗脊补肝肾，强筋骨；若失眠，加炒酸枣仁、首乌藤、合欢皮。若小腹坠胀，尿有余沥，面白不华，舌质淡，脉虚细无力，为中气不足、气虚下陷，可用补中益气汤加减补中益气。

⑤气阴两虚湿热证

主症：小便频急，淋涩不已，反复发作，遇劳尤甚，伴头晕耳鸣，乏力多汗，腰部酸软，手足心热。舌质红，舌苔少，脉细。

治法：益气养阴，清利湿热。

方药：清心莲子饮加减。石莲子 12g，黄芪 15g，党参 12g，地骨皮 12g，麦冬 12g，柴胡 10g，黄芩 10g，车前子 12g，土茯苓 30g，石韦 12g，甘草 6g。

气阴两虚湿热证多见于反复发作的尿路感染患者。方用石莲肉清湿热、清心宁神；黄芪、党参、麦冬、甘草益气养阴；柴胡、黄芩、地骨皮和解少阳清虚热；车前子、石韦、土茯苓清利膀胱湿热。诸药合用，益气养阴、清利湿热，虚实兼顾，标本同治。

⑥肝肾阴虚湿热证

主症：腰膝酸痛，头晕耳鸣，咽干口干，小便频急，淋涩不畅，或伴低热，乏力，女性月经量少。舌质红，苔薄黄或苔少，脉弦细或细数。

治法：滋养肝肾，清利湿热。

方药：滋水清肝饮加减。熟地黄 12g，山药 12g，山茱萸 10g，牡丹皮 10g，茯苓 10g，泽泻 10g，栀子 10g，柴胡 10g，当归 10g，白芍 15g，酸枣仁 15g，土茯苓 30g，石韦 12g。

肝肾阴虚湿热证多见于反复发作的尿路感染患者，尤以慢性肾盂肾炎患者多见。方用六味地黄丸以滋补肝肾之阴；栀子配牡丹皮以清肝泄热；柴胡、当归、白芍以补肝血、疏肝气；酸枣仁养心阴、益肝血而宁心安神；石韦、土茯苓清利湿热。诸药合用，滋养肝肾之阴，清利湿热通淋。

加减：若头晕耳鸣，加天麻、钩藤、生石决明、菊花平肝潜阳息风；若腰膝酸痛，加川续断、桑寄生、狗脊补肾壮腰。

⑦脾肾两虚湿热证

主症：畏寒肢冷，神疲乏力，每因劳累则有腰腿酸痛，小便淋沥不尽，或有轻度浮肿，或有尿频数、尿急、尿热，排尿涩痛不畅，因寒或劳累易诱发，舌体胖，舌质暗，苔白黏腻，脉沉细尺弱。

治法：健脾益肾，清热利湿。

方药：无比山药丸加减。山茱萸 10g，泽泻 10g，熟地黄 15g，五味子 10g，巴戟天 15g，山药 15g，杜仲 15g，菟丝子 15g，肉苁蓉 15g，车前子 15g，芡实 15g，土茯苓 30g。

脾肾两虚湿热证多见于劳淋患者，每因受寒或劳累易诱发。方用山药、芡实益肾健脾，配以熟地黄、山茱萸、五味子培补真阴，肉苁蓉、菟丝子、杜仲、巴戟天温补肾阳，芡实固精缩尿止遗，泽泻、车前子、土茯苓清热利湿泄肾浊。诸药合用，调补阴阳、健脾益肾，清热利湿。

（2）诊疗特色

①分期防治、病证结合。尿路感染属中医"淋证"范畴。初起或在急性发作阶段，因膀胱湿热、肝胆郁热、气滞不利所致，尿路疼痛较甚者，多为实证；慢性恢复阶段，经久不愈，尿路疼痛轻微，见有肾气不足、脾气虚弱之证，遇劳即发者多属虚证或虚实并见。急性期以湿热蕴结膀胱为主要病机，清热利湿通淋贯穿始终，同时少阳外感、肝胆郁热、肝郁湿热、肝郁气滞、阳明腑实等原因可导致或加重膀胱湿热，治疗上要针对诱因兼以疏肝利胆、疏肝清利、疏肝理气、清热通腑。此外急性尿路感染属菌毒所致，不论何型一般均配合清热、解毒、利湿之品，可提高疗效。如黄芩、黄连、车前

子、金银花、蒲公英、知母等，对大肠杆菌、变形杆菌等9种菌株有抗菌作用；马齿苋、败酱草、半枝莲、土茯苓、黄柏、大黄控制大肠杆菌感染有效。慢性恢复阶段，多为正气耗伤、余邪未尽，脏腑气血阴阳失调，机体防御机能减弱，易因劳倦、外感、情志不遂等因素而发病。正气耗伤、余邪未尽常见气阴两虚兼湿热、肝肾阴虚兼湿热、脾肾两虚兼湿热证，治疗要针对病机采用益气养阴、清利湿热，滋养肝肾、清利湿热，健脾益肾、清热利湿等法。高彦彬教授强调除邪务尽，药物剂量要足，疗程要够，以防复发。

②善用补肾疏肝清利治法。高彦彬教授认为尿路感染往往育龄期女性、老年人、糖尿病患者、免疫力低下者多发，且容易反复发作。这些患者发病的病机多为肾虚、肝郁、湿热。高彦彬教授认为治法应为补肾疏肝清利，肾阴虚常用六味地黄汤滋补肾阴，阴虚火旺常用知柏地黄汤滋阴清火，肾阴阳两虚常用金匮肾气丸阴阳双补，脾肾两虚常用无比山药丸益肾健脾。肝郁气滞常用四逆散疏肝理气，肝郁脾虚常用逍遥散疏肝健脾，肝郁化热常用丹栀逍遥散疏肝清热。清热利湿常用石韦、土茯苓、车前子、车前草、石莲子、滑石、通草、猪苓、薏苡仁、淡竹叶等，不用苦寒的木通、龙胆草等，因其苦寒伤胃、胃肠道反应明显，且长期服用有肾毒性。高彦彬教授认为补肾疏肝清利治疗反复发作的尿路感染，可提高患者免疫力、调畅情志、改善患者体质、改善临床症状，从而减少使用抗生素，减少抗生素的耐药性发生，减少尿路感染的发作。

③重视复杂性尿路感染防治。复杂性尿路感染是指尿路有器质或功能异常的尿路感染。尿路结石和前列腺增生是复杂性尿路感染常见的易感因素。尿路结石合并尿路感染的中医治法为清热利湿、通淋排石，但应注意结石停留必使气血阻遏，结石排出又靠气血宣通以推动，因此治疗尿路结石合并尿路感染时，在清热利湿、通淋排石基础上应加用行气活血化积之品，如佛手、荔枝核、白茅根、延胡索、当归、金钱草、海金沙、鸡内金、鱼脑石等可使气血畅通、结石溶化，能提高疗效。前列腺增生合并尿路感染多见于老年男性，因年老肾气虚弱，邪气易于阻滞，肾虚膀胱气化失司，日久湿热

瘀血阻滞，则小便淋沥不适，或伴尿频尿痛，治宜补肾强气化，辅以活血清利；常用滋肾通关丸合六味地黄丸加桃仁、赤芍、石韦、白花蛇舌草、车前草、瞿麦、萹蓄，可明显提高疗效。若结石过大、前列腺增生严重，导致肾积水，或存在尿路狭窄、畸形等情况，应考虑手术治疗。

④重视预防与调摄。因尿路感染发病率高、复发率高，因此高彦彬教授十分重视预防与调摄。憋尿、饮水少、过食肥甘，纵欲过劳，外阴不洁、留滞导尿等是本病诱发因素，因此建议患者养成以下生活习惯。饮食调理：饮食清淡，忌食肥甘油腻、辛辣刺激食品，禁烟限酒，多吃冬瓜、绿豆芽、芥菜、马兰头等清热利尿类食品；起居有常：适量运动增强体质，避免纵欲过劳，发病期间禁房事；情志调理：避免焦虑、紧张、抑郁、恐惧等不良情绪，保持心情舒畅。鼓励患者多饮水，每日 2 升以上，以增加排尿量，冲洗掉膀胱、尿道内的细菌；注意妊娠及产后卫生；积极治疗消渴、避免不必要的导尿及泌尿道器械操作。

（九）慢性肾衰竭治疗经验

慢性肾脏病（CKD）包括原发性肾小球疾病、肾小管疾病、肾间质疾病、肾血管病变、继发性肾脏病等，慢性肾衰竭是多种原发性或继发性原因引起的肾脏损害和进行性恶化的结果。慢性肾小球肾炎、糖尿病肾病、高血压肾损害、囊肿性肾病是我国目前终末期肾脏病的主要病因，CKD 的病因多元，起病隐匿，患病率高，知晓率低，预后较差。依据慢性肾衰竭临床表现，其属于中医"肾劳、溺毒、癃闭、关格"范畴。

1. 病因病机

高彦彬教授认为肾元亏虚、肾络瘀滞是慢性肾脏病的基本病机，肾元虚衰、肾络瘀结、浊毒内停为慢性肾衰核心病机。慢性肾脏病的内因为禀赋不足、肾元亏虚、久病及肾，外因责之外感六淫、疫毒之邪、七情过激、饮食不节、形体肥胖、劳逸失当、药毒伤肾等，内因与外因相合而发病。本病病位以肾为核心，涉及肝、肺、心、脾（胃）、膀胱等脏腑；病机肾元亏虚为本，可影响到肺、脾、肝，临床以脾肾气虚、脾肾气阴两虚为主，可见肝肾阴虚、肝肾气阴两虚、脾肾阳虚；慢性肾脏病肾络病变可见肾络损伤、肾络瘀滞、肾络瘀阻、肾络瘀结、毒损肾络等；由于肝、肾、肺、脾气阴亏虚，导致四脏功能失调，常兼有外感、水湿、湿浊、湿热、浊毒、血瘀等，而外感、水湿、湿浊、湿热、浊毒、血瘀可阻滞肾络、导致肾络瘀滞、损伤肾络，加重肾络病变，最终导致肾络瘀结硬化，肾体劳衰、肾用失司、浊毒内停，变证蜂起，故肾元虚衰、肾络瘀结、浊毒内停为慢性肾衰核心病机。

2. 临床防治

（1）提出基于治未病的 CKD 三级防治

① CKD 一级预防（未病先防）：防治对象为 CKD 高危人群。防治目标为降低 CKD 风险及发病率。防治措施为筛查高危人群、采取饮食指导、合理运动、起居规律、调畅情志、避免肾毒性药物，采用中西医结合早期干预，有效控制高危人群的血压、血糖、血脂、血尿酸水平达标，中医辨证论治及调护在于防治感冒，采用益气固表、清热解毒、疏风利湿的汤方、代茶饮等。

② CKD 二级预防（既病防衰）：防治对象为 CKD 患者。防治目标为防止 CKD 进展至肾衰。防治措施为调整饮食结构、个体运动模式、中西医结合有效控制高危人群的血压、血糖、血脂、血尿酸水平达标。中医辨证论治方案是针对不同病机的 CKD 采用扶正通络、祛邪通络等方法辨证论治；采用汤药、泡洗、浸浴、透药等方式综合施治；辨证调护多采用穴贴、药膳等防止肾络病变进展至关格重症。

③ CKD 三级预防（已衰防变）：防治对象为终末期肾脏病患者。防治目标为降低终末期肾脏病死亡率，保护肾脏替代患者残肾功能，降低终末期肾脏病心血管疾病风险、心源性猝死发生率。防治措施为个性化的肾脏替代治疗，饮食教育、运动康复、心理疏导、药物干预一体化管理。中医防治要顾护脾胃，改善营养状态及生存质量，减轻西药所致的消化道症状；调畅情志以改善患者睡眠质量，扶正通络以改善患者心脑功能，防止胸痹、眩晕、中风的发生，治疗常采用中药内服、穴贴、耳穴、针刺、艾灸等方式。

（2）慢性肾衰辨证论治

高彦彬教授治疗慢性肾衰传承了国医大师吕仁和的学术经验并有所发展，强调临床以虚定型、以实定候，本虚分为脾肾两虚、肝肾两虚、气血阴阳俱虚，标实分为肝气郁滞、肾络瘀阻、水湿内停、湿热阻滞、浊毒内停、水湿浊毒凌心射肺、浊毒伤血、肝风内动、溺毒犯脑。临床应针对本虚标实不同证候辨证论治，同时配合中药灌肠、中药药浴，综合治疗，可明显提高疗效。

①脾肾两虚证

a.脾肾气虚证：症见倦怠乏力，气短懒言，食少纳呆，腰酸膝软，脘腹胀满，大便不实，口淡不渴。舌淡有齿痕，脉沉细。治宜益气健脾补肾。方药为生黄芪30g，当归10g，党参15g，白术10g，怀山药15g，土茯苓15g，山茱萸10g，菟丝子10g，川续断12g，丹参15g等。方中生黄芪、当归益气养血；党参、白术、怀山药益气健脾；山茱萸、菟丝子、川续断补益肝肾、固精缩尿；土茯苓、丹参利湿解毒、化瘀通络。诸药合用，益气健脾，补益肝肾、固肾通络。主治慢性肾衰之脾肾气虚证。

b.脾肾气阴两虚证：症见倦怠乏力，腰酸膝软，口干咽燥，五心烦热，夜尿清长，舌淡，有齿痕，脉沉细。治宜益气养阴、健脾补肾。方药为生黄芪30g，当归10g，山茱萸10g，党参15g，熟地黄12g，怀山药15g，土茯苓15g，制大黄6g，菟丝子12g，丹参15g等。方中生黄芪、当归益气养血；党参、怀山药益气健脾；山茱萸、熟地黄、怀山药、菟丝子为六味地黄汤化裁以滋阴补肾；土茯苓、制大黄、丹参利湿解毒、化瘀通络。诸药合用，健脾补肾、益气滋阴、固肾通络。主治慢性肾衰之脾肾气阴两虚证。

c.脾肾阳虚证：症见腰酸膝软，畏寒肢冷，倦怠乏力，气短懒言，食少纳呆，腰部冷痛，脘腹胀满，大便不实，夜尿清长，舌淡，有齿痕，脉沉弱。治宜温补脾肾。方药为熟附子10g，肉桂10g，白术15g，土茯苓15g，党参12g，干姜10g，山茱萸12g，熟地黄12g，菟丝子15g，巴戟天12g，川牛膝15g，丹参15g，车前子15g。方中熟附子、肉桂、干姜温补脾肾之阳；党参、白术益气健脾；山茱萸、熟地黄、菟丝子、巴戟天滋肾阴、温肾阳；丹参、川牛膝、土茯苓、车前子活血通络、利湿解毒。诸药合用，温补脾肾、育阴温阳、利湿通络。主治慢性肾衰之脾肾阳虚证。

②肝肾两虚

a.肝肾阴虚证：症见头晕，头痛，腰酸膝软，口干咽燥，五心烦热，大便干结，尿少色黄，舌淡红少苔，脉弦细或细数。治宜滋补肝肾。方药为山茱萸10g，生地黄15g，怀山药15g，土茯苓15g，牡丹皮15g，制大黄6g，女贞子15g，白芍15g，泽泻15g，天麻10g，钩藤15g，菊花10g等。方中山茱萸、生地黄、怀山药、泽泻、牡丹皮、女贞子为六味地黄汤化裁以滋阴补肾；土茯苓、大黄利湿泄浊、解毒通络；肝肾阴虚，肝阳上亢，故加天麻、钩藤、菊花、白芍平肝潜阳、柔肝息风。

b.肝肾气阴两虚证：症见腰酸膝软，倦怠乏力，头晕，口干，手足心热，大便偏干，舌胖淡红少苔，脉沉细。治宜滋补肝肾、益气养阴。方药为山茱萸10g，熟地黄12g，怀山药15g，土茯苓15g，牡丹皮15g，制大黄6g，女贞子15g，白芍15g，天麻10g，钩藤15g，生黄芪30g，太子参15g等。方中山茱萸、熟地黄、怀山药、牡丹皮、女贞子为六味地黄汤化裁以滋阴补肾；生黄芪、太子参益气养阴；土茯苓、制大黄利湿泄浊、解毒通络；天麻、钩藤、白芍平肝潜阳、柔肝息风。

③气血阴阳俱虚

症见畏寒肢冷，五心烦热，口干咽燥，腰酸膝软，夜尿清长，倦怠乏力，气短懒言，面色苍黄、大便干结，舌淡，有齿痕，脉沉细。治宜益气养血、调补阴阳。方药为生黄芪30g，当归12g，鹿角片12g，山茱萸12g，熟地黄12g，菟丝子12g，巴戟天12g，川牛膝15g，丹参15g，土茯苓15g，制大黄10g。方中生黄芪、当归益气养血；山茱萸、熟地黄、菟丝子、鹿角片、巴戟天育阴温阳；土茯苓、制大黄利湿泄浊、解毒通络；丹参、川牛膝化瘀通络。诸药合用益气养血、调补阴阳，利湿泄浊、解毒通络。主治慢性肾衰之气血阴阳俱虚、肾络瘀结、浊毒内停患者。

④九种标实证

a.肝气郁滞证：症见口苦咽干，胸胁满闷，纳谷不香，常有太息，急躁易怒，舌暗苔黄，脉沉弦细；治宜疏肝解郁；方药为四逆散加减（柴胡、枳壳、枳实、赤芍、白芍、苏梗、陈皮、厚朴等）。

b.肾络瘀阻证：症见腰脊酸疼或刺疼，夜间加重，口唇舌暗，或有瘀斑，脉沉涩滞；治宜化瘀通络；方药为丹参、当归、莪术、三七等。

c.湿热阻滞证：症见胸脘痞闷，或腹部胀满，纳饮不香，恶心呕吐，大便干或黏滞不爽，舌胖嫩红，苔黄白厚腻，脉滑数；治宜健脾和胃，清热利湿。中焦湿热以平胃散合黄连温胆汤加减；下焦湿热可选四妙丸加减。

d.浊毒内停证：症见胃失和降，纳饮不香，恶心呕吐，苔黄白厚腻；治宜和中降逆、化湿泄浊；方用黄连温胆汤合小半夏汤加减。湿浊毒壅肠道、腑实便结，苔黄厚。治宜解毒利湿、通腑降浊。加用生大黄、土茯苓、六月雪等。

e.水湿内停证：症见颜面及下肢水肿，胸水、腹水，治宜利水消肿，方用五皮饮合五苓散加减。

f.水湿浊毒，凌心射肺：症见胸闷气短，心悸，咳痰，甚则咳喘不能平卧，舌暗，苔滑腻，脉数；治宜补气养心，泻肺利水；方用生脉散、五苓散合葶苈大枣泻肺汤加减。

g.浊毒伤血：因浊毒内停，化热伤及血络，症见鼻衄、齿衄、肌衄等；治应解毒凉血、止血化瘀；主方用犀角地黄汤加三七粉。脾不统血者可用归脾汤加减。

h.肝风内动：症见转筋、抽搐、震颤，失眠，眩晕，甚则头痛神昏，舌暗淡红，苔黄脉弦；治宜平肝息风，清热泄浊；主方为天麻钩藤饮加减。抽搐甚者加羚羊角粉、白芍、甘草。

i.溺毒犯脑：症见烦躁，神昏谵语，痰盛气粗，舌暗淡胖，苔黄厚腻，脉细数；治应清热开窍，化浊解毒；可用西洋参煎汤化服安宫牛黄丸治疗。

（3）其他中药疗法

①保留灌肠：通过肠黏膜吸收药物达到清热解毒、软坚散结、泄浊排毒及活血化瘀等作用，可有效改善CKD 3～5期患者腹胀便秘、大便不畅、恶心呕吐等消化道症状，并可降低患者血肌酐、尿素氮水平。常用的保留灌肠

方药为生大黄 15 ～ 30g，蒲公英 30g，生牡蛎 30g。浓煎 300mL，温度 40℃为宜，保留灌肠 0.5 ～ 1 小时为宜，每日一次，10 ～ 15 天为一疗程；疗程结束休息 3 ～ 5 天，继续下一疗程，但不宜长久使用。体质虚弱、肠激惹、痔疮患者不宜使用保留灌肠。

②中药药浴疗法：借用中药药物作用及热力作用熏蒸患处以达到疏通腠理、祛风除湿、温经通络、活血化瘀的一种操作方法，常用于缓解 CKD3 ～ 5 期患者的皮肤瘙痒症状，常用的中药熏洗方药为地肤子 15 ～ 30g，白鲜皮 15 ～ 30g，麻黄 15 ～ 30g，当归 15 ～ 30g，桂枝 15 ～ 30g，苦参 15 ～ 30g，马齿苋 30g。研粗末，纱布煎浓液，加入温水泡洗，每次 0.5 小时为宜。泡洗时注意温度，避免烫伤。CKD 3 ～ 5 期合并心脑血管疾病、血压控制欠佳、糖尿病足、下肢动脉闭塞性疾病患者注意熏蒸温度不宜过高。

③饮食管理：低盐饮食，CKD 3 ～ 5 期非透析成人患者每日钠摄入量 <6g；优质低蛋白饮食，CKD 3 ～ 5 期非透析患者每日予优质低蛋白饮食 [0.6 ～ 0.8g/（kg·d）]，同时补充酮酸制剂；低磷饮食，CKD 3 ～ 5 期非透析患者饮食中磷的摄入一般应 <800 ～ 1 000mg/d。同时，还要控制 CKD 患者血压、血糖、血脂、血尿酸，纠正酸中毒及肾性贫血等。

三、治疗甲状腺疾病经验

（一）甲状腺功能亢进症

甲状腺功能亢进症，简称"甲亢"，是由于甲状腺合成释放过多的甲状腺激素，造成机体的神经、循环、消化等各系统的兴奋性增高和代谢亢进为主要表现的疾病；主要表现为多食、消瘦、怕热、多汗、心悸、手抖、易怒、突眼、甲状腺肿大等。按照发病部位和病因，甲亢可分为原发性甲亢和中枢性甲亢。原发性甲亢包括毒性弥漫性甲状腺肿（Graves 病）、多结节性毒性甲状腺肿、甲状腺自主高功能腺瘤、过多服用甲状腺激素或含碘的药物或食物引起的碘甲亢。中枢性甲亢又称为垂体性甲亢，由于垂体促甲状腺激素（TSH）腺瘤分泌过多 TSH 所致。按照甲亢程度可分为临床甲亢和亚临床甲亢。临床甲亢的甲状腺功能特点是血清 TSH 降低，总甲状腺素（TT_4）、游离甲状腺素（FT_4）、总三碘甲状腺原氨酸（TT_3）、游离三碘甲状腺原氨酸（FT_3）升高；亚临床甲亢仅血清 TSH 降低，甲状腺激素水平正常。临床上 80% 以上甲亢是 Graves 病引起的，Graves 病的病因目前并不清楚。本病治疗主要包括抗甲状腺药物、放射性碘疗法、甲状腺切除术。

1. 病因病机

高彦彬教授认为甲状腺功能亢进症属于中医"瘿病"范畴。战国时期《山海经》及汉代《淮南子》均有"瘿"病名记载。秦汉《神农本草经》载海藻"苦寒，主瘿瘤气，颈下核"；隋代《诸病源候论·瘿候》云："瘿者，由忧恚气结所生，亦曰饮沙水，沙随气入于脉，搏颈下而成。诸山水黑土中出泉流者，不可久居，常食令人作瘿。"这里指出瘿病生于颈部，病因由七情内伤，或水土环境所致；唐代《千金方》将瘿分为气瘿、石瘿、土瘿、劳瘿、慢瘿五类，载治瘿 13 法，处方 15 首治疗瘿病；宋代《三因方》，以石、肉、筋、血、气五瘤应五脏分证，且瘿、瘤并论。高彦彬教授认为中医的瘿病与西医学的甲亢虽同属甲状腺的疾病，而且都具备甲状腺肿大的临床表现，但两者并非同一种疾病。中医的瘿病包括了西医学的缺碘性地方性甲状腺肿、单纯性甲状腺肿、结节性和囊性甲状腺肿、桥本甲状腺炎、甲状腺腺瘤、甲状腺癌和毒性弥漫性甲状腺肿伴甲亢等多种甲状腺疾病，而甲亢则是以甲状腺功能亢进为主要表现的一组临床综合征，包括多食、消瘦、怕热、多汗、心悸、手抖、易怒、突眼、甲状腺肿大等，甲状腺肿大仅是其中的一个体征，有的甲亢可无甲状腺肿大。因此，中医瘿病所包含的范畴很广，与西医学的甲亢不能等同看待。中医治疗甲亢可参考历代医家治疗瘿病、心悸、郁证等临床经验，要辨证论治。

高彦彬教授认为甲状腺功能亢进症中医病因病机复杂，与遗传因素、体质因素、环境因素有密切关系，三者相合易发本病。一是遗传因素。先天禀赋不足，或后天失养，导致肾阴受损，素体阴虚。肾阴受损，肝失濡养，肝失疏泄，气郁化热，阴虚阳亢；肾阴受损，不能上济心火，导致心火妄动而引发。二是体质因素。本病妇女高发与女性经、孕、产、乳等生理特点有密切关系，与妇女肝经气血有密切关系，或因早婚、月经异常，或胎产过多，或迫于工作及家庭压力、加班熬夜、劳倦过度等导致肝肾阴虚，遇有情志、饮食等致病因素，常引起气郁痰结、气滞血瘀及肝郁化火等病理变化，故女性易患本病。三是环境因素。①由于生活节奏加快、工作家庭压力大，或长期忧思恼怒，使气机郁滞、肝气失于条达而致肝郁气滞。气机郁滞，则津液代谢障碍，易于凝聚成痰。气滞痰凝，壅结颈前，则形成瘿病。其消长常与情志有关。痰气凝滞日久，使气血的运行也受到障碍而产生血行瘀滞，则可致瘿肿较硬或有结节。②素食肥甘厚味或喜食辛辣烧烤油炸之物，或抽烟饮酒，或过多食用含碘高的食物等，均可损伤脾胃积热内蕴而化燥伤阴。③过多服用甲状腺激素或含碘的药物也可诱发本病。

2. 辨证论治

高彦彬教授认为甲状腺功能亢进症基本病机特征为禀赋不足、素体阴虚、肝郁气滞、气郁化火、耗气伤阴、阴虚阳亢、气滞痰凝血瘀互结；病机以肝肾气阴两虚为本，以气滞痰凝血瘀为标，病机关键为阴虚阳亢；常见病理证候有气滞痰凝、肝郁气滞、阴虚阳亢、气阴两虚、痰瘀互结等；临床治疗以滋补肝肾、益气养阴为主，兼以理气开郁、理气化痰、活血化瘀、软坚散结，随证治之。辨证论治如下。

（1）气滞痰凝证

主症：颈前肿胀，烦躁易怒，胸闷，两胁胀满，善太息，失眠，腹胀便溏，舌苔白腻，脉弦或弦滑。

治法：疏肝理气，化痰散结。

方药：疏肝化痰散结汤（自拟方）。柴胡12g，芍药15g，枳壳12g，香附10g，木香6g，佛手12g，陈皮12g，青皮12g，半夏9g，夏枯草15g，浙贝母10g，连翘12g，丹参30g，甘草6g。

方中柴胡、芍药、枳壳、香附、木香、佛手、青皮疏肝理气解郁；陈皮、半夏、夏枯草、浙贝母理气化痰，软坚散结；连翘清热散结气；丹参活血化瘀通络。诸药合用，共奏疏肝理气、化痰活血、软坚散结之功。

加减：失眠者，加酸枣仁、柏子仁、首乌藤、合欢皮养心安神；乏力者，加黄芪、党参、太子参补气益阴；大便频者，加山药、茯苓、炒白术、薏苡仁健脾化湿；月经量少者，加当归、红花、生地黄、川芎养血活血通经。

（2）肝郁气滞证

主症：颈前喉结两旁结块肿大，质地柔软，目胀，喜太息，胸胁胀痛，舌淡红，苔白，脉弦。

治法：疏肝理气。

方药：柴胡疏肝散加减。柴胡 12g，芍药 15g，陈皮 12g，当归 12g，香附 12g，川芎 12g，枳壳 10g，山药 15g。

本证多见于老年淡漠型甲亢患者。方中柴胡、芍药、枳壳、香附疏肝理气解郁；当归、川芎养血活血理气。诸药合用，共奏疏肝理气、养血活血之功。

加减：脾胃运化失调致大便稀溏者，加炒白术、薏苡仁、淮山药、麦芽健运脾胃；颈前喉结两旁结块者，加半夏、莪术、夏枯草、浙贝母化痰破瘀、软坚散结。

（3）阴虚阳亢证

主症：颈前喉结两旁结块肿大，一般柔软光滑，怕热多汗，急躁易怒，眼球突出，手指颤抖，多汗，心悸，失眠，食纳亢进，形体消瘦，口干咽燥，五心烦热，或月经不调，舌红，苔薄黄或少苔，脉弦细数。

治法：滋阴潜阳。

方药：六味地黄汤合栀子清肝汤加减。熟地黄 10g，山茱萸 10g，山药 15g，柴胡 10g，芍药 15g，炒栀子 10g，牡丹皮 15g，当归 10g，川芎 10g，麦冬 12g，沙参 12g，生地黄 20g，百合 15g。

方中熟地黄滋肾填精、山茱萸养肝肾而涩精、山药补益脾肾而固精，三药同用，以达到三阴并补之功；柴胡、芍药疏肝解郁；栀子、牡丹皮清泻肝火；当归、川芎养血活血；麦冬、沙参、生地黄、百合养阴生津、清热除烦。

加减：肝火亢盛，烦躁易怒，脉弦数者，可加龙胆草、夏枯草清肝泻火；阴虚阳亢、虚风内动，手指及舌体颤动者，重用白芍，加石决明、钩藤、沙苑子、牡蛎平肝息风；兼见胃热内盛而见多食易饥者，加生石膏、知母、黄连清泄胃热；怕热多汗者，加太子参、浮小麦、五味子益气阴敛汗。

（4）气阴两虚证

主症：颈前喉结两旁结块无明显肿大，神疲乏力，气促多汗，口咽干燥，五心烦热，心悸失眠，健忘，形体消瘦，大便溏薄，舌红少苔，脉细或虚数。

治法：益气养阴，宁心安神。

方药：天王补心丹合生脉散加减。党参15g，太子参15g，茯苓15g，玄参15g，丹参15g，桔梗6g，远志15g，当归10g，五味子10g，麦冬15g，柏子仁15g，酸枣仁15g，生地黄15g。

方中党参、太子参、生地黄、玄参、麦冬、天冬益气养阴，兼以清热；当归补血润燥；酸枣仁、柏子仁、茯苓、远志养心安神；五味子之酸以敛心气，安心神；丹参清心活血，合补血药使补而不滞；合桔梗为舟楫，载药上行。诸药合用共奏益气养阴、宁心安神之功。

加减：肾阴亏虚而见耳鸣、腰酸膝软者，酌加龟甲、桑寄生、牛膝、菟丝子滋补肾阴；病久正气伤耗、消瘦乏力，妇女月经少或经闭，男子阳痿，可酌加黄芪、山茱萸、熟地黄、枸杞子、制首乌等益气补肾、滋阴填精。

（5）痰瘀互结证

主症：颈前瘿肿，按之较硬或有结节，肿块经久未消，胸闷纳差，舌紫暗或有瘀斑，舌苔薄白或白腻，脉弦或涩。

治法：理气活血，化痰消瘿。

方药：丹红四物汤合二陈汤加减。丹参30g，红花10g，当归10g，赤芍15g，白芍15g，川芎15g，法半夏9g，陈皮10g，茯苓12g，白术10g，浙贝母10g，山慈菇12g，僵蚕10g。

方中丹参、红花、当归、赤芍、白芍、川芎理气活血，化瘀通络；白术、茯苓、法半夏、陈皮健脾燥湿化痰；浙贝母、山慈菇、僵蚕化痰散结消瘿。

（6）脾肾两虚证

主症：颈部不适，腰酸乏力，脘腹痞闷、纳呆、头身困重、便溏，或四肢及面目浮肿，舌体淡胖、舌苔白滑或白腻、脉沉细无力。

治法：健脾补肾，化湿消瘿。

方药：芪归地黄汤合四苓散加减。黄芪 30g，当归 10g，熟地黄 10g，山茱萸 10g，山药 15g，茯苓 12g，白术 10g，泽泻 12g，猪苓 12g，山慈菇 12g，浙贝母 10g。

方中芪归地黄汤滋补肾阴，四苓散健脾化湿，黄芪、当归益气养血活血，山慈菇、浙贝母化痰散结消瘿。诸药合用健脾补肾、益气养血、利湿化痰、散结消瘿。

3. 诊疗特色

（1）病证结合、分期辨治。高彦彬教授治疗甲亢多采用病证结合、分期辨治、中西药合用。甲亢初期症状明显，中西药合用，以迅速改善症状、减少西药用量、缩短疗程为目的；中医辨证多见肝郁气滞证、肝郁化热证、阴虚阳亢证，肝郁气滞证常用柴胡疏肝散加减以疏肝解郁，肝郁化热证常用丹栀逍遥散加减以疏肝清热，阴虚阳亢证常用六味地黄汤合栀子清肝汤加减滋阴潜阳；在中医辨证论治基础上配合抗甲状腺药（甲巯咪唑或丙硫氧嘧啶），治疗 4～6 周后症状明显改善，甲状腺功能恢复正常者，进入减药期。甲亢中期治疗应中西药合用，减少西药的用量和不良反应；中医辨证多见气阴两虚证、气滞痰凝证，气阴两虚证常用天王补心丹合生脉散加减益气养阴、宁心安神，气滞痰凝证常用疏肝化痰散结汤疏肝理气、化痰散结；在中医辨证论治基础上配合抗甲状腺药物治疗 8～12 周，甲状腺功能恢复正常者，进入维持期。甲亢后期治疗应以中医药为主，巩固疗效防止复发；中医辨证多见脾肾亏虚证、痰瘀互结证，脾肾亏虚证常用芪归地黄汤合四苓散加减补肾健脾利湿，痰瘀互结证常用丹红四物汤合二陈汤加减理气活血、化痰消瘿。

（2）善用通络治疗并发症。甲亢性心脏病症见心悸、心前区疼痛、期前收缩（早搏）或阵发性房颤等；常用瓜蒌、半夏化痰通络，丹参、赤芍化瘀通络，黄连、牡丹皮清热凉血、解毒通络。甲亢性眼病症见眼球突出，多伴目胀，畏光流泪、眼睑挛缩、眼白外露、眼睑闭合不全；常用丹参、水蛭、莪术化瘀通络，瓜蒌、浙贝母、山慈菇化痰散结通络，沙苑子、钩藤、僵蚕祛风通络。甲亢性肌病包括急性甲亢性肌病（罕见）、慢性甲亢性肌病、甲亢性周期麻痹、甲亢性眼肌麻痹、甲亢伴重症肌无力；主要表现为受累肌肉进行性肌无力和肌萎缩；中医病机多为脾肾亏虚、气血不足，肌肉失于充养；治疗上常用补中益气汤合右归丸加减健脾补肾通络。另外，对于甲亢性肌肉震颤，多用钩藤、沙苑子平肝息风通络，生地黄、白芍、沙苑子、龟甲、龙骨、牡蛎滋阴潜阳、柔肝息风通络；对于甲状腺肿，多用半夏厚朴汤加山慈菇、浙贝母、夏枯草、莪术等理气化痰、化瘀散结通络。

（3）重视护理调摄。一是饮食护理。宜进食清淡、高蛋白、高热量、高碳水化合物和高维生素饮食，多食谷类、肝、鱼、蛋黄、黄豆、香蕉和橘子等食物；忌食含碘多的食物如海带、紫菜等海产品；少摄入浓茶、咖啡、辣椒、花椒、大蒜等，不喝酒、不抽烟。二是运动护理。运动以轻、缓、平和为主，避免剧烈运动。三是调畅情志。教育患者保持心情舒畅，避免情绪波动和精神刺激。四是眼部护理。避免强光刺激，予眼罩护眼、佩戴有色眼镜等预防眼睛受到刺激和伤害；抬高头部，减轻球后水肿。

（二）甲状腺功能减退症

甲状腺功能减退症，简称"甲减"，是由多种原因引起的甲状腺激素合成与分泌减少，或生物效应不足所致的临床综合征。由甲状腺腺体病变引起的甲状腺功能减退症称为原发性甲状腺功能减退症，成人后发病称为"成人原发性甲状腺功能减退症"。我国甲状腺功能减退症患病率约为17.8%，其中原发性甲状腺功能减退症占全部甲状腺功能减退症的95%以上，女性和老人是主要的患者群体。我国是世界上认识甲状腺疾病最早的国家，依据甲减的临床表现，本病属中医"瘿病""瘿劳""虚劳""水肿""五迟"等范畴。

1. 病因病机

高彦彬教授认为甲状腺功能减退症，属于中医"瘿病""瘿劳"。甲状腺与足厥阴肝经、足少阴肾经、足太阴脾经循行部位重合，能调节人体生殖、生长代谢，与肝、脾、肾功能相关，可助肝疏泄、助脾运化、助肾生阳。甲状腺功能减退症的病因主要为先天禀赋不充，后天摄养失调，情志失调，外感六淫邪毒，手术、放射及药物损伤等；主要病机为脾肾阳气衰弱，部分患者伴有痰湿、瘀血内阻。

（1）先天禀赋不足：肾为先天之本，主藏精而寓元阴元阳。先天禀赋不充，或后天摄养失调，导致肾精虚乏或脾肾素虚而发为本病。肾精虚乏则生长缓慢，智力发育迟缓；脾肾阳虚，失于温煦则形寒神疲；失于温化，则水湿泛滥肌肤水肿；若湿聚成痰，痰湿上蒙心窍，遂现痴呆、昏睡等症状。

（2）后天摄养失调：脾为后天之本，气血生化之源，脾主肌肉、脾统血。瘿病日久失治，后天摄养失调，或过食寒凉损伤脾阳，或脾虚摄食量少，或饮食不周，摄碘减少，或劳倦伤脾，导致脾阳虚弱，气血生化之源不足，则出现形寒肢冷、神疲乏力；脾阳虚弱，脾主肌肉功能减退，则出现四肢无力、四肢麻木疼痛；脾阳虚弱，脾不统血，则出现月经紊乱，甚则引起持续大量失血、贫血。

（3）情志失调：长期工作压力或生活节奏加快，导致情志失调，肝失疏泄，气机郁滞，或思虑过度，或过度熬夜，导致思虑劳倦伤脾，脾气虚弱，而出现情志抑郁、纳呆腹胀的肝郁脾虚证。

（4）外感六淫邪毒：正气不足，外感六淫邪毒，结聚颈下，发为瘿病。瘿病日久，正气亏虚、脾肾阳虚，出现疲乏呆钝，嗜睡，畏冷，浮肿，毛发脱落，脉迟缓等虚劳表现，则转为瘿劳。

（5）手术、放射及药物损伤：甲状腺手术、颈部或上胸部的放射治疗、药物损伤等，均导致机体元阳受损，而致脾肾阳气亏虚，周身失于温煦而发展为本病。

（6）痰湿、瘀血内阻：血液流动、水液代谢，需要阳气的推动，脾肾气虚或阳虚，则体内水液代谢障碍，湿聚成饮，饮凝而成痰；同时脾肾阳气亏虚，痰湿内阻，血流瘀缓，心脉瘀阻，则出现胸闷气短、肢冷浮肿、心动过缓、心包积液等心肾阳虚证候。

2. 辨证论治

高彦彬教授认为甲状腺功能减退症主要病机为脾肾阳气衰弱，部分患者伴有水饮、痰湿、瘀血内阻；治疗以健脾温肾为主，兼以利湿化痰、化瘀通络。甲减早期治疗以疏肝健脾、理气化痰为主，中期以补益脾肾、温阳化气为主，晚期以温补心肾、益气养血、调补阴阳为主，并针对水饮、痰湿、瘀血等兼证，兼以利湿化痰、化瘀通络。临床辨证论治如下。

（1）肝郁痰阻证

主症：颈前不适，颈部肿胀或有异物感，情绪低落，胁肋胀满，善太息，舌淡红，苔薄白，脉弦或弦滑。

治法：疏肝健脾，理气化痰。

方药：柴胡疏肝散合二陈汤加减。柴胡 10g，川芎 15g，枳实 10g，香附 10g，白术 10g，陈皮 10g，茯苓 15g，厚朴 15g，白芍 15g，半夏 9g，甘草 6g。

方中柴胡、白芍、枳实疏肝理气；川芎、香附增强疏肝行气活血之功效，枳实、厚朴理气消胀；白术、陈皮、茯苓、半夏健脾燥湿化痰。诸药合用共奏疏肝健脾、理气化痰之功。

加减：乏力懒言者，加党参、黄芪补中益气；大便干者，加火麻仁、郁李仁、瓜蒌、大黄润肠通便。

（2）脾气虚弱证

主症：颈前肿胀或有异物感，乏力懒言，腹胀，纳减，便溏，白带增多，舌淡胖，或边有齿痕，苔薄白腻，脉沉细或缓。

治法：健脾益气。

方药：补中益气汤加减。黄芪 30g，人参 10g，炒白术 15g，茯苓 15g，陈皮 10g，当归 10g，升麻 10g，柴胡 10g，甘草 6g。

方中黄芪补中益气、升阳固表为君；人参、白术、甘草甘温益气，补益脾胃为臣；陈皮调理气机，当归补血和营为佐；升麻、柴胡协同人参、黄芪升举清阳为使。诸药合用共奏健脾益气、升举清阳之功。

加减：腹胀，纳减者，加厚朴、焦麦芽、砂仁行气消食，健脾开胃；舌苔白腻者，加炒山药、炒薏苡仁、苍术健脾燥湿；畏寒便溏者，加附子理中丸。

（3）肝郁脾虚证

主症：颈部肿大，颈前有异物感，吞吐不爽，情绪焦虑或抑郁，善太息，胁肋胀满或疼痛，乏力懒言，食少腹胀，大便或干或溏，腹痛欲泻，泻后痛减，舌淡，苔薄白，脉弦细或缓。

治法：疏肝健脾。

方药：逍遥散加减。柴胡 10g，枳实 10g，佛手 10g，白术 10g，茯苓 15g，当归 10g，白芍 15g，白芥子 9g，夏枯草 9g，甘草 6g。

方中柴胡条达肝气，解肝郁，透热外出解郁热；当归、白芍养血柔肝缓急；当归、芍药与柴胡相配，散收同用，既补肝体，又利肝用，使柴胡升散而无伤阴血之弊；枳壳、佛手行气消痞，理气开郁，与柴胡相伍，一升一降，肝脾并调，加强疏畅气机之功；白术、茯苓健脾化湿；白芥子、夏枯草化痰散结消肿；甘草调和诸药。诸药合用，疏肝健脾，肝脾并治，气血兼顾。

加减：咽有异物感，吞吐不爽者，加厚朴、半夏、陈皮理气化痰；焦虑失眠者，加百合、生地黄、炒酸枣仁、首乌藤滋阴养血安神；胁肋胀疼者，加青皮、延胡索理气止痛。

（4）脾肾阳虚证

主症：颈部慢肿，吞咽不适或有异物感，表情淡漠，畏寒嗜睡，面色㿠白，腰膝酸软，小便清长，肢体浮肿，皮肤干燥，发枯易落，腹胀便秘或便溏，耳鸣眩晕，行动迟缓，性欲减退，男子阳痿，女子月经量少或闭经，患儿发育迟缓，舌淡胖，有齿印，苔白滑，脉沉细或沉迟无力。

治法：补益脾肾，温阳化气。

方药：金匮肾气丸合四君子汤加减。熟地黄 12g，山药 15g，山茱萸 10g，茯苓 15g，牡丹皮 10g，泽泻 15g，桂枝 10g，制附子 10g，牛膝 15g，党参 15g，白术 15g，丹参 30g，车前子 15g。

方中熟地黄、山药、山茱萸、茯苓、牡丹皮、泽泻、桂枝、制附子育阴温阳、温阳化气；党参、白术、茯苓健脾益气；丹参、牛膝、泽泻、茯苓活血利水。

加减：若阳虚水泛，面颊及眼睑虚肿，全身浮肿，腰膝酸软，畏寒肢冷，可用真武汤加减，温补肾阳，行水消肿；若阳虚痰蒙，昏沉欲睡，四肢不温，语言不清，肌肉松弛无力，可用右归丸合苏合香丸加减，温补肾阳，化痰开窍。

（5）心肾阳虚证

主症：颈部肿大，吞咽不适或有异物感，心悸怔忡，胸闷憋痛，倦怠嗜睡，形寒肢冷，肢体浮肿，少汗或无汗，唇甲青紫，舌淡紫，苔白而滑，脉沉迟或结代。

治法：温补心肾，活血化气利水。

方药：右归丸合丹参饮加减。熟地黄 15g，制附子 10g，肉桂 10g，山药 15g，山茱萸 10g，菟丝子 15g，鹿角胶 10g，枸杞子 10g，当归 10g，丹参 30g，檀香 6g，杜仲 15g。

方中附子、肉桂、鹿角胶补肾中之元阳，温里祛寒；熟地黄、山茱萸、枸杞子、山药滋阴益肾，填精补髓，意在"阴中求阳"；菟丝子、杜仲补肝肾，强腰膝；当归、丹参补血和血、化瘀通脉；檀香辛温芳香，流气畅络、行气止痛。

加减：心悸、胸闷者，加瓜蒌、薤白宣痹通阳；肢体浮肿者，加五苓散温阳化气利水。

（6）阳气衰竭证

主症：甲状腺肿大或萎缩，神昏，四末不温，声低息微，肌肉弛张无力，血压、体温下降，舌淡胖，脉微欲绝。

治法：大补元气，回阳救逆。

方药：四逆汤加味。人参 15 ～ 30g，制附片 15 ～ 30g，干姜 15g，炙甘草 10g。

方中人参大补元气，复脉固脱，益气生津；附子大辛大热，走而不守，回阳救逆，温补肾阳；干姜辛热，守而不走，温中祛寒，与附子相伍，一守一走，气味雄厚，使温阳之力增强，附子、干姜配伍，重在温补肾阳以补先天；炙甘草甘缓和中，既能缓和姜附燥烈峻猛之性，使其无伤阴之弊，且与人参、干姜配伍，重在温补脾阳以补后天。诸药合用，共奏大补元气、回阳救逆之功，治疗亡阳虚脱、四末不温、肢冷脉微等危重急症。阳气衰竭证多见于甲减危象，又叫粘液性水肿昏迷，病情危重需中西医结合抢救。

3. 诊疗特色

（1）分期辨证：高彦彬教授临床治疗甲减多分期辨证治疗。①甲状腺功能减退症早期，包括亚临床甲状腺功能减退期。该期甲状腺轻度肿大。甲状腺摄碘功能降低，可见甲状腺自身抗体阳性；主要临床表现为颈部肿大，颈前有异物感，情绪焦虑或抑郁，善太息，胁肋胀满或疼痛，或有月经量少、痛经，乏力懒言，食少腹胀，大便或干或溏，舌淡，苔薄白，脉弦细或缓；病因多为情志失调，郁怒伤肝，或生活工作压力过大，思虑过度，或脑力劳动过度，劳倦所伤；该期病位主要在肝、脾；证型多为肝郁脾虚证或肝郁痰阻证。肝郁脾虚证治以逍遥散加减，疏肝健脾；肝郁痰阻证治以柴胡疏肝散合二陈汤加减，疏肝健脾，理气化痰。除药物治疗外，还应注重心理疏导、精神调养。②甲状腺功能减退症中期，甲状腺轻中度肿大，可见甲状腺自身抗体阳性，甲状腺摄碘功能降低，常伴不同程度的贫血及血脂异常；主要临床表现为颈前漫肿，吞咽不适，或有异物感，形寒肢冷，倦怠嗜睡，面色少华或萎黄，或胸闷憋痛，腰膝酸软，神疲乏力，小便清长，肢体浮肿，皮肤干燥甚则脱屑，少汗或无汗，发枯易落，大便排出困难或者便溏，舌淡胖，有齿印或淡紫，苔白滑，脉沉细或沉迟或结代；该期病位主要在脾、肾、心；主要证型有脾肾阳虚证和心肾阳虚证。脾肾阳虚证治以金匮肾气丸合四君子汤加减，补益脾肾，温阳化气；心肾阳虚证治以右归丸合丹参饮加减，温补心肾，活血化气利水；伴气血亏虚加当归补血汤或八珍汤，益气养血。③甲状腺功能减退症后期，甲状腺肿大或萎缩，甲状腺摄碘功能显著降低，常伴血压、体温下降，可出现窦性心动过缓、T波低平，或心包积液、心力衰竭、心肌酶升高；主要临床表现为甲状腺肿大或萎缩，精神萎靡，嗜睡，意识模糊或神昏，血压、体温下降，四肢末梢不温，呼吸缓慢，声低息微，肌肉弛张无力，舌淡胖，脉微欲绝；该期病位主要在肝、脾、心、肾，主要证型为心肾阳虚证或阳气衰竭证。心肾阳虚证治以右归丸合丹参饮加减，温补心肾，活血化气利水；阳气衰竭证治疗以四逆汤加味，大补元气，回阳救逆，因阳气衰竭证病情危重需中西医结合抢救。

（2）随证加减：高彦彬教授认为甲状腺功能减退症主要病机为脾肾阳气衰弱，部分患者伴有水饮、痰湿、瘀血内阻；治疗以健脾温肾为主，兼以利湿化痰、化瘀通络，温肾并非一味补阳，需阴阳并补或阴中求阳，如六味地黄汤加温阳药物。早期治疗以疏肝健脾、理气化痰为主；中期治疗以补益脾肾、温阳化气为主；晚期治疗以温补心肾、益气养血、调补阴阳为主。高彦彬教授强调在分期辨证论治基础上应针对水饮、痰湿、瘀血等兼夹证候、不同症状及体征，随证加减、灵活用药。兼有水饮者，常加五苓散、五皮饮、真武汤以温阳化气利水；兼有痰湿者，常加二陈汤、五苓散化痰利湿；兼有瘀血者，常加丹红四物汤化瘀通络；气机郁滞者，常加柴胡、郁金、枳实、厚朴、佛手行气解郁；畏寒重者，常加阳和汤温阳补血，散寒通滞；倦怠乏力明显者，常加补中益气汤益气补中；认知障碍、记忆力减退者，常加培元通脑胶囊益肾填精、化瘀息风通络；排便困难伴小便清长者，常加济川煎或肉苁蓉、决明子温肾益精，润肠通便；甲状腺肿大，质软不痛，经久未消，常加夏枯草、浙贝母化痰软坚散结；皮肤粗糙、瘙痒、脱屑者，常加桃红四物汤养血活血；病情迁延，见肢体麻木、刺痛者，常加川牛膝、鸡血藤、丹参、三七、延胡索活血化瘀止痛；月经不调者，常加当归、王不留行、益母草等活血利水调经；月经过多、心脾两虚者，常加归脾汤补益心脾、益气摄血；甲状腺过氧化物酶抗体（TPO-Ab）及甲状腺球蛋白抗体（TG-Ab）升高者，常加金匮肾气丸；贫血者，常加当归补血汤合八珍汤。高彦彬教授认为黄芪、当归、白术、茯苓、淫羊藿均可明显改善免疫紊乱，对细胞免疫、体液免疫均有双向调节作用；雷公藤、穿山龙具有抑制体液及细胞免疫的作用。

（三）桥本甲状腺炎

桥本甲状腺炎（HT）又称慢性淋巴细胞性甲状腺炎，属于自身免疫性甲状腺炎，由日本学者 Hashimoto 于 1912 年首先报道。本病以甲状腺弥漫性肿大、质地坚韧、表面结节状，甲状腺过氧化物酶抗体、甲状腺球蛋白抗体升高为主要临床特征，以淋巴细胞浸润甲状腺为主要病理特征。我国甲状腺自身免疫性抗体升高率约为 14.19%，女性发病率是男性发病率的 15 ～ 20 倍，30 ～ 50 岁的女性是高发人群。桥本甲状腺炎是由遗传、环境、情绪、饮食、感染等因素导致的免疫系统紊乱的疾病，可能与甲状腺组织免疫稳态破坏相关。由于发病机制尚不明确，目前西医学尚无有效的方法延缓 HT 向甲状腺功能减退发展，甲状腺功能减退者以甲状腺激素替代治疗为主，部分患者甲状腺功能恢复正常水平，但仍会出现一些临床症状，如乏力、易怒、失眠、脱发、水肿、记忆力减退等。高彦彬教授认为中医药治疗本病有独特优势，中医药通过病证结合，辨证论治，可有效调理脏腑功能、调整免疫系统紊乱、促进机体内环境稳定，显著改善临床症状，在延缓其病情发展中具有较好的疗效。

1. 病因病机

高彦彬教授认为慢性淋巴细胞性甲状腺炎，根据其临床表现可归属于中医"瘿病"范畴。瘿病首见于《诸病源候论·瘿候》云："瘿同婴，婴之义为绕，因其在颈绕喉而生，状如缨侪或缨核而得名。"本病多与先天禀赋不足、情志失调、劳倦内伤、水土饮食、外感毒邪等因素相关，由肝、脾、肾脏腑功能失调，正气亏虚，气滞痰凝，血行瘀滞，痰凝血瘀，壅聚于颈前而成。病位主要为肝、脾、肾、心。基本病机为本虚标实，正气亏虚为本，痰气瘀结为标。皆影响津液代谢，无力蒸腾气化水液，停聚为痰，继而影响气机运行及脉道通畅，由此形成气滞、血瘀，临床常见咽部痰阻感、纳差、便溏、月经不调等。情志失调、思虑过重，体内气机不畅，气不行津，津液输布障碍，聚而成痰，痰气郁结，交阻于颈前。病久则郁而化热，可见颈部肿胀、烦躁易怒、口苦咽干等。气滞不能行血，或痰阻络脉而致血瘀。先天禀赋不足而致脾肾气阳亏虚，或后天劳倦失宜伤及脾阳，皆影响津液代谢，脾肾气阳亏虚，无力运化、蒸腾气化水液，津液停聚为痰，痰阻气机继而影响气机运行及脉道通畅，由此形成气滞、血瘀，临床常见咽部痰阻感、纳差、便溏、月经不调等。发展至后期耗伤气阴，导致气阴两伤、阴阳失调，临床常见神疲乏力、少气懒言、口干、心悸不宁等，部分患者可出现畏寒肢冷、腹胀纳呆、便溏、下肢水肿等。

2. 辨证论治

高彦彬教授将桥本甲状腺炎分为早期、甲亢、甲减三个阶段，辨证论治分为肝郁气滞证、肝郁脾虚证、心肝热盛证、痰凝血瘀证、气阴两虚证、脾肾阳虚证六证。

（1）肝郁气滞证

主症：颈部多无明显肿大，可有颈部肿胀感，或咽部异物感，情绪不畅，或急躁易怒，或情绪低落，伴胸闷不舒，喜太息，腹胀便秘，舌质淡红，苔薄白，脉弦。

治法：疏肝行气。

方药：柴胡疏肝散加减。柴胡10g，陈皮10g，川芎15g，夏枯草15g，丹参15g，芍药15g，枳壳10g，香附10g，炙甘草3g。

方中用柴胡疏肝解郁为君药。香附理气疏肝，助柴胡以解肝郁；丹参、川芎行气活血，助柴胡以解肝经之郁滞，为臣药。陈皮、枳壳理气行滞；芍药、甘草养血柔肝，缓急止痛；夏枯草散结、消肿为佐药。甘草兼调诸药，亦为使药之用。诸药相合，共奏疏肝行气、活血止痛之功。

若情绪急躁、胁肋胀痛、口苦、咽干、心悸、舌质红、少苔、脉数，为肝郁化火证，治宜清肝泻火、疏肝理气，方选栀子清肝汤加减；

若口干、大便干、舌质红、少苔，为肝郁化热伤阴者，常选用柴胡清肝汤合一贯煎加减以疏肝解郁、清热养阴。

（2）肝郁脾虚证

主症：颈部弥漫性肿大，情志抑郁，喜太息，胸胁胀痛，或腹胀，食欲不振，或有眼睑及双下肢水肿，便溏不爽，舌淡红、苔白，脉弦细或缓。

治法：疏肝健脾，消痰散结。

方药：逍遥散加减。柴胡10g，枳实10g，佛手10g，白术10g，茯苓15g，当归10g，白芍15g，夏枯草9g，白芥子9g，甘草6g。

方中柴胡条达肝气解肝郁，透热外出解郁热；当归、白芍养血柔肝缓急；当归、芍药与柴胡相配，散收同用，既补肝体，又利肝用，使柴胡升散而无伤阴血之弊；枳壳、佛手行气消痞，理气开郁，与柴胡相伍，一升一降，肝脾并调，加强调畅气机之功；白术、茯苓健脾化湿；白芥子、夏枯草化痰散结消肿；甘草调和诸药。诸药合用，疏肝健脾，肝脾并治，气血兼顾。

加减：咽有异物感，吞吐不爽者，加厚朴、半夏、陈皮理气化痰；焦虑失眠者，加百合、生地黄、炒酸枣仁、首乌藤滋阴养血安神。

（3）心肝热盛证

主症：颈部弥漫性肿大，按之震颤，情绪急躁易怒，身热多汗，心悸手抖，面红目赤，消谷善饥，身体消瘦，口干多饮，舌红、苔黄，脉弦数。

治法：清泻肝火，理气化痰。

方药：龙胆泻肝汤合导赤散加减。柴胡10g，黄连10g，黄芩10g，栀子10g，车前子10g，泽泻10g，生地黄15g，当归10g，淡竹叶10g，半夏10g，厚朴12g，生甘草6g。

方中柴胡条达肝气解肝郁，透热外出解郁热；黄连、黄芩、栀子苦寒，清心泻火解毒，清热利尿燥湿，柴胡与黄芩相合既清肝胆之热，又增清上之力；竹叶、车前子、泽泻清心降火而利水，能引热下行，从小便而出；肝为藏血之脏，肝经实火，易伤阴血，故用生地黄清热凉血养阴，当归补血活血，使祛邪而不伤正；厚朴、半夏理气化痰；生甘草解毒，调和诸药。

若心烦、焦虑，伴五心烦热、潮热盗汗、口苦咽干、失眠多梦、大便秘结、舌红少苔、脉细数，为阴虚火旺证，治宜滋阴清热、散结消瘿，方用知柏地黄丸合一贯煎加减。

（4）痰凝血瘀证

主症：颈部弥漫性肿大，按之较硬或有肿块，胸闷胸痛，食少纳差，妇女多见乳房胀痛、月经不调、痛经，舌质暗或紫，苔薄白或白腻，脉弦或涩。

治法：疏肝理气，化痰活血散结。

方药：四逆散合二陈汤合丹红四物汤加减。柴胡10g，枳实10g，佛手10g，白术10g，茯苓15g，当归10g，丹参15g，红花10g，白芍15g，夏枯草15g，半夏9g，陈皮10g，甘草6g。

方中柴胡、枳实、白芍、甘草为四逆散疏肝理气、调和肝脾；陈皮、半夏、茯苓、甘草为二陈汤燥湿化痰，理气和中；丹参、红花、当归、白芍理气活血、化瘀散结；陈皮、半夏、夏枯草理气化痰散结。

若颈前肿胀，甲状腺质韧，善太息，或咽部异物感，情绪不畅，女性可伴有月经不调，为气滞痰凝、痰气相互搏结所致；治宜理气化痰，方用半夏厚朴汤合二陈汤加减；合并焦虑失眠者，加百合、生地黄、炒酸枣仁、首乌藤滋阴养血安神。

（5）气阴两虚证

主症：颈部弥漫性肿大，神疲乏力，少气懒言，口干咽燥，自汗盗汗，心悸不宁。舌红、苔薄白，脉细无力或细数。

治法：益气养阴，散结消瘿。

方药：生脉散加减。黄芪15g，党参15g，麦冬15g，五味子10g，夏枯草15g，浙贝母10g。

方中黄芪、党参、麦冬、五味子益气养阴；浙贝母、夏枯草清热化痰、散结消瘿。

加减：若自汗盗汗，心悸不宁，加浮小麦、生龙骨、生牡蛎、茯神、炒酸枣仁益阴潜阳止汗、宁心养血安神。若面色无华，神倦乏力，体虚易感冒，失眠多梦，舌淡脉沉细，重用黄芪、加当归、熟地黄等益气养血。

（6）脾肾阳虚证

主症：颈部弥漫性肿大，面色萎黄，腰膝酸软，畏寒肢冷，腹胀纳呆，便溏肢肿，夜尿频多，健忘脱发。舌胖大、苔白滑，脉沉细。

治法：益气温阳，补肾健脾。

方药：右归丸加减。熟地黄 15g，炮附片 10g，肉桂 10g，山药 15g，山茱萸 10g，菟丝子 12g，鹿角胶 10g，枸杞子 10g，当归 10g，杜仲 12g，黄芪 30g，白术 15g，茯苓 15g。

方中黄芪、鹿角胶、附子、肉桂益气温阳、培补肾之元阳；熟地黄、山药、白术、茯苓、山茱萸、枸杞子滋阴益肾，养肝健脾，填精补髓，取"阴中求阳"之义；杜仲、菟丝子补肝肾，健腰膝；当归养血和血。诸药相配，益气温阳，补肾健脾。

加减：若腹胀纳呆，加陈皮、砂仁理气调中、和胃醒脾；若畏寒肢冷、便溏，重用炒山药、炒白术、干姜健脾温中；若眼睑及双下肢水肿，加五苓散温阳化气利水消肿；若夜尿频多，加水陆二仙丹补肾固精缩尿。

3. 诊疗特色

（1）分期辨证论治：高彦彬教授将桥本甲状腺炎分为早、中、晚三期辨证论治。早期病机多为肝郁气滞证、肝郁化热证、心肝热盛证。治疗肝郁气滞证，方选柴胡疏肝散加减疏肝行气；肝郁化热证，方选栀子清肝汤加减疏肝清热；心肝热盛证，方选龙胆泻肝汤合导赤散加减清泻心肝之火。中期病机多为肝郁脾虚证，痰凝血瘀证。治疗肝郁脾虚证方选逍遥散加减疏肝健脾；痰凝血瘀证方选四逆散、二陈汤、丹红四物汤加减理气化痰、活血散结。后期病机多为气阴两虚证、脾肾阳虚证。治疗气阴两虚证方选生脉散加减，益气养阴，散结消瘿；脾肾阳虚证方选右归丸加减，益气温阳，补肾健脾。

（2）温肾善于阴中求阳：桥本甲状腺炎后期病机多为脾肾阳虚，高彦彬教授治疗多用温补脾肾，尤其重在温补肾阳，常加肉苁蓉、淫羊藿、菟丝子、肉桂、附子、鹿茸等温补肾阳药物以助阳化气。根据张景岳的"善补阳者，必于阴中求阳，则阳得阴助而生化无穷；善补阴者，必于阳中求阴，则阴得阳升而泉源不竭"，高彦彬教授在温补肾阳时善于阴中求阳，在使用肉苁蓉、淫羊藿、菟丝子、肉桂、附子、鹿茸等温补肾阳药物时，常佐以枸杞子、女贞子、生地黄等滋阴之品，以达"阴中求阳"，使阳得阴助而生化无穷。

（3）扶正祛邪：高彦彬教授认为桥本甲状腺炎为自身免疫性疾病，中医病机为本虚标实，正气亏虚是关键，治疗上强调扶正，无论患者表现为甲减还是甲亢，在治疗中均以生黄芪、当归益气养血扶正为主。高彦彬教授认为黄芪、当归益气养血，可调整免疫系统紊乱、促进机体内环境稳定，显著改善临床症状，在延缓其病情发展中具有较好的疗效。在扶正基础上针对气郁、痰凝、血瘀标实之证，佐以理气化痰、活血散结，具体可分为行气活血、行气化痰、化痰逐瘀。行气活血常用丹红四物汤；行气化痰常用半夏厚朴汤；化痰逐瘀常用丹红四物汤合二陈汤。

（4）合理选用含碘方药：中医文献中治疗"瘿病"常用一些含碘方药，高彦彬教授认为对于含碘方药不是绝对禁用，应分阶段合理选用。如桥本甲状腺炎的甲亢期，应忌用海藻、昆布等有"消瘿"但无"抑甲亢"作用的富碘中药，可适当选用夏枯草、玄参、浙贝母、香附等含碘量少的中药和不含碘的生龙骨、生龙齿等。在桥本甲状腺炎的甲减期应选用含碘量少或不含碘又具有化痰散结作用的中药如夏枯草、浙贝母、牡蛎等；在桥本甲状腺炎患者出现甲状腺肿大或伴甲状腺结节而甲功正常时，可适当选用海藻、海蛤壳等富碘中药，常选用夏枯草、牡蛎等含碘量小的中药，以及不含碘的浙贝母。

（四）亚急性甲状腺炎

亚急性甲状腺炎（SAT）简称亚甲炎，是一种自限性非化脓性甲状腺炎性疾病，可能由病毒感染引起或与病毒感染的遗传易感性有关，病程一般持续 2～3 个月，少数可长达 1～2 年。其典型临床特点是发热、甲状腺突发性疼痛、甲状腺肿大有结节压痛。依据其甲状腺功能变化相关临床表现可分为四个阶段：甲状腺毒症、甲亢、甲减、甲状腺功能恢复。大多数中医学者依据亚急性甲状腺炎临床表现将其归为中医"瘿病""痛瘿""瘿痈""瘿毒"的范畴。高彦彬教授认为上述中医病名中"瘿病"范围较广未体现出亚甲炎的病机及临床主要特征；"瘿痈"与亚甲炎不化脓的特点不十分相符；"痛瘿"体现出亚甲炎的甲状腺疼痛的主要特征，但未体现出亚甲炎的核心病机；"毒瘿"体现出亚甲炎的核心病机（外感风热疫毒、毒邪结聚）及治法（清热解毒，疏风透邪，使毒邪消散），较为贴切，对临床治疗更有指导意义。

1. 病因病机

高彦彬教授认为本病为正气不足、情志失调、外感风热疫毒而发病。本病的病因病机：一是正气不足。亚甲炎患者发病前多有起居无常、劳倦过度，或饮食不节、积热内蕴，或房事失节、阴精耗损，均损伤正气，导致正气不足，易感风热毒邪而发病。二是外感风热疫毒。风热毒邪袭表，肺卫受邪，正邪交争则恶寒发热，经气运行不畅而致头身疼痛；风热毒邪入于血分，则高热、寒战；血热壅于颈前，热盛血瘀，不通则痛，故颈部肿痛难忍；又因风邪善行，故颈前疼痛可两侧辗转发作，游走不定；热毒伤津，炼液成痰，痰阻气滞，气郁热结，血行不利，痰瘀毒壅于颈前则甲状腺肿大压痛。三是情志失调。肝脉循喉咙，故甲状腺与肝密切相关。《临证指南医案·卷八》指出："躁急善怒，气火结瘿，烁筋为痛。"长期情志失调，或忧思过度，导致肝失疏泄，气机郁滞，则气结血凝，或气郁化热，若外感风热毒邪，致气血壅滞，凝聚成痰，痰热互结于颈前，则发为本病。

2. 辨证论治

高彦彬教授认为本病为正气不足、情志失调、外感风热疫毒而发病。临床治疗分风热外袭、热毒壅盛、肝郁化火、脾肾阳虚四证论治，分别采用疏风清热、清热解毒、清肝降火、健脾益肾治法，并随证加减，辨证论治。

（1）风热外袭

主症：起病急，发热恶寒，咽痛吞咽时加重，全身不适或周身肌肉酸痛，颈部肿胀，瘿肿疼痛，触痛明显，舌边尖红，苔薄黄，脉浮数。

治法：疏风清热解毒，佐以消肿止痛。

方药：银翘散加减。金银花30g，连翘15g，芦根30g，薄荷9g，荆芥10g，防风10g，浙贝母12g，牛蒡子10g，玄参20g，蒲公英15g，马齿苋15g，生甘草9g。

方中金银花、连翘辛凉轻宣，透泄散邪，清热解毒；薄荷、牛蒡子辛凉散风清热；蒲公英、马齿苋、桔梗、甘草以清热解毒而利咽喉；玄参、芦根清热除烦，生津止渴；浙贝母化痰止咳，解毒散结消痈；荆芥、防风辛而微温，透邪外出，配伍在辛凉药中，可增强透表之力。诸药相合，疏风清热解毒，化痰散结消痈。

加减：咽喉肿痛者，加板蓝根、射干；热甚者，加黄芩、栀子；颈痛者，加延胡索、乳香、没药。

（2）热毒壅盛

主症：颈前瘿肿疼痛明显，触痛拒按，疼痛向颌下、耳后及枕部放射，吞咽时疼痛明显，吞咽困难、转侧不利。高热寒战、头身酸痛，咽干而痛，口渴喜冷饮，咳嗽痰黏，舌红少津，苔黄或黄燥，脉弦而数。

治法：清热解毒，消瘿止痛。

方药：普济消毒饮加减。黄芩12g，黄连10g，牛蒡子10g，连翘15g，薄荷10g，玄参30g，马勃10g，板蓝根15g，桔梗10g，生甘草9g，陈皮10g，升麻10g，柴胡10g。

方中黄连、黄芩苦寒清热泻火解毒，祛上焦头颈面热毒；牛蒡子、连翘、薄荷、辛凉疏散头颈风热；玄参、马勃、板蓝根加强清热解毒之力；甘草、桔梗清热解毒利咽喉；陈皮理气散邪，升麻、柴胡疏散风热、引药上行。

加减：高热者，加生石膏、知母以清阳明之热；大便干者，加瓜蒌、生大黄化痰通腑泄热；痛剧者，加延胡索、没药活血散瘀、理气止痛；烦躁易怒者，加牡丹皮、山栀子、赤芍、白芍清肝热；失眠者，加生龙齿、珍珠母、首乌藤、酸枣仁重镇安神、宁心安神。

（3）肝郁化火

主症：颈前肿胀疼痛，咽喉干痛，咳嗽痰少，心悸心烦，胸胁胀满，急躁易怒，多汗手颤，口苦咽干，口渴喜饮，失眠多梦，头目眩晕，遇恼怒而诸症加重，潮热盗汗或自汗，五心烦热，舌红少苔或苔薄黄，脉弦细数。

治法：清肝降火，散结消肿。

方药：栀子清肝汤加减。柴胡 10g，黄芩 10g，栀子 10g（炒），牡丹皮 10g，茯苓 10g，川芎 10g，芍药 15g，当归 10g，牛蒡子 10g（炒），夏枯草 15g，浙贝母 15g。

方中柴胡、芍药、黄芩疏肝解郁，和解少阳；栀子、牡丹皮清肝泻火，凉血止血；当归、川芎养血和营；牛蒡子疏散肝经风热；夏枯草、浙贝母清火化痰，散结消肿。诸药合用，共奏清肝泻火、散结消肿之效。

加减：急躁易怒、心悸、手颤者，加生牡蛎、鳖甲、龟甲、天麻、钩藤滋阴潜阳，平肝息风；心烦不寐者，加莲子芯、炒酸枣仁、茯神清心安神；头晕目眩者，加天麻、菊花平肝明目；若情志抑郁、倦怠乏力，腹胀纳呆，加逍遥散疏肝健脾。

（4）脾肾阳虚

主症：颈部瘿肿隐痛或无肿痛，腰膝酸软，面色无华，毛发干枯，声音低沉，少气懒言，倦怠乏力，眩晕嗜睡，腹胀纳呆，女子月经稀少或闭经，男子阳痿，性欲减退，夜尿频多，形寒肢冷喜暖，或颜面或肢体浮肿，或心悸怔忡，舌质淡，舌体胖大伴齿痕、苔白滑或薄腻，脉沉缓无力。

治法：益气温阳，补肾健脾。

方药：右归丸加减。熟地黄 15g，附子 10g，肉桂 10g，山药 15g，山茱萸 10g，菟丝子 12g，鹿角胶 10g，枸杞子 10g，当归 10g，杜仲 12g，黄芪 30g，白术 15g，茯苓 15g。

方中黄芪、鹿角胶、附子、肉桂益气温阳、培补肾之元阳；熟地黄、山药、白术、茯苓、山茱萸、枸杞子滋阴益肾，养肝健脾，填精补髓，取"阴中求阳"之义；杜仲、菟丝子补肝肾，健腰膝；当归养血和血。诸药相配，益气温阳，补肾健脾。

加减：若腹胀纳呆，加陈皮、砂仁理气调中、和胃醒脾；若畏寒肢冷、便溏，重用炒山药、炒白术，加干姜健脾温中；眼睑及双下肢水肿，加五苓散温阳化气利水消肿；夜尿频多，加水陆二仙丹补肾固精缩尿。

四、治疗高尿酸血症与痛风的经验

高尿酸血症（HUA）是嘌呤代谢障碍引起的代谢性疾病。痛风是一种单钠尿酸盐（MSU）沉积所致的晶体性关节炎，与嘌呤代谢障碍所致的高尿酸血症直接相关，是临床常见的代谢性风湿病。目前我国高尿酸血症患病率约为13.1%，痛风的患病率约为1.1%。高尿酸血症是一种慢性、全身性疾病，可导致多个靶器官受损，可影响预期寿命。高尿酸血症与痛风、肾结石、慢性肾病有明确的因果关系；高尿酸血症的发生与代谢综合征密切相关，包括高血压、胰岛素抵抗、2型糖尿病、高脂血症、向心性肥胖等疾病；高尿酸血症也是心脑血管疾病、糖尿病等疾病的独立危险因素。中医无高尿酸血症病名，痛风应归属于中医"痹症""痛痹""历节病""痛风"等范畴。"痛风"一词最早见于梁代陶弘景《名医别录·上品》载："独活，微温，无毒。主治诸贼风，百节痛风无久新者。"元代朱丹溪首次明确了"痛风"病名，并论述了痛风的临床症状、病因病机及治疗方药。《金匮钩玄·痛风》言痛风四大病因为"风热，风湿，血虚，有痰"。《格致余论·痛风论》言痛风病机曰："彼痛风者，大率因血受热已自沸腾，其后或涉冷水，或立湿地，或扇取凉，或卧当风。寒凉外抟，热血得寒，污浊凝涩，所以作痛。"高彦彬教授在治疗上提出痛风方（姜制南星、泔浸苍术、酒炒黄柏、川芎、白芷、炒神曲、桃仁、酒拌威灵仙、羌活、防己、桂枝、酒洗红花、龙胆草），体现了祛风散寒、利湿清热、行气化痰、活血补虚为主的通治大法。

（一）病因病机

高彦彬教授经过长期大量的临床病例观察，认为高尿酸血症多伴有高血糖、高血脂、脂肪肝、高血压、肥胖等代谢性疾病，认为高尿酸血症与上述代谢性疾病是异病同源，病因病机相似（先天禀赋不足，脾肾亏虚，痰湿体质为发病的内因；过食肥甘，体力活动减少，体形肥胖为重要的环境因素，内因与环境因素共同作用而发病）。

1. 禀赋不足，脾肾两虚，痰湿体质为发病的内在因素

先天禀赋不足，或忧思伤脾，或饮食失节损伤脾胃，或久病虚损，均可导致脾肾两虚。脾主运化，脾虚运化失司，无以运化水谷，不能对饮食中精微物质充分消化、吸收与输布；无以运化水液，导致水湿停聚，化湿生痰；痰湿中阻或湿浊困脾，可致气机阻滞，又可影响脾的运化，临床多为脾虚、湿浊、气滞相互影响，互为因果，临床出现身重、体倦、乏力、便溏、腹胀等症。肾藏精泄浊，内藏元阴元阳为一身阴阳之本，主气化及水液代谢，肾气不足则各脏腑功能失常，阴阳失调，气化失司，水液代谢障碍，最终为湿、为痰、为水；肾虚则固摄无权，开阖失度，浊毒不能正常排泄，临床可出现水肿、尿频、尿浊等症。临床对高尿酸血症的体质相关分析发现，以痰湿体质多见，这与脾肾两虚、痰湿内阻病机相一致。

2. 过食肥甘、体力活动过少，体形肥胖为重要的环境因素

饮食不节，过食肥甘，过量饮酒，损伤脾胃，导致脾胃运化失司，升降失常，湿热蕴积，化热伤阴，形成消渴；过食肥甘，损伤脾胃，痰湿中阻，脂肪蓄积，体力活动过少，则形体肥胖；痰湿浊瘀内蕴化毒，或外感风寒湿邪，湿浊瘀毒痹阻络脉关节，则发为痛风。临床通过大量病例观察发现，高尿酸血症合并代谢综合征的患者大多有过食肥甘厚味、过量饮酒、体力活动过少、形体肥胖或超重的生活史。《素问·奇病论》在论述脾瘅（类似西医学的糖尿病前期或代谢综合征）时指出："此五气之溢也，名曰脾瘅……此肥美之所发也，此人必数食甘美而多肥也。肥者，令人内热，甘者令人中满，故其气上溢，转为消渴。"《万病回春》言："一切痛风，肢节痛者……不可食肉。所以膏粱之人，多食煎炒、炙爆、酒肉热物蒸脏腑，所以，患痛风、恶毒、痛疽者最多。"这里明确指出饮食不节，过食肥甘，损伤脾胃，湿阻中焦气机，湿热蕴积是痛风、脾瘅的主要病机。

3. 肝失疏泄为发病的重要环节

肝主疏泄主要为调节情志、调畅气血与津液的运行、促进胆汁分泌与排泄协助脾胃消化。若抑郁、焦虑、恼怒等因素导致肝失疏泄，肝气郁滞，则见胸胁苦满，精神抑郁或情绪急躁，口干口苦等症；肝郁化火，耗气伤津，

灼伤胃阴则见消谷善饥；肝肾同源，肾阴被灼，下焦虚衰，固摄无权而见尿频尿浊；肝旺克脾，脾失健运，则聚湿成痰，痰湿内生，临床可见身重体倦，舌苔厚腻等症。

4. 湿浊瘀毒阻滞络脉为基本病机

禀赋不足，脾肾两虚；情志失调，肝失疏泄；过食肥甘、活动过少等，均可导致脾、肾、肝功能失调，脾胃运化升降失常，水谷精微及水液运化受阻，气血津液代谢障碍，聚湿成痰，血滞为瘀；痰湿内蕴，浊瘀内生，日久可蕴热化毒，湿浊瘀毒阻滞络脉，产生多种临床症状。湿浊客于脾络，则胸闷脘痞、腹胀纳呆；湿浊瘀阻肝络，则胸胁苦满，精神抑郁或情绪急躁，口干口苦等症；湿浊瘀毒阻滞肾络，封藏失职，开阖失司，则小便频数，浑浊如膏；若肾元虚衰，浊毒内停，则尿少、水肿、尿酸排泄减少，尿酸蓄积体内则易诱发高尿酸血症；湿浊瘀毒阻滞关节，则突发关节红肿热痛，肢体困重，关节活动受限；湿浊瘀毒阻滞于心络，则胸闷胸痛，心悸、气短；湿浊瘀毒阻滞于脑络，则头晕、中风偏瘫、半身不遂、语言不利。高彦彬教授认为湿浊瘀毒阻滞络脉不仅是高尿酸血症及合并症的基本病机，也决定着患者的预后。因此治疗上不仅强调要健脾、益肾、调肝，更要重视利湿、降浊、解毒、通络。

（二）辨证论治

1. 脾虚湿浊内蕴

主症：肢体困重，形体肥胖，嗜食肥甘，脘腹胀满，口腻不渴，大便黏滞或溏泄，舌淡胖，或有齿痕，苔白腻，脉滑或脉缓。

治法：健脾祛湿化浊。

方药：平胃散合五苓散加减。苍术15g，白术15g，薏苡仁30g，陈皮10g，厚朴15g，猪苓15g，泽泻15g，车前子15g，桂枝10g，土茯苓30g，萆薢15g，玉米须30g，冬瓜皮15g，木瓜15g。

本证多见于高尿酸血症患者，脾虚湿阻为主要病机，方中苍术、白术健脾燥湿，使湿去而脾运有权，脾健则湿邪得化；猪苓、泽泻、车前子、冬瓜皮利水渗湿；湿邪内蕴日久可化为湿热，故加薏苡仁、玉米须清热利湿；土茯苓解毒，除湿，利关节；萆薢祛风，利湿主治风湿顽痹；木瓜平肝和胃，祛湿舒筋；脾气之转输，湿邪之运化，皆赖于气之运行，湿邪阻碍气机，气滞则湿郁，故加厚朴行气化湿，消胀除满，与苍术、白术配伍，燥湿以健脾，行气以化湿；陈皮理气和胃，芳香醒脾；桂枝温阳化气，与苍术白术配伍，使脾运有权，脾健则湿邪得化。诸药合用共奏健脾燥湿、淡渗利湿、行气和胃之功。

加减：若神疲乏力，可加黄芪、党参、山药补气健脾；若大便溏泄，可重用炒白术，加干姜。

2. 肝郁脾虚，痰湿阻络

症见：胸胁苦满，口苦、神疲乏力，形体肥胖，纳呆腹胀，大便不调，舌胖暗红，苔白厚腻，脉沉弦滑。

治法：疏肝健脾，化痰除湿。

方药：四逆散合二陈汤加减。柴胡10g，枳壳10g，枳实10g，赤芍、白芍各15g，苍术、白术各15g，薏苡仁15g，陈皮10g，半夏10g，竹茹10g，厚朴10g，丝瓜络10g，土茯苓15g。

本证多见于高尿酸血症合并代谢综合征患者，病机为肝郁脾虚、痰湿阻络。方中柴胡、枳壳、枳实、白芍疏肝理气；苍术、白术健脾燥湿；陈皮、半夏燥湿理气化痰；丝瓜络通经活络，清热化痰；土茯苓解毒，除湿，利关节；竹茹清热化痰、除烦止呕；厚朴行气化湿，消胀除满；赤芍化瘀通络。

加减：痰湿郁久化热，浊毒内蕴，脾胃湿热者，加黄连、茵陈清利湿热；气滞血瘀，络脉不通者，加丹参、红花祛瘀通络；若肝郁胃热，胸胁苦满、大便干结，舌红，苔黄厚，可用大柴胡汤加减疏肝清胃；若肝郁化火，湿热内蕴，加鸡矢藤、龙胆草、栀子、黄芩清肝泻火。

3. 湿热内蕴，毒瘀阻络

症见：突发关节红肿热痛，关节痛剧，行走困难，关节疼痛频繁发作，烦躁不安，大便黏滞不爽或臭秽，肢体困重，口苦、口渴，口臭，小便黄，大便干，舌质红、苔黄腻或黄厚，脉弦滑或滑数。

治法：清热利湿，解毒通络。

方药：四妙散加减。黄柏12g，苍术10g，薏苡仁15g，川牛膝15g，土茯苓15g，金银花15g，连翘15g，延胡索10g，茵陈15g，忍冬藤15g，鸡矢藤15g，生地黄15g，牡丹皮15g，丹参30g，威灵仙15g，瓜蒌8g，生大黄8g。

本证多见于高尿酸血症伴急性痛风发作者。病机为湿热内蕴，毒瘀阻络。方中黄柏、苍术、薏苡仁、茵陈、川牛膝清热利湿通络；鸡矢藤、威灵仙祛风除湿，通络止痛；金银花、连翘、忍冬藤、土茯苓清热解毒除湿；生地黄、牡丹皮、丹参、延胡索清热凉血、化瘀通络止痛；瓜蒌、生大黄清热涤痰、逐瘀通腑。

加减：若烦躁口渴，可加生石膏、知母清热生津止渴；若肿痛甚，可加乳香、没药，外敷新癀片消肿止痛。

4. 寒湿痹阻证

主症：关节冷痛，得寒痛剧，得热痛减，关节拘急，畏寒喜温，口淡不渴，舌体胖，舌质淡，苔白或腻，脉弦或紧。

治法：温经散寒，祛湿通络。

方药：桂枝10g，制附片10g（先煎），麻黄6g，防风10g，白术15g，白芍15g，知母12g，细辛6g，羌活10g，独活10g，牛膝15g。

方中取桂枝、附子温经散寒止痛；麻黄、防风、细辛发散风寒止痛；用白术健脾以燥里湿；芍药、知母滋阴清热，以防燥药伤阴之偏；羌活、独活、牛膝祛风湿通络止痛。

5. 肝肾亏虚，痰瘀阻络

症见：关节无明显红肿，关节疼痛时轻时重，反复发作，迁延不愈，或呈游走性疼痛，或出现关节变形，活动受限，腰膝酸软，双目干涩，夜尿频多，大便偏干，舌质暗淡，舌苔薄白，脉沉细。

治法：滋补肝肾，化瘀通络。

方药：六味地黄丸化裁。熟地黄12g，山茱萸12g，狗脊15g，川牛膝15g，生黄芪15g，生地黄30g，玄参30g，麦冬15g，丹参30g，牡丹皮

10g，鸡矢藤 30g，炙延胡索 10g，土茯苓 15g，泽泻 10g，炙甘草 6g。

本证多见于痛风慢性缓解期，或痛风肾病早、中期。方中熟地黄、山茱萸、生地黄、牡丹皮、泽泻、狗脊滋补肝肾；生黄芪、生地黄、玄参、麦冬益气养阴；鸡矢藤祛风利湿、土茯苓清热解毒利湿，川牛膝、丹参、炙延胡索化瘀通络止痛。

加减：若痰瘀痹阻，形成痰核、结节、痛风石，加胆南星、白芥子、红花、川芎、土贝母、僵蚕等化痰祛瘀、软坚散结；若双目干涩，加枸杞子、菊花滋补肝肾明目；若五心烦热、潮热盗汗，加知母、黄柏滋阴泻火；若夜尿频多、浑浊，加芡实、金樱子、桑螵蛸缩尿固肾。

6. 脾肾两虚，湿浊瘀阻肾络

症见：关节已无明显肿痛，腰膝酸软，神疲乏力、纳差腹胀，尿浊，大便溏。或下肢水肿，舌胖暗红，苔白厚，脉沉细。

治法：健脾益肾，利湿通络。

处方：芪归地黄汤、水陆二仙丹合参苓白术散化裁。黄芪 30g，当归 10g，熟地黄 15g，山茱萸 10g，山药 15g，泽泻 10g，牡丹皮 10g，茯苓 10g，党参 15g，炒白术 15g，芡实 15g，金樱子 15g，土茯苓 15g，土牛膝 15g，丹参 30g。

本证多见于高尿酸血症期或痛风性肾病期。方中熟地黄、山茱萸、山药、泽泻、牡丹皮、茯苓滋阴补肾；黄芪、党参、白术益气健脾；芡实、金樱子固肾涩精；土茯苓、土牛膝清热利湿；当归、丹参化瘀通络。

加减：若头晕目眩，加天麻、钩藤、菊花平肝明目；若腰膝酸软，加狗脊、川牛膝补肾壮腰；若湿浊中阻、纳差呕吐，加陈皮、半夏、竹茹、砂仁和中化湿止呕；若下肢水肿，加车前子、冬瓜皮、茯苓皮利水消肿；若浊毒壅滞、腑实便秘，加大黄、蒲公英、六月雪通腑清热，泄浊解毒。

7. 气阴两虚，痰瘀阻滞心络

症见：形体较肥胖，神倦乏力，时伴心前区闷痛，气短、心悸、口干饮水不多，小便频数，色浊，大便不爽，舌胖质暗红，苔白或白微腻，脉沉细滑。

治法：益气养阴，祛痰化瘀通络。

方药：生脉散合瓜蒌薤白半夏汤加减。生黄芪 30g，太子参 15g，麦冬 15g，白术 15g，土茯苓 15g，薏苡仁 30g，瓜蒌 15g，薤白 12g，半夏 12g，丹参 30g，赤芍 20g，川芎 15g，红花 10g。

本证多见于高尿酸血症合并冠心病患者。方中生黄芪、太子参、麦冬益气养阴；白术、土茯苓、薏苡仁健脾清热利湿；瓜蒌、薤白、半夏宣痹通阳化痰；丹参、赤芍、川芎化瘀通络。

加减：大便溏薄者，加炒白术、山药、莲子健脾益气；大便干者，加枳实、大黄行气通腑；心悸怔忡者，加炒酸枣仁、茯神养心安神。

（三）诊疗特色

1. 分期辨证治疗

高彦彬教授治疗痛风和高尿酸血症多采用分期辨证治疗，他临床常将痛风和高尿酸血症分为五个阶段。①高尿酸血症期：患者未曾发作过痛风，仅血尿酸水平升高的时期。②急性痛风性关节炎期：患者关节炎突然发作的时期，关节红肿热痛，疼痛剧烈。③痛风间歇期：两次急性痛风性关节炎发作之间的阶段。④慢性痛风性关节炎期：患者关节持续疼痛，血尿酸水平持续波动，可伴有痛风石出现的时期。⑤痛风性肾病期：包括尿酸性肾石病、慢性尿酸盐肾病、急性尿酸性肾病。

高彦彬教授强调应针对痛风和高尿酸血症不同阶段、不同病机辨证论治。高尿酸血症期以脾虚湿浊内蕴，或脾肾两虚、湿浊内阻证多见。脾虚湿浊内蕴证，常以参苓白术散、平胃散合五苓散加减，健脾祛湿化浊；脾肾两虚，湿浊内阻证，常以芪归地黄汤、水陆二仙丹合参苓白术散化裁，健脾益肾，利湿通络。急性痛风性关节炎期以湿热内蕴，毒瘀阻络证多见，治用四妙散加减，清热利湿，解毒通络止痛。痛风间歇期及慢性痛风性关节炎期，以痰瘀痹阻证、脾虚湿热证、脾肾亏虚证为多见。痰瘀痹阻证以化痰散结，活血通络为治法，以病位在上焦、中焦、下焦的不同分别用痛风方、丹红四物汤、二陈汤加减；脾虚湿热证以益气健脾，清热利湿为治法，以参苓白术散、宣痹汤、四妙丸加减；脾肾亏虚证以健脾益肾、燥湿化浊为治法，以四君子汤、金匮肾气丸加减。痛风性肾病期以肝肾阴亏虚与脾肾亏虚证为多见，肝肾阴亏虚证以滋补肝肾、化瘀通络为治法，以芪归地黄丸、丹红四物汤加减；脾肾亏虚证以健脾益肾、利湿通络为治法，以四君子汤、金匮肾气丸加减。

2. 从络病辨治

络病理论是中医理论独特的组成部分。经脉是运行气血的主干；络脉是从经脉支横别出、逐层细分、纵横交错、广泛分布于脏腑组织之间的网状系统。络脉分气络、血络。气络是人体内运行经气的网络系统，发挥着信息传导、自稳调控、防御卫护等功能；血络是人体内以运行血液为主的网络系统，发挥着渗灌气血、濡养代谢、津血互换等功能。气络、血络是脏腑结构及功能的重要组成部分。当络脉发生病变时即为络病，络病的内涵是络脉损伤、功能失常，络病的外延是导致络病的病因及络病相关疾病。

高彦彬教授认为高尿酸血症是一种慢性、全身性疾病，常与多种慢病（慢性肾病、糖尿病、高血脂、心脑血管疾病等）共存，可导致多个靶器官受损。高彦彬教授认为高尿酸血症与上述慢病是异病同源，病因病机相似，具有病情迁延、久病难愈的特点，符合中医久病多瘀、久病多虚、久病及肾、久病入络的病机特点，络病是高尿酸血症和上述慢病的共性病理基础。高彦彬教授认为湿浊瘀毒阻滞络脉是高尿酸血症与痛风的基本病机，络病是糖尿病合并高尿酸血症的不良结局。因此，在防治上以络病理论为指导，从络病辨治，既重视高尿酸血症的控制，更重视络脉损伤的保护以预防合并症，体现出既病防变的治未病思想。因此，从络病理论探讨治疗高尿酸血症、痛风、糖尿病具有重要意义。

针对湿浊瘀毒阻滞络脉的基本病机，高彦彬教授在治疗上重视祛邪通络，如利湿通络法常用藿香、佩兰、白术、苍术、茯苓、薏苡仁、车前草、萆薢等；化痰通络法常用瓜蒌、半夏、桑白皮、白芥子等；降浊通络法常用土茯苓、秦皮、泽泻、大黄等；化瘀通络法常用丹参、川芎、鸡血藤、威灵仙、川牛膝、丹红四物汤等；"藤"类药通络法常用忍冬藤、络石藤、鸡血藤、青风藤等；软坚散结通络法常用胆南星、白芥子、土贝母、莪术、僵蚕等。针对脾肾两虚，肝肾亏虚，肝失疏泄，重视络虚通补，扶正通络，如健脾通络、益肾通络、调肝通络等。高彦彬教授强调高尿酸血症与多种慢病（慢性肾病、糖尿病、高血脂、心脑血管疾病等）是异病同源，病因病机相似，防治上应异病同防、异病同治。

3. 重视辨证施膳

高彦彬教授十分重视患者的生活方式，重视辨证施膳。①饮食上鼓励患者多吃新鲜蔬菜、鸡蛋，适量食用低脂、脱脂奶制品，多饮水，避免饮用含果糖饮料，避免摄入动物性高嘌呤食物、啤酒、黄酒和烈酒，戒烟。②适量运动，不宜剧烈运动，以免诱发痛风发作。③肥胖者控制体重在理想范围内。④辨证施膳：湿热蕴结证，选用清凉利湿的饮食，如绿豆苡仁米汤、金银花露、百合汤、百合粥、黄瓜、西瓜、芦根等，慎用辣椒、桂皮、酒、羊肉等温热食品；脾虚湿热证，选用健脾清利湿热之品，如茯苓、薏苡仁、萆薢、土茯苓、淡竹叶、玉米须、薏米粥（薏苡仁、土茯苓、粳米）等，忌用寒凉食物及性味苦寒之品；痰瘀痹阻证，选用活血化痰散结之品，如茯苓山楂粥（茯苓、粳米、白芥子、山楂）。脾虚湿阻证，选用健脾化湿之品，如龙须饮（玉米须、淡竹叶）、薏米粥、陈皮、薏苡仁、茯苓、白扁豆、粳米等；脾肾亏虚证，选用健脾益肾之品，如熟地黄、山药、茯苓、泽泻、桑寄生、益肾粥（熟地黄、萆薢、薏苡仁）等。

4. 重视未病先防

高彦彬教授认为包括高尿酸血症、糖尿病在内的代谢性疾病高发，与过食肥甘厚味、体力活动过少，体形肥胖等环境因素密切相关。对本病应防重于治，重视未病先防。他特别强调代谢性疾病预防应从娃娃抓起，目前中小学生存在体力活动过少，营养过剩，肥胖增多的现象，这些是引发代谢性疾病的重要环境因素。高彦彬教授建议：一是加强中医科普宣传，使中医科普进中小学、社区，建立起合理膳食（限制动物性高嘌呤食物及含果糖饮料），适当运动、戒烟限酒的科学生活方式；二是针对脾肾两虚、痰湿体质有针对性地进行综合干预，包括饮食、运动和中药干预；三是针对痰湿体质建议日常饮用健脾化湿茶（白术 6g，陈皮 6g，玉米须 6g）。

五、治疗骨质疏松症经验

骨质疏松症（OP）是一种以骨量下降、骨骼结构损坏，导致骨骼脆性增加、易发生骨折为特征的全身性骨病。骨质疏松症分为原发性骨质疏松症和继发性骨质疏松症两大类。其中，原发性骨质疏松症包括绝经后骨质疏松症（Ⅰ型）、老年性骨质疏松症（Ⅱ型）和特发性骨质疏松症（青少年型）。继发性骨质疏松症指由影响骨代谢的疾病或药物或其他明确病因导致的骨质疏松症。骨质疏松症的严重后果是骨质疏松性骨折。随着我国人口老龄化加剧，骨质疏松症患病率快速攀升，《原发性骨质疏松症诊疗指南2022》指出，中国65岁以上老年人的骨质疏松症患病率为32%，其中男性为10.7%，女性为51.6%。目前我国骨质疏松症患者数约为9000万，其中女性约7000万。我国骨质疏松症的防治面临患病率高，但知晓率、诊断率、治疗率低（"一高三低"）的严峻挑战；骨质疏松症已成为我国面临的重要公共卫生问题，中西医在OP的诊疗中各有优势，需要中西医协同积极应对。

（一）病因病机

高彦彬教授认为根据临床表现，骨质疏松症属于中医"骨痿""骨枯""骨痹"等范畴。本病多由先天禀赋不足、后天调养失宜、久病失养，久病及肾、老年衰变，饮食不节、久卧少动、用药失当等引发。肾藏精、主骨、生髓，肾精充足，则骨髓生化有源，骨骼得到骨髓滋养而坚固有力；肝藏血、主筋，肾藏精、主骨，肝肾同源，精血相生，筋骨相连；脾主运化，主四肢肌肉，脾胃健运，则肌肉丰满壮实，骨骼强壮有力；气为血帅，血为气母，气行则血行，气虚气滞则血瘀，气血与筋骨密切相关。肾虚是骨质疏松症的主要病机，同时与肝、脾、血瘀关系密切。骨质疏松症为多因、多果、多虚、多瘀、多系统、多脏器的全身性骨骼疾病。

1. 肾精亏虚

肾精亏虚是骨质疏松症的主要病因。素体虚弱，先天禀赋不足；或年老脏衰，肾精亏虚；或久病重病之后肾精气血亏虚。肾为先天之本，肾藏精、主骨生髓。人体的骨骼依赖骨髓的营养，骨髓为肾精所化生，肾精充实则骨髓化生有源，骨骼坚固，强健有力；各种原因导致肾精亏虚，精血不足，则髓亏不能充骨生髓，骨骼失养，脆弱无力而形成骨痿。

2. 脾胃虚弱

脾胃虚弱是骨质疏松症发生的重要因素。饮食不节，过食肥甘，损伤脾胃，或思虑伤脾，而致脾胃虚弱。肾为先天之本，脾胃为后天之本，生理上二者相互资助，相互促进，病理上常相互影响，互为因果。脾司运化而主肌肉，为气血津液生化之源，脾旺则四肢强健，脾胃虚弱，无以受纳运化水谷精微，造成营养缺乏，气血津液无以化生，无以充养五脏，筋脉、肌肉、骨骼失养，骨髓空虚，发为骨痿。

3. 肝血不足

肝主疏泄，肝藏血，主筋；肾藏精，主骨，生髓。肝肾同源，精血互化，肾中精气的充盛，亦有赖于肝血的滋养。若情志失调，五志过极，肝失调达，则肝郁耗血，或肾精亏损，导致肝血不足，终致肾精亏损；肝血不足，不能充骨生髓，骨骼失养，屈伸不利，肢体不用，发为骨痿。

4. 脉络瘀阻

《灵枢·本脏》云："经脉者，所以行气血而营阴阳，濡筋骨，利关节。"可见筋骨强健、关节滑利需依靠经脉中之气血濡养。气为血帅，血为气母，气行则血行，若久病气血虚衰，无力推动血液运行；或气机郁滞，气滞血瘀；或脾肾阳虚，阳虚寒凝血瘀，均可导致脉络瘀阻，气血津液无以充养四肢百骸，筋脉、肌肉、关节失于濡养，遂疏松脆弱，全身骨痛。骨质疏松症的血瘀是在肾虚和脾虚的基础上产生的病理产物，血瘀阻滞脉络，反过来又加重病情。

（二）辨证论治

高彦彬教授认为骨痿，多指没有明显的疼痛表现或仅感觉腰背酸软无力的患者，中医称之为"腰背不举，骨枯而髓减"，虚证居多；骨痹，症见"腰背疼痛或全身骨痛，伴身重、四肢沉重难举"的患者，常有瘀血阻络、损及筋骨，故虚实夹杂为多。临床治疗以中医"肾主骨""肝主筋""脾主肌肉""络以通为用""不通则痛""不荣则痛"理论为指导，以补肾填精、温补脾肾、滋补肝肾、健脾益气、祛瘀通络为基本治法，辨证论治，攻补兼施。

1. 肾精亏虚

主症：腰膝酸软，腰背部疼痛，日轻夜重，下肢酸软无力，不能久立，或驼背，或足跟痛，或耳鸣耳聋，头发稀疏，或齿摇发落，舌质红，少苔，脉细或略数。

治法：滋阴充髓，补肾填精。

方药：左归丸加减。熟地黄 12g，山药 15g，枸杞子 10g，山茱萸 10g，川牛膝 15g，鹿角胶 10g，龟甲胶 10g，菟丝子 12g，杜仲 15g，丹参 15g，当归 10g。

方中熟地黄、山药、枸杞子、山茱萸补肾填精；龟甲胶、鹿角胶二胶，为血肉有情之品，峻补精髓，龟甲胶偏于补阴，鹿角胶偏于补阳，在补阴之中配伍补阳药，取"阳中求阴"之义；丹参、当归养血和血，助鹿角胶以补养精血；川牛膝、杜仲益肝肾，强腰膝，健筋骨。

加减：若畏寒喜暖，加肉桂、制附子温补肾阳；若腰膝酸软，形体瘦弱，足痿无力，可酌加狗脊、川续断、补骨脂、巴戟天补肾填精，强腰健骨。现代药理学研究表明，补肾药对人体骨的形成有明显刺激作用，可抑制骨质疏松患者的骨吸收，增强骨的形成，改善临床症状。

2. 肾阳亏虚

主症：腰背冷痛、遇冷疼痛加重、神疲气衰、腰膝酸软乏力，畏寒肢冷、小便次数多、舌淡苔白、脉沉细或沉弦。

治法：温补肾阳，填精益髓，强筋健骨。

方药：右归丸加减。熟地黄 15g，制附子 10g，肉桂 10g，山药 30g，山茱萸 10g，菟丝子 15g，鹿角胶 15g，枸杞子 10g，丹参 15g，当归 10g，杜仲 15g，续断 15g。

方中以附子、肉桂、鹿角胶为君药，温补肾阳，填精补髓。臣以熟地黄、枸杞子、山茱萸、山药滋阴益肾，养肝补脾。佐以菟丝子补阳益阴，固精缩尿；杜仲、续断补益肝肾，强筋壮骨；丹参、当归养血和血，助鹿角胶以补养精血。诸药配合，共奏温补肾阳、填精止遗之功。研究表明，温补肾阳类中药具有诱导骨髓间充质干细胞成骨分化、刺激成骨细胞增殖、抑制破骨细胞成熟的作用。

3. 肝肾阴虚

主症：腰背疼痛，腰膝酸软无力，手足心热，眼睛干涩、眩晕耳鸣、潮热盗汗、失眠多梦、舌红少苔、脉沉细数。

治法：滋补肝肾，填精壮骨。

方药：六味地黄汤加减。熟地黄 15g，山药 30g，山茱萸 10g，牡丹皮 15g，泽泻 10g，茯苓 10g。

方中熟地黄滋肾填精为君药，以山茱萸养肝肾而涩精、山药补益脾肾而固精为臣药，三药同用，以达到三阴并补之功；并配以茯苓淡渗脾湿，助山药之益脾，且防山药敛邪；泽泻清泄肾浊，防熟地黄之滋腻敛邪，且可清降肾中虚火；牡丹皮清泻肝火，制山茱萸之温，且防酸涩敛邪，共为佐使药。诸药合用，三补三泻，乃补中有泻，寓泻于补，相辅相成，共奏滋补肝肾之效。

加减：腰背疼痛明显者，加桑寄生、续断、狗脊补益肝肾，强筋壮骨；潮热盗汗者，加女贞子、旱莲草、知母、黄柏滋阴清热；口干咽燥，舌红少苔者，加麦冬、天冬、玄参滋阴生津；失眠多梦者，加炒酸枣仁、珍珠母养血重镇安神；头晕目眩者，加天麻、钩藤、菊花平肝息风明目。研究表明，补益肝肾类中药有助于维持骨髓造血微环境，促进成骨细胞的生长、增殖和分化。

4. 脾肾阳虚

主症：腰膝酸软，腰背部疼痛，或足跟痛，肢体关节冷痛，畏寒喜暖，遇寒痛甚，纳少便溏，形神衰惫，小便不利，舌质淡胖有齿痕，苔白滑，脉细弱无力。

治法：温补脾肾，助阳散寒。

方药：附子理中汤合金匮肾气丸加减。人参 10g，白术 12g，甘草 6g，干姜 10g，附子 10g，山药 15g，山茱萸 10g，熟地黄 10g，桂枝 10g。

方中人参、白术、甘草益气健脾，燥湿和中；干姜、附子温中散寒；山药、山茱萸、干地黄补脾益肾，附子、桂枝温阳化气。

加减：腰背部疼痛者，加牛膝、狗脊、桑寄生补益肝肾，强筋骨；下肢浮肿，小便短少者，加济生肾气丸，以补肾利水；五更泄泻者，合用四神丸，以温补脾肾，固肠止泻。研究表明，补益脾肾类中药有助于增强脏腑功能，增加肠道钙、磷吸收，促进成骨细胞增殖，整体改善骨代谢。

5. 气虚血瘀

主症：腰背酸痛，神疲乏力，甚至弯腰驼背，活动受限，或骨折，骨痛，痛有定处，关节变形、刺痛，头晕目眩，面色㿠白，舌暗或有瘀斑，苔白，脉细涩。

治法：补气活血，通络止痛。

方药：补阳还五汤合独活桑寄生汤加减。黄芪30g，当归12g，赤芍15g，川芎15g，独活10g，细辛3g，桂心10g，秦艽10g，防风10g，熟地黄12g，杜仲15g，牛膝15g，桑寄生15g，白芍15g，人参10g，茯苓10g，甘草6g。

方中黄芪、人参、茯苓、甘草益气健脾利湿；当归、赤芍、白芍、川芎补血和血，通络止痛；独活、细辛、桂心祛风散寒，通络止痛；秦艽、防风祛风胜湿；熟地黄、杜仲、牛膝、桑寄生补益肝肾，强筋骨。诸药合用，补气活血，通络止痛，标本兼治。

加减：上肢疼痛者，加威灵仙、桂枝、姜黄；下肢疼痛者，加牛膝、狗脊、木瓜；腰背部疼痛者，加杜仲、续断；关节强直，痰瘀互结者，加白芥子、桃仁、红花、地龙、全蝎、蜈蚣化痰通络。

6. 血瘀气滞

主症：骨节刺痛，痛有定处，痛处无法按压，情志抑郁或烦躁，大多有外伤史或慢性病史，舌质发紫，色泽暗淡，有瘀点或瘀斑，脉涩或弦。

治法：理气活血，化瘀止痛。

方药：身痛逐瘀汤加减。川芎15g，桃仁10g，红花10g，当归10g，羌活10g，秦艽10g，没药6g，延胡索10g，灵脂6g，香附10g，牛膝15g，地龙 15g，甘草 6g。

方中红花、桃仁、川芎、当归活血祛瘀；羌活、秦艽祛风除湿；五灵脂、延胡索、没药、香附行气血，止疼痛；牛膝、地龙化瘀通络以利关节；甘草调和诸药。

加减：腰部冷痛喜温者，加干姜、桂枝、制附子；腰痛酸软无力者，加黄芪、熟地黄、杜仲、鹿角胶；腰痛有热感、口苦烦热者，加苍术、黄柏。研究表明，活血化瘀类中药可改善骨组织的血流状态，促进骨骼代谢和机体对钙、磷的吸收，减轻疼痛等不适。

（三）诊疗特色

1. 注重补肾

高彦彬教授认为肾虚是骨质疏松症的主要病机，因此治疗中注重补肾。在"肾主骨"的理论指导下，补肾强筋壮骨为治疗骨质疏松症的基本治法。肾精亏虚多用左归丸加减；肾阳虚常用金匮肾气丸（《金匮要略》）、右归丸（《景岳全书》）、十补丸《济生方》加减，常用药为附子、肉桂、淫羊藿、仙茅、巴戟天、枸杞子、鹿茸、鹿角胶、补骨脂、冬虫夏草、肉苁蓉、益智仁、胡桃肉、杜仲、续断、五加皮等。肾阴虚或肝肾阴虚常用六味地黄丸（《小儿药证直诀》）、虎潜丸（《丹溪心法》）、补肾地黄丸（《证治准绳》）等方加减，常用药为熟地黄、生地黄、枸杞子、龟甲胶、鹿角胶、山茱萸、当归、白芍、女贞子、旱莲草、制何首乌、桑椹、黑芝麻、菟丝子、桑寄生、杜仲、续断、怀牛膝等。高彦彬教授认为补肾阳的药物对于疼痛治疗效果明显，但应用时间不可过长，应用过程中须配伍生地黄、麦冬、牡丹皮、黄柏等滋阴清热药，否则易出现口舌生疮、口干咽燥等弊端；补肾阴的药物对于增加骨密度效果明显，止痛效果不佳，但都要长期应用方显效果，故在临床应用时多加工成丸剂，以便长期服用。高彦彬教授认为治疗时应本着阴阳互根的原则组成阴阳俱补之补肾方药，治疗过程往往早期补肾阳力度大于补肾阴，后期补肾同时兼顾健脾，既防滋阴药物碍胃，又可促进药物吸收。

2. 重视活血化瘀通络

高彦彬教授认为老年骨质疏松患者多有"络脉瘀滞"，多为年老体衰、肾精不足，久病多虚、元气渐衰，血运缓慢，脉络瘀滞；或年老肾阳不振，阳虚寒凝致瘀；绝经后骨质疏松症也多有"络脉瘀滞"，多为肝肾阴虚，虚热煎灼，血黏成瘀；或情志失调，气机郁滞，气滞血瘀。脉络瘀滞，血液运行不畅，骨失所养，则骨质稀疏脆弱，而见疼痛酸软诸症。治疗上常在补肾基础上配合活血化瘀通络药，常用方有桃红四物汤、补阳还五汤、血府逐瘀汤、身痛逐瘀汤等。常用药有当归、川芎、丹参、红花、桃仁、赤芍、川牛膝、鸡血藤、地龙、骨碎补、续断等，可提高临床疗效，增强止痛的功效。

3. 结合西医分型论治

原发性骨质疏松症Ⅰ型，常见于绝经后的妇女，病位主要在肝肾，女子以肝为先天，绝经后的妇女，肝血亏虚，肾精亏耗，冲任不足，故治以滋补肝肾、益精养血为主，常在补肾基础上配以枸杞子、熟地黄、女贞子、何首乌、当归、白芍等。原发性骨质疏松症Ⅱ型，常见于老人，病位主要在脾肾。人至老年，五脏皆衰，而以脾肾为先，治以补肾健脾，常在补肾基础上配用黄芪、党参、白术、茯苓、山药等益气健脾之品。

4. 重视预防

对于骨质疏松症的高危人群，重在预防。强调中医"顺应四时，起居有常，劳逸适度，饮食有节，房事有度，调畅情志，形神共养，动静适宜"的养生原则。饮食可适当选择牛奶、大豆、虾、蟹、牛肉等钙质丰富的食物使营养均衡，戒烟、限酒、避免过量饮用咖啡、碳酸饮料及避免或少用影响骨代谢的药物。药膳养生可辨证选择药食两用之品：肾阳不足可选用羊肉、枸杞子、乌鸡、海参、龙眼、韭菜、生姜等补益肾阳；肝肾阴虚可选用银耳、猪肝、石斛、菊花、玫瑰花等养肝益肾；脾虚可选用山药、薏苡仁、山楂、牛肉、大枣等可健脾益胃。此外，还应规律运动，动静结合，防止跌倒。视个体情况进行太极、五禽戏、八段锦等健身活动，充足日照，保持心情舒畅，使人体阴阳平衡、气血畅通，达到防治和延缓骨质疏松症的目的。

六、治疗肥胖病经验

肥胖是指机体总脂肪含量过多和/或局部脂肪含量增多及分布异常，是由遗传和环境等因素共同作用而导致的慢性代谢性疾病。2020年《中国居民营养与慢性病状况报告》显示，城乡各年龄组居民超重及肥胖率持续上升，成年居民超重或肥胖人数已超过总人口的50%。肥胖可增加高血压、糖尿病、高脂血症、冠心病、心肌梗死、卒中及部分肿瘤等多种慢性病的风险，肥胖人群睡眠呼吸暂停综合征、脂肪肝、胰腺炎、胆囊炎、胆石症、多囊卵巢综合征（女性）、不孕不育等发生率明显升高，严重影响患者生活质量与寿命。中医文献对肥胖有肥贵人、肥人、肥白人的论述，《黄帝内经》把肥胖分为膏人、脂人、肉人，指出："人有脂、有膏、有肉……䐃肉坚，皮满者，肥；䐃肉不坚，皮缓者，膏；皮肉不相离者，肉……膏者，多气而皮纵缓，故能纵腹垂腴。肉者，身体容大。脂者，其身收小……是故膏人，纵腹垂腴；肉人者，上下容大；脂人者，虽脂不能大者。"其指出了膏人、肉人、脂人的临床特征。膏人腹宽而垂，皮肤松弛，肌肤质软；脂人形体虽肥但匀称，皮肤饱满，体态协调；肉人形体宽大，体格壮实，肌肉壮盛。

（一）病因病机

高彦彬教授认为肥胖是复合病因导致的慢性代谢性疾病。其形成与先天禀赋、体质差异、饮食不节、过食肥甘、久坐少动、情志失调、脏腑功能失调、水谷精微代谢紊乱、痰湿内生、膏脂蓄积等密切相关。病变部位主要在中焦脾胃肠，可涉及肝、肾、心、脑等脏腑；主要病机特点为脾虚湿阻、肝失疏泄、肝胃郁热、湿浊痰瘀，常伴发消渴、眩晕、痛风、血脂异常、睡眠障碍、不孕不育等病证，日久湿浊痰瘀阻络或湿浊痰瘀化毒损络，可导致消渴病及并发症、心络病变的胸痹心痛、脑络病变的中风等。

1. 先天禀赋

形体胖瘦与先天禀赋、遗传因素有密切关系。《灵枢·阴阳二十五人》指出"土形之人……其为人黄色，圆面，大头，美肩背，大腹，美股胫，小手足，多肉""水形之人……大头廉颐，小肩，大腹"。前者与全身性肥胖类似，后者与腹大的中心性肥胖类似。两者均与先天禀赋，脾肾不足，脾肾功能失调，水谷精微代谢失常，聚湿生痰，膏脂蓄积相关。研究表明遗传因素是肥胖的最主要影响因素之一，遗传因素不仅影响肥胖的程度，还影响脂肪分布的类型，特别是对内脏脂肪的影响尤为显著。

2. 体质差异

体质差异与肥胖相关。《临证指南医案》云："凡论病，先论体质……夫肌肤柔白属气虚，外似丰溢，里真大怯，盖阳虚之体，惟多痰多湿……所谓肥人之病，虑虚其阳。"这里指出气虚、阳虚、痰湿体质与肥胖相关，近年研究发现肥胖与痰湿体质、湿热体质、气虚体质、阳虚体质密切相关。

3. 饮食不节

饮食不节、过食肥甘厚味是肥胖形成的重要原因。《素问·奇病论》云："此人必数食甘美而多肥也。""肥者令人内热，甘者令人中满。"《临证指南医案》指出肥胖之人"湿从内生，必其人膏粱酒醴过度，或嗜饮茶汤太多，或食生冷瓜果及甜腻之物。其人色白而肥，肌肉柔软"。饮食不节、过食肥甘厚味，日久损伤脾胃，水谷精微不能正常运化，水湿停聚，湿从内生，聚湿生痰，膏脂蓄积，停留肌肤、脏腑而发为肥胖。同时《素问·通评虚实论》曰："凡治消瘅、仆击、偏枯、痿厥、气满发逆，肥贵人则高粱之疾也。"这里指出肥胖与糖尿病、中风等重大慢病发生密切相关。

4. 久坐少动，体力活动减少

这也是肥胖形成的重要原因。《素问·宣明五气论》指出"久卧伤气""久坐伤肉"，《望诊遵经》说："富贵者，身体柔脆，肌肤肥白，缘处深闺广厦之间。"这里指出久坐少动，体力活动减少是肥胖形成的重要原因。过食肥甘厚味，久坐少动，体力活动减少，导致脾气壅滞，运化失司，代谢失调，脂膏痰浊内聚发为肥胖。研究表明中国居民的生活方式日趋久坐少动，体力活动减少是肥胖发病的主要危险因素之一，另外睡眠及生物钟节律异常等也增加肥胖发生风险。

5.情志失调

情志失调也是肥胖形成的重要原因。《血证论·脏腑病机论》云："食气入胃，全赖肝木之气以疏泄之，而水谷乃化。设肝之清阳不升，则不能疏泄水谷，渗泄中满之证在所不免。"肝失疏泄可影响脾之运化、水谷津液代谢，使脂膏痰浊内聚发为肥胖。研究表明随着社会经济快速发展，人们的心理压力和焦虑/抑郁急剧上升，不良的社会心理状态是导致中国居民超重/肥胖发生率升高的因素之一。

（二）肥胖病防治

1.防治策略

肥胖防控应采用全人群、全方位和全生命周期的防控措施。全人群都应把保持健康体质量作为目标，孕妇和儿童青少年是肥胖防控的重点人群；基于治未病开展综合干预措施，实施全方位肥胖防控；全生命周期包括孕前期、孕期、儿童青少年时期、成年期、衰老直至死亡的整个过程。儿童时期是获得健康知识、健康生活方式和习惯形成的时期，也是肥胖预防的关键期。强调肥胖防控必须从儿童肥胖防控抓起。高彦彬教授强调中医治疗肥胖需综合治疗（健康教育、心理调整、饮食治疗、运动治疗、中药辨证论治、针灸治疗等），并强调基于治未病需开展肥胖四级预防。

（1）零级预防：针对健康、亚健康人群，利用学校、幼儿园、企事业单位、社区和媒体，针对儿童、成人居民，加强公众健康教育，普及中医养生保健知识（饮食有节、起居有常、调摄精神、动静结合、合理膳食、适当运动、心理平衡、戒烟限酒等），定期测量体质量及腰围，保持健康体质量，做到吃、动两平衡。

（2）一级预防：针对容易发生肥胖的高危人群，通过生活方式干预（健康教育、改变饮食结构及生活习惯、适当运动、心理平衡、戒烟限酒等）及中医药辨证施膳，以预防超重/肥胖的发生。

（3）二级预防：针对已经确诊为超重/肥胖的个体进行并发症评估，通过积极的生活方式干预及中医药辨证施治阻止体质量的进一步增加，并防止肥胖相关并发症的发生。

（4）三级预防：针对已经确诊为超重/肥胖且有并发症的个体，采用生活方式干预、膳食管理联合减重中西医治疗的方式，实现减轻体质量或改善肥胖相关并发症、预防疾病进一步发展的目标，必要时可采用代谢性手术治疗。

2. 饮食治疗

高彦彬教授认为饮食治疗是治疗肥胖病的基础，包括限制能量平衡膳食及辨证施膳。

（1）限制能量平衡膳食：原则是限制能量摄入的同时保证基本营养需求的膳食。目前主要有 3 种类型。①在目标摄入量基础上按一定比例递减（减少 30% ～ 50%）；②在目标摄入量基础上每日减少 500kcal 左右；③每日供能 1000 ～ 1500kcal。

（2）辨证施膳：辨证施膳是综合患者的体质、中医辨证、季节时令、地理环境等因素而确定相应的食疗方案。如脾虚痰湿体质应少吃肥、甜、油、黏（腻）的食物，可选用健脾祛湿化痰的药食两用食物，如白扁豆、山药、茯苓、橘皮、莲子、薏苡仁等；湿热体质应少吃温热辛辣、助阳温补之品，可选用清热利湿的药食两用食物，如薏苡仁、荷叶、佩兰、赤小豆、冬瓜等；肝胃郁热应少吃温热辛辣、助阳温补之品，可选用清肝胃之热的药食两用食物，如决明子、荷叶、苦瓜、白萝卜、黄瓜等；湿浊痰瘀少吃肥、甜、油、黏（腻）的食物，可选用利湿降浊、化痰活血的食物，如茯苓、橘皮、山楂、桑叶、红花等；脾肾阳虚少吃寒凉、肥油（腻）的食物，可选用补益脾肾利水的食物，如芡实、山药、茯苓、肉桂、生姜等。

3. 运动治疗

高彦彬教授认为运动治疗是治疗肥胖病的基础，对超重或肥胖的患者，根据个性化原则和循序渐进原则，采用有氧运动结合抗阻运动为主。运动要求为中等强度有氧运动，运动时间 ≥ 150 分钟 / 周，每周 3 ～ 5 次训练，并配合每周 2 ～ 3 次抗阻训练。亦可通过中医八段锦、易筋经进行体重管理。

4. 辨证论治

（1）脾虚湿阻证

主症：超重或肥胖，肌肉松软，或浮肿，头重如裹，肢体困重，懒言少动，腹满，大便不成形，尿少，舌体胖，质淡红，苔白腻，脉沉缓。

治法：健脾益气、渗利水湿。

方药：参苓白术散加减。人参 10g，炒白术 15g，莲子肉 15g，薏苡仁 30g，泽泻 15g，白扁豆 15g，茯苓 30g，山药 15g，砂仁 10g，炙甘草 6g。

方中人参、白术、茯苓益气健脾渗湿为君；山药、莲子肉助君药以健脾益气，并用白扁豆、薏苡仁、泽泻，助白术、茯苓以健脾渗湿，均为臣药；更用砂仁醒脾和胃、行气化滞，是为佐药；炒甘草健脾和中，调和诸药。

加减：若痰湿重，加橘皮、半夏、苍术；若腹胀，加厚朴、炒莱菔子；伴水肿，加茯苓皮、冬瓜皮。

若肝郁气滞，可用四逆散加减；若肝郁脾虚，可用逍遥散加减。

（2）肝胃郁热

主症：形体肥胖，肌肉结实，头胀眩晕，胸胁苦满，胃脘痞满，性情急躁，消谷善饥，口干喜饮，大便秘结，怕热，舌红，苔黄腻，脉滑数。

治法：疏肝清胃、通腑泄浊。

方药：大柴胡汤加减。柴胡 12g，黄芩 12g，芍药 15g，半夏 9g，枳实 15g，大黄 10g，决明子 30g，荷叶 30g，薏苡仁 30g。

方中柴胡配黄芩疏肝清热、和解少阳；柴胡配芍药疏肝理气；大黄配枳实行气消痞、通腑泄浊、清泄阳明热结；芍药与枳实相伍可以理气和血，以除胸胁苦满、胃脘痞满；决明子清肝明目、清热解毒、助大黄通腑泄浊；半夏、薏苡仁化痰利湿。诸药配伍，疏肝清胃、通腑泄浊、化痰利湿。

加减：头胀眩晕者，加天麻、钩藤、菊花、石决明等；怕热、口干喜饮者，加生石膏、知母、牡丹皮、天花粉等；消谷善饥者，加黄连、玉竹等。

（3）湿浊痰瘀

主症：形体肥胖，身体重着，困乏神疲，晕眩，胸闷，口干，舌质暗，苔腻或黄腻，脉弦滑。

治法：利湿降浊，化痰活血。

方药：泽泻 15g，冬瓜皮 30g，大黄 8g，瓜蒌 15g，土茯苓 30g，半夏 10g，丹参 30g，黄连 10g。

方中泽泻、冬瓜皮、土茯苓清热利湿降浊；瓜蒌、半夏祛痰宽胸；黄连、大黄、丹参清热化瘀通络。诸药合用共奏利湿降浊、化痰活血之功。

加减：若肥胖、身重、苔腻，加薏苡仁、荷叶、茯苓清热利湿；若湿浊痰瘀化毒，面部及胸背痤疮，加马齿苋、蒲公英等。

（4）脾肾阳虚

主症：形体肥胖，肌肉松软、虚浮肿胀，畏寒肢冷，疲乏无力，腰酸腿软，腹胀痞满，纳呆，便溏，舌淡，苔薄白，脉沉细无力。

治法：补益脾肾，温阳利水。

方药：白术 15g，熟附子 10g，茯苓 30g，山药 15g，白芍 15g，生姜 10g，桂枝 10g，泽泻 15g。

本方适合肾阳虚，水湿内停的肥胖患者。方中附子温壮肾阳，白术健脾燥湿，桂枝温阳化气，泽泻、茯苓利水渗湿，生姜温散水气，芍药利小便，止腹痛。诸药相配，既能温补脾肾之阳，又可利水祛湿。

5. 针灸治疗

肥胖在中药辨证论治基础上配合针灸治疗可提高疗效，多取中脘、天枢、大横、气海、关元、足三里、三阴交、曲池、水道、阴陵泉；伴肝胃郁热加巨虚、内庭、合谷、太冲；伴脾肾阳虚加肾俞、脾俞。隔日 1 次。耳穴疗法亦可适用于肥胖症的各种证型，取穴为胃、神门、饥点、内分泌、三焦、交感、肾、口、大肠、脾。每次选用 3～5 个穴位，王不留行贴压，单侧取穴。每 2～3 日 1 次。

第六章　验案评析

第一节　糖尿病验案

（一）糖尿病肺胃热盛、二阳结热案

李某，男，62 岁。2021 年 9 月 13 日初诊。

主诉：多饮、多尿，伴血糖升高 2 个月。

现病史：患者于 2021 年 7 月无明显诱因出现多饮、多尿，在北京某大医院查空腹血糖 11.4mmol/L，尿糖（3+），诊为"糖尿病"，予饮食控制及二甲双胍口服（每日 750mg）治疗，症状有所缓解，空腹血糖降至 8.6mmol/L，尿糖（+）。近 1 个月因出差过度疲劳，饮食未严格控制，多饮、多尿症状加重。二甲双胍加至每日 1500mg，症状无缓解。患者形体适中，心、肺、腹、肝脾未见异常，身高 168cm，体重 62kg，血压 150/80mmHg。辅助检查：空腹血糖 13.6mmol/L，餐后 2 小时血糖 16.2mmol/L，尿糖（4+），糖化血红蛋白 11.8%，总胆固醇 6.1mmol/L，甘油三酯 3.5mmol/L，高密度脂蛋白胆固醇 0.88mmol/L，眼底、心电图、胸部 X 线检查未见异常。

刻下症：口渴多饮，日饮水约 4500mL，尿频量多，夜尿 3 次，主食每日 350g，仍有饥饿感。大便干结，3 日 1 次，呈球状。

查体：舌质红，苔黄燥，脉弦数。

西医诊断：2 型糖尿病，血脂异常症。

中医诊断：消渴病（肺胃热盛，二阳结热）。

治法：滋阴清热，清泄二阳。

处方：生石膏 60g（先煎），知母 15g，天花粉 30g，生地黄 30g，玄参 30g，葛根 15g，枳实 15g，厚朴 15g，生大黄 10g（后下），黄连 10g，玉竹 30g，决明子 30g，甘草 6g。7 剂，每日 1 剂，水煎分 2 次服。原服二甲双胍继服。

医嘱：控制主食，清淡饮食、多食绿色蔬菜、少食辛辣肥甘之品，不饮浓茶，戒烟限酒；适当运动，以散步为主，可配合八段锦、太极拳；起居规律，不熬夜；保持心情舒畅。

二诊（2021 年 9 月 20 日）：上方服药 7 剂，口渴感减、饥饿感减，大便通畅，舌质红，苔薄黄，脉沉弦。空腹血糖 11.6mmol/L，餐后 2 小时血糖 13.2mmol/L，尿糖（3+）。中医辨证：肺胃热盛。治法：滋阴清热。方药：生石膏 30g（先煎），知母 15g，天花粉 30g，生地黄 30g，玄参 30g，葛根 15g，枳实 15g，厚朴 15g，玉竹 15g，决明子 15g，黄连 10g，甘草 6g。14 剂，每日 1 剂，水煎分 2 次服。原服二甲双胍继服。医嘱同上。

三诊（2021 年 10 月 7 日）：上方服药 14 剂，多饮、多尿、饥饿感等症状基本消失，大便通畅，舌质红，苔薄黄，脉沉弦。空腹血糖 8.4mmol/L，餐后 2 小时血糖 10.2mmol/L，尿糖（+）。中医辨证：肺胃热盛。治法：滋阴清热。方药：生石膏 30g（先煎），知母 15g，天花粉 30g，生地黄 30g，玄参 30g，葛根 15g，决明子 15g，黄连 10g，甘草 6g。21 剂，每日 1 剂，水煎分 2 次服。原服二甲双胍继服。医嘱同上。

四诊（2021 年 10 月 28 日）：上方服药 21 剂，症状基本消失，大便通畅，舌质偏红，苔薄白，脉沉弦。空腹血糖 7.4mmol/L，餐后 2 小时血糖 8.7mmol/L，糖化血红蛋白 7.6%，血胆固醇 4.7mmol/L，甘油三酯 2.1mmol/L，高密度脂蛋白胆固醇 1.3mmol/L。病情好转，继服上方 14 剂，以巩固疗效。

按：中医历代文献大多认为消渴病的基本病机为阴虚燥热，这种观点一直是指导古今临床医家对消渴病进行论治的准绳。中医经典医籍《黄帝内经》奠定了消渴病阴虚燥热观的基础，认为过食肥甘、情志失调、五脏柔弱等因素与消渴病的发病有密切关系，指出胃肠热结，津液耗伤是消渴病的主要病机,如《素问·阴阳别论》曰:"二阳结谓之消"。继《黄帝内经》之后,东汉张仲景在《金匮要略》中也以阴虚燥热立论,认为胃热肾虚是消渴病的基本病机,创白虎汤、白虎加人参汤、肾气丸等治疗方剂。唐代《备急千金要方》,载:"夫内消之为病,当由热中所作也。"在治疗上收载治疗消渴病的方剂52首,其中用药以天花粉、麦冬、黄连、生地黄等清热滋阴生津之品为多。金元时期的刘河间、张子和等发展了三消理论,提倡三消燥热学说,主张治三消当以清热泻火,养阴生津为要。清代《医学心悟》载:"三消之症,皆燥热结聚也。"《临证指南医案》则明确指出:"三消证,虽有上、中、下之分,其实不越阴亏阳亢、津涸热淫而已。"至今仍认为消渴病的基本病机在于阴津亏耗,燥热偏盛,阴虚为本,燥热为标。基于对消渴病阴虚燥热病机的认识,滋阴清热一直是古今医家辨治消渴病的总则。清代医家程国彭在《医学心悟》中指出:"大法,治上消者,宜润其肺,兼清其胃;治中消者,宜清其胃,兼滋其肾;治下消者,宜滋其肾,兼补其肺。"基本概括了滋阴清热的治疗方法。肺胃热盛者多选用白虎汤、玉女煎、白虎加人参汤、消渴方、二冬汤、甘露饮、竹叶石膏汤、凉膈散等,二阳结滞、肠燥津伤,多选用调胃承气汤、小承气汤、增液承气汤;阴虚火旺者多选用知柏地黄汤、大补阴丸等。滋阴清热最常用的药物是生地黄、天花粉、麦冬、知母、生石膏、黄连、芦根、石斛、沙参、芍药、甘草、龟甲、枸杞子等。至今这些方药仍是治疗消渴病的有效方药。

高彦彬教授根据患者口渴多饮、尿频量多、多食易饥、大便干结、舌红苔黄燥、脉弦数,辨证为肺胃热盛、二阳结热,治法采用滋阴清热、清泄二阳,方药以白虎汤合增液承气汤加减。本案方中生石膏、知母、黄连清肺胃之热;天花粉、葛根生津止渴;生地黄、玄参、枳实、厚朴、生大黄滋阴增液、清泄二阳。二诊二阳结热已解、肺胃热盛仍在,治宜滋阴清热,方药以白虎汤合增液汤加减。

高彦彬教授认为糖尿病的高血糖与多饮、多尿、多食等三多症状与中医阴虚燥热病机具有正相关;血糖持续升高则三多症状典型、阴虚燥热证候明显;血糖控制良好则三多症状及阴虚燥热证候不明显;一般肺胃热盛、二阳结热证多见于血糖控制不好，血糖持续升高阶段，伴随着对血糖良好控制肺胃热盛证将逐渐减轻并向气阴两虚转化。高彦彬教授认为古代既不能够查血糖也没有健康查体，因此大多患者实际上是血糖很高，出现了典型的多饮、多尿、多食、消瘦等三多一少症状、阴虚燥热证候十分明显时才去看病，故古代消渴病三多一少症状十分明显，阴虚燥热证候比较多见。现代健康查体较普及，大多患者血糖不是很高就被诊治了，因此，现代消渴病三多一少症状多不明显，阴虚燥热证候相对较少了。

高彦彬教授治疗糖尿病常用药对：生石膏配知母，清热生津止渴。高彦彬教授认为生石膏辛甘大寒，入肺胃二经，清热生津，除烦止渴，为治疗糖尿病的要药；知母苦甘性寒，入肺肾胃三经，苦寒清热泻火，甘寒滋阴润燥；生石膏配知母，清泄气分大热、清泄肺胃之热、滋阴除烦止渴，主治阳明热盛、气分大热、肺胃热盛所致之消渴病证，具有清热泻火、生津止渴功效，有较好降低血糖作用。再如黄连配生地黄，养阴清热生津。高彦彬教授认为黄连苦寒，入心肝胃大肠经，清热燥湿，泻火解毒，长于清心胃之火；生地黄甘苦性寒，入心肝肺经，清热凉血，养阴生津；黄连配生地黄乃千金黄连丸，主治阴虚热盛之消渴，有较好降低血糖作用。

另外，本案高彦彬教授用决明子其意有二：一是取决明子润肠通便，治疗糖尿病便秘；二是依据决明子降血压、降血脂的药理学作用，治疗糖尿病伴发的血脂异常症。高彦彬教授认为决明子味苦、甘、咸，性微寒，入肝、肾、大肠经；可润肠通便，降脂明目，临床可治疗糖尿病合并便秘、高血脂、高血压。高彦彬教授用玉竹其意有三：一是取玉竹养阴清热、生津止渴作用，治疗糖尿病口渴多饮症；二是取玉竹降低食欲之作用，治疗糖尿病多食易饥症；三是取玉竹降糖、降压、降脂等药理学作用，治疗糖尿病伴发的血脂异常症。

高彦彬教授治疗糖尿病不仅重视中医辨证论治，而且重视基础治疗。如控制饮食、清淡饮食、少食辛辣肥甘之品、戒烟限酒；适当运动，以散步为主，可配合八段锦、太极拳；起居规律，不熬夜；保持心情舒畅等。另外高彦彬教授对患者总是和蔼可亲，他对患者的十分耐心，耐心地听取患者诉说，耐心地给患者讲解糖尿病的危害、如何饮食、如何运动、中药如何煎服等；他诊察患者十分细心，一丝不苟，生怕遗漏信息，造成误诊、漏诊；他体谅患者的痛苦，对患者十分关心，对初诊患者、对心情抑郁的患者总是耐心地讲解如何调理心情，鼓励患者树立战胜疾病的信心，用无微不至的关怀去温暖每一个患者。他对患者的耐心、细心、关心，体现出他治病救人，心有大爱的高尚医德。

（二）糖尿病肾气阴两虚、肺胃燥热案

任某，汉族，女，55 岁。2019 年 3 月 28 日初诊。

主诉：口渴多饮 1 个月余。

现病史：患者于 2019 年 2 月无诱因出现口渴多饮，伴随消谷善饥，腰膝酸软，失眠，倦怠乏力，未诊治。辅助检查：空腹血糖 12.1mmol/L，餐后 2 小时血糖 14.3mmol/L，糖化血红蛋白 9.6%。身高 160cm。体重 65kg。平素嗜食肥甘食品、性情急躁。

刻下症：口渴而多饮，多食易饥，小便倍增，体重减轻，倦怠乏力，腰膝酸软，失眠，大便秘而不爽。

查体：舌质红，光滑少苔，脉沉细无力。

西医诊断：2 型糖尿病。

中医诊断：消渴病（肾气阴两虚，肺胃燥热）。

治法：益气养阴滋肾，兼清肺胃燥热。

处方：生脉散合六味地黄汤合白虎汤加减。生黄芪 30g，麦冬 20g，北沙参 20g，生地黄 15g，熟地黄 15g，生山药 15g，山茱萸 15g，五味子 10g，天花粉 30g，生石膏 30g，知母 15g，黄连 10g，石斛 20g。14 剂，水煎服，日 1 剂，分 2 次服。

医嘱：控制主食，清淡饮食、少食辛辣肥甘之品、戒烟限酒、适当运动，以散步为主，可配合八段锦、太极拳；起居规律，不熬夜；保持心情舒畅；食疗以凉拌苦瓜、玉米须代茶饮。

二诊（2019 年 4 月 28 日）：服药 14 剂后，渴而多饮，消谷善饥，小便

倍增，倦怠乏力，腰膝酸软诸症减轻，仍有失眠，大便干。舌红少苔，脉沉弦细。空腹血糖 9.1mmol/L，餐后 2 小时血糖 10.5mmol/L。中医辨证：肾气阴两虚，肺胃燥热。治法：益气养阴滋肾，清肺胃燥热，兼通腑安神。处方：生黄芪 30g，麦冬 20g，北沙参 20g，知母 15g，生地黄、熟地黄 15g，生山药 15g，山茱萸 15g，五味子 10g，知母 15g，天花粉 30g，生石膏 30g，石斛 20g，大黄 10g，首乌藤 15g，合欢皮 15g，远志 15g。14 剂，水煎服，日 1 剂，分 2 次服用。医嘱同上。

三诊（2019 年 5 月 15 日）：服药 14 剂后，渴而多饮，消谷善饥，小便倍增，腰膝酸软、大便干诸症基本消失，仍有乏力、失眠。舌红苔薄白，脉缓无力。空腹血糖 7.8mmol/L，餐后 2 小时血糖 9.3mmol/L，糖化血红蛋白 7%。中医辨证：肾气阴两虚。治法：益气养阴滋肾。处方：生脉散合六味地黄汤加减。生黄芪 30g，麦冬 20g，北沙参 20g，知母 15g，生地黄、熟地黄各 15g，生山药 15g，山茱萸 15g，五味子 10g，天花粉 30g，石斛 20g，酸枣仁 30g，首乌藤 15g，合欢皮 15g，远志 15g。14 剂，水煎服，日 1 剂，分 2 次服用。医嘱同上。

按：患者为中年女性，平素嗜食肥甘食品，积热内蕴，化燥伤津，发为消渴病。正如《素问·奇病论》所言："此肥美之所发也，此人必数食甘美而多肥也，肥者令人内热，甘者令人中满，故其气上溢，转为消渴。"患者平素性情急躁，情志失调，气郁化火伤津，终致阴津亏耗、燥热偏盛，发为消渴病。正如《临证指南医案·三消》所言："心境愁郁，内火自燃，乃消症大病。"肺胃热盛伤津则渴而多饮；胃火炽盛消磨水谷则消谷善饥；燥热伤及胃肠津液则肠燥便秘；肺胃燥热可伤阴耗气，而致肾气阴两伤；腰为肾之府，肾气阴不足、肾精不能滋养骨髓故腰膝酸软，神疲乏力，肾气虚开阖固摄失权，则水谷精微直趋下泄，故尿频量多、小便倍增；舌红光少苔，脉沉细无力，为气阴两伤之舌脉征象。四诊合参，病位在肺、胃、肾。高彦彬教授辨证为肾气阴两虚，肺胃燥热。治以益气养阴滋肾，兼清肺胃燥热，方以生脉散合六味地黄汤合白虎汤加减。方中生黄芪、麦冬、五味子、北沙参益气养阴；生地黄、熟地黄、生山药、山茱萸滋阴补肾；生石膏、知母、黄连清肺胃燥热；天花粉、石斛生津止渴，诸药合用，共奏益气养阴、生津止渴，兼清燥热之功，配合控制饮食、运动，治疗获较好疗效。

高彦彬教授临床治疗糖尿病多为病证结合，以证为主，辨证论治。常用治法：①滋阴清热法。适用于糖尿病及其并发症阴虚热盛证。症见口干多饮，食欲旺盛，大便干结，舌红少津，苔黄或白，脉沉实有力或沉弦。肺胃热盛常用方消渴方、白虎汤、增液汤；肝胃郁热常用大柴胡汤加减；胃肠结热常用增液承气汤加减。②益气养阴法。适用于糖尿病及其并发症气阴两虚证，症见典型的多饮、多尿、多食症状不明显，口干咽干，神疲乏力，腰膝酸软，心悸气短，舌体胖或有齿印、苔白，脉沉细。常用自拟黄芪生脉散合增液汤加减。气虚明显重用黄芪，阴虚明显加天冬、石斛、二至丸。③育阴温阳法。适用于糖尿病及其并发症阴阳两虚证，症见小便频数，夜尿增多，浑浊如脂如膏，口干咽干，耳轮干枯，面色黧黑；畏寒肢凉，面色苍白，神疲乏力，腰膝酸软，阳痿，面目浮肿，舌淡体胖，苔白而干，脉沉细无力。常用金匮肾气丸加减。偏阴虚，六味地黄丸或左归饮加减；阴虚火旺选用知柏地黄丸加减；偏阳虚，右归饮或鹿茸丸加减。

本案病位在肺、胃、肾。病机为肾气阴两伤、肺胃燥热。治以益气养阴滋肾，兼清肺胃燥热。方选生脉散合六味地黄汤益气养阴滋肾，白虎汤加减兼清肺胃燥热，生津止渴。高彦彬教授治疗糖尿病不仅重视中医辨证论治，而且重视综合治疗。如控制饮食，清淡饮食、少食辛辣肥甘之品、戒烟限酒；适当运动、以散步为主，可配合八段锦、太极拳；起居规律，不熬夜；保持心情舒畅等；配合食疗，指导患者多食苦瓜、木耳、南瓜，或用玉米须、番石榴代茶饮等，有利于血糖控制。

第二节　糖尿病肾病验案

（一）糖尿病肾病气阴两虚、肾络瘀滞、阴虚阳亢案

刘某，男，56岁。2019年3月1日初诊。

主诉：患糖尿病12年，腰酸乏力伴蛋白尿半年余。

现病史：糖尿病史 12 年，注射胰岛素控制血糖。高血压病史 1 年，服用缬沙坦治疗，平素吸烟、饮酒，嗜食肥甘厚味，主因"腰酸乏力伴蛋白尿半年"就诊。辅助检查：空腹血糖 10.3mmol/L；餐后 2 小时血糖 13.5mmol/L，糖化血红蛋白 9.8%；尿蛋白（2+），尿潜血（+），24 小时尿蛋白定量 1.6g；血压 140/90mmHg，身高 173cm，体重 77kg。

刻下症：腰酸乏力、口干思饮、时有头晕，二便调，心烦气急，怕热汗出。

查体：舌胖质暗红，舌苔白，脉弦细数。

西医诊断：糖尿病肾病，高血压。

中医诊断：消渴病肾病、眩晕（肝肾气阴两虚，肾络瘀滞，阴虚阳亢）。

治法：益气养阴，固肾通络，疏肝平肝潜阳。

处方：生黄芪 20g，生地黄 15g，芡实 15g，金樱子 15g，土牛膝 30g，柴胡 10g，枳壳 10g，赤芍 15g，白芍 15g，牡丹皮 15g，炒山栀子 10g，天麻 10g，钩藤 15g，菊花 10g，丹参 30g，知母 15g，炙甘草 6g。14 剂，水煎服，日 1 剂，分 2 次服用。

医嘱：清淡饮食、少食辛辣肥甘之品、戒烟限酒；起居规律，不熬夜；适当运动，以散步为主；保持心情舒畅。原用西药继用，注射胰岛素控制血糖，服用缬沙坦控制高血压。

二诊（2019 年 3 月 16 日）：服药后乏力、口干、头晕、心烦气急好转，仍怕热、腰酸。舌胖质暗红，舌苔白，脉弦细数。空腹血糖 8.3mmol/L，餐后 2 小时血糖 10.5mmol/L，糖化血红蛋白 8.7%；尿蛋白（1+），尿潜血（－），24 小时尿蛋白定量 0.7g；血压 130/80mmHg。中医辨证：肝肾气阴两虚，肾络瘀滞、阴虚阳亢。治法：益气养阴，固肾通络，疏肝平肝潜阳。处方：生黄芪 20g，生地黄 15g，芡实 15g，金樱子 15g，土牛膝 30g，柴胡 10g，枳壳 10g，枳实 10g，赤芍 15g，白芍 15g，天麻 10g，钩藤 15g，菊花 10g，丹参 30g，知母 15g，炙甘草 6g，牡丹皮 15g，炒山栀子 10g，狗脊 15g，川牛膝 15g。14 剂，水煎服，日 1 剂，分 2 次服用，医嘱同上。

三诊（2021 年 4 月 4 日）：服药后乏力、口干、头晕、心烦气急明显好转，怕热、腰酸好转。舌胖质暗红，舌苔白，脉弦细。空腹血糖 8.3mmol/L；餐后 2 小时血糖 9.7mmol/L，糖化血红蛋白 7.8%；尿蛋白（—），尿潜血（—），24 小时尿蛋白定量 0.15g；血压 122/70mmHg。中医辨证：肝肾气阴两虚，肾络瘀滞，阴虚阳亢。治法：益气养阴，固肾通络，疏肝平肝潜阳。处方：生黄芪 20g，生地黄 15g，芡实 15g，金樱子 15g，土牛膝 30g，丹参 30g，柴胡 10g，枳壳 10g，赤芍 15g，白芍 15g，天麻 10g，钩藤 15g，菊花 10g，知母 15g，牡丹皮 15g，炒山栀子 10g，狗脊 15g，川牛膝 15g。炙甘草 6g。30 剂，水煎服，日 1 剂，分 2 次服用。医嘱同上。

按：中国古典医籍中尽管没有糖尿病肾病这一名称，但对本病的临床表现及发病机制早有论述。宋《太平圣惠方》载："夫消肾，小便白浊如脂，此由劳伤于肾，肾气虚冷故也。"宋《圣济总录》载"消渴病多转变，宜知慎忌""此病久不愈，能为水肿痈疽之病"。消渴病久，肾气受伤，肾主水，肾气虚衰，气化失常，开阖不利，水液聚于体内而出现水肿。这里描述的消渴病日久出现水肿，尿浊如脂，不仅与临床糖尿病肾病极为相似，并且指出本病的发病机制为消渴病日久，肾体受损，肾阳虚衰而致。

高彦彬教授综合古今文献结合长期大量病例的观察，认为糖尿病肾病为消渴病日久，久病入络、久病及肾，导致肾气阴两虚，肾络瘀阻则出现尿浊、水肿、腰疼、癃闭、关格等肾系并发症，其病位在肾，继发于消渴病，故称为消渴病肾病。络病是糖尿病慢性并发症的病理基础，络病依托络脉，络脉是从经脉支横别出、逐层细分、纵横交错、遍布全身，广泛分布于脏腑组织之间的网状系统。络分气络、血络，运行输布。气络是人体内运行经气的网络，发挥着信息传导、自稳调控、防御卫护等功能；血络是人体内运行血液的网络，发挥着渗灌气血、濡养代谢、津血互换等功能。当络脉发生结构损伤、功能失常时即为络病。肾为先天之本，水火之宅，寓真阴元阳；肾主水、主藏精、主纳气。肾的生理功能有赖于肾之气化、固摄功能。肾络是构成肾脏结构的重要组成部分，也是实现肾脏功能的基础。肾络气血运行、弥散流动，可调节体内水液平衡，封藏五脏六腑之精气。肾络为气血汇聚之所，因其迂曲细小、气血行缓，肾络病变常表现为肾络瘀滞、肾络瘀阻、肾络瘀结，虚实夹杂，正虚邪伏。

本案患者平素嗜烟酒，过食肥甘厚味，损伤脾胃，积热内蕴，化燥伤津，发为消渴病。病程迁延，燥热伤阴耗气而致气阴两虚；病程迁延，久病及肾、久病入络导致肾气阴两虚、肾络瘀滞，发为消渴病肾病；腰为肾之府，肾气不足故腰酸乏力，肝肾阴虚，津不上承，故出现口干；肝肾阴虚，水不涵木，肝失疏泄，肝阳上亢，故患者眩晕；肝肾阴虚，肝郁化热扰心，故患者心烦气急，怕热汗出；舌胖质暗红，舌苔白，脉弦细数为气阴两虚、肾络瘀滞、肝郁化热之舌脉征象。四诊合参，病机为肝肾气阴两虚，肾络瘀滞、肝郁化热、阴虚阳亢，因此治疗应以益气养阴、固肾通络为主，兼以疏肝平肝潜阳。方选生黄芪、生地黄益气养阴，芡实、金樱子益肾固精，丹参、赤芍化瘀通络，土牛膝清利通络，四逆散加牡丹皮、山栀子疏肝清热，天麻、钩藤、菊花平肝潜阳。诸药合用共奏益气养阴、固肾通络、疏肝平肝潜阳之功，辨证精准、选药精当、药证相符、疗效显著。

高彦彬教授认为络病是糖尿病肾病的病理基础，临床从络病论治糖尿病肾病多获显著疗效。消渴病肾病的病机特点如下。

①早期多为肝肾气阴两虚、肾络瘀滞

主症：腰膝酸痛，神疲乏力，少气懒言，咽干口燥，或兼双目干涩，视物模糊，或兼眩晕耳鸣，或兼肢体麻木疼痛，大便秘结，舌体胖，舌质暗，舌下脉络暗紫，苔白或少苔，脉沉细弦。肾气阴两虚、肾络瘀滞，固摄无权，而见尿频尿多，尿浊而甜。肝肾同源，精血互生，肝肾阴虚，目络瘀滞，精血不能上承于目而致两目干涩，视物模糊；阴虚火旺，灼伤目之血络则见眼底出血；肾阴亏虚，水不涵木，肝阳上亢则见眩晕耳鸣；肝肾阴虚，筋脉失养，瘀血阻络，则见肢体麻木疼痛。腰膝乏力，咽干口燥，大便秘结为肝肾气阴两虚，舌质暗，舌下脉络暗紫为肾络瘀滞。

治法：滋补肝肾，益气养阴，化瘀通络。

方用芪归地黄汤加减。兼有肺胃燥热者，加生石膏、知母、天花粉、石斛等；肾络瘀滞明显者，加丹参、赤芍、川芎、莪术、卫矛、山楂等；肝郁气滞者，可合四逆散加减。

②中期多为脾肾亏虚、肾络瘀阻

主症：腰膝酸痛，神疲乏力，畏寒肢冷，面足浮肿，脘腹胀满，纳呆便溏，夜尿多，舌胖暗，有齿印，舌下脉络暗紫，苔白或腻，脉沉细无力。脾肾亏虚、运化与气化失司、肾络瘀阻、水湿潴留，泛溢肌肤，则腰膝酸痛，神疲乏力，畏寒肢冷，腹胀、纳呆、便溏，面足水肿；肾用失司、固摄无权则夜尿频多，尿浊而甜。

治法：温肾健脾，固肾通络。

方用二仙汤、水陆二仙丹合五苓散加减。

③病变后期，气血阴阳俱虚、肾络瘀结、肾体劳衰、肾用失司、浊毒内停、变证蜂起。浊毒上犯，胃失和降，则恶心呕吐，食欲不振；脾肾衰败，浊毒内停，精血化生无源，则见面色萎黄，唇甲舌淡，血虚之候；水湿浊毒上凌心肺，则见心悸气短，胸闷喘息不能平卧，少尿，或全身水肿等危重症候。

治法：调补阴阳，益气养血，降浊排毒通络。

方用六味地黄汤合当归补血汤加减。兼有湿浊中阻、胃失和降者可加服黄连温胆汤或二陈汤；兼有下焦膀胱湿热者可加石韦、土茯苓、川草薢、车前草等；兼有浊毒水邪凌心射肺者加服葶苈大枣泻肺汤合五苓散；有肝阳上亢者加服天麻、钩藤、怀牛膝；兼有肝血亏虚、筋脉失养者加木瓜、牛膝、白芍、甘草等；浊毒伤血加三七粉、白及粉、大黄粉等。

（二）糖尿病肾病气阴两虚、肾络瘀滞案

陈某，男，58岁。2019年8月13日初诊。

主诉：患糖尿病14年，伴蛋白尿1年。

现病史：糖尿病史14年，注射胰岛素控制血糖。辅助检查：空腹血糖10.3mmol/L；尿蛋白（2+），尿潜血（＋），24小时尿蛋白定量1180mg；血压130/80mmHg。

刻下症：腰膝酸软，神疲乏力、口干、大便干、尿浊有泡沫。

查体：舌胖有齿印，舌质暗有瘀点，苔白腻，脉沉细。

西医诊断：糖尿病，糖尿病肾病。

中医诊断：消渴病肾病（气阴两虚，肾络瘀滞）。

治法：益气养阴、固肾通络。

处方：生黄芪 30g，生地黄 30g，玄参 30g，芡实 15g，金樱子 15g，土牛膝 30g，土茯苓 30g，生大黄 8g，丹参 30g，赤芍 15g，川芎 15g，狗脊 15g，川续断 15g，桑寄生 15g，炙甘草 6g。14 剂，水煎服。日 1 剂，分 2 次服。

医嘱：清淡饮食、少食辛辣肥甘之品、戒烟限酒；起居规律，不熬夜；适当运动，以散步为主；保持心情舒畅。

二诊：服药后大便通畅，腰膝酸软、神疲乏力、口干、尿浊有泡沫好转，仍感腰酸、乏力、舌胖有齿印，舌质暗有瘀点，苔白微腻，脉沉细。中医辨证：气阴两虚，肾络瘀滞。治法：益气养阴、固肾通络。处方：生黄芪 50g，生地黄 30g，玄参 30g，芡实 15g，金樱子 15g，土牛膝 30g，土茯苓 30g，丹参 30g，赤芍 15g，川芎 15g，狗脊 15g，川续断 15g，桑寄生 15g，炙甘草 6g。14 剂，水煎服。医嘱同上。

三诊：服药后腰膝酸软、神疲乏力、口干、尿浊有泡沫消失，乏力、口干、头晕明显好转，舌胖有齿印，舌质暗有瘀点，苔白微腻，脉沉细。空腹血糖 7.1mmol/L；尿蛋白（＋），尿潜血（－）。中医辨证：气阴两虚，肾络瘀滞。治法：益气养阴、固肾通络。处方：生黄芪 50g，生地黄 20g，玄参 20g，芡实 15g，金樱子 15g，土牛膝 30g，土茯苓 30g，丹参 30g，赤芍 15g，川芎 15g，狗脊 15g，川续断 15g，桑寄生 15g，炙甘草 6g。30 剂，水煎服。医嘱同上。

四诊：服药后腰膝酸软、神疲乏力、口干诸症消失，舌胖有齿印，舌质暗有瘀点，苔白，脉沉细。空腹血糖 6.7mmol/L；尿蛋白（－），尿潜血（－），24 小时尿蛋白定量 50mg。服中成药保肾康巩固疗效，医嘱同上。

按：糖尿病肾病是糖尿病主要的微血管并发症之一，也是导致终末期肾病的主要原因。高彦彬教授认为糖尿病肾病是消渴病日久，久病入络、久病及肾，肝肾气阴两虚，肾络瘀阻出现的尿浊、水肿、腰疼、癃闭、关格等肾系并发症，其病位在肾，继发于消渴病，故称为消渴病肾病。其基本病机特点为早期肝肾气阴两虚、肾络瘀滞；中期脾肾亏虚、肾络瘀阻；晚期气血阴阳俱虚、肾络瘀结、肾体劳衰、肾用失司、浊毒内停。

本案患糖尿病 14 年，久病入络、久病及肾、久病必瘀，终致肝肾气阴两虚，肾络瘀滞。肾主骨，腰为肾之府，肾气不足故腰膝酸软、神疲乏力；肾虚不固、肾络瘀滞、精微物质下泄，故出现尿浊有泡沫、蛋白尿；肝肾阴虚，阴津不足上乘，故口干，大便干；舌胖有齿印，舌质暗有瘀点，苔白腻，脉沉细，为肾气阴两虚、湿热内蕴、肾络瘀滞之舌脉之象。四诊合参，病位在肾；病机为肾气阴两虚、湿热内蕴、肾络瘀滞；治法为益气养阴，固肾通络。方选生黄芪、生地黄、玄参益气养阴；芡实、金樱子益肾固精；丹参、赤芍、川芎化瘀通络；土茯苓、土牛膝清利湿热通络；狗脊、川续断、桑寄生补肝肾、强腰脊、壮筋骨；大黄通腑活血逐瘀。诸药合用共奏益气养阴、补肾通络之功。药证相符，故获症状改善、尿蛋白减少之较好疗效。

第三节　糖尿病视网膜病变验案

张某，男，58 岁，2011 年 10 月 10 日初诊。

主诉：患糖尿病 16 年，伴口干乏力、视力下降 2 年，右眼失明 2 个月。

现病史：患者于 2005 年因多饮、多尿伴视物不清确诊为糖尿病，予饮食控制及口服降糖西药治疗，血糖不稳定，视力逐渐下降。2019 年 3 月在北京某医院眼科检查为糖尿病视网膜病变Ⅳ期，行激光治疗 3 个月。当年 9 月因负重劳作导致右眼底大出血而失明，仅有光感和可见手动，当时在上述医院眼科检查发现右眼底有一条状出血，视神经乳头呈增殖性玻璃体视网膜病变。经治疗视力未见恢复。辅助检查：眼科查左眼视力 0.1，眼底出血较前吸收，颞下增殖膜伴新生血管。右眼视力仅见手动，右眼仅见机化膜，玻璃体混浊。空腹血糖 8.7mmol/L，餐后 2 小时血糖 11.6mmol/L，尿蛋白（－）。血压 130/80mmHg。目前注射胰岛素控制血糖，每日 36 单位。

刻下症：左眼视物模糊不清，右眼仅有光感和手动。口干、腰膝酸软、神疲乏力、大便秘结。

查体：舌胖有齿印，舌质暗有瘀点，苔白，脉沉细。

西医诊断：糖尿病，糖尿病视网膜病变Ⅳ期。

中医诊断：消渴病、消渴目病（肝肾气阴两虚，目络瘀阻）。

治法：益气养阴、滋补肝肾、化瘀通络。

处方：生黄芪 30g，太子参 15g，生地黄 30g，玄参 30g，葛根 15g，丹参 30g，川芎 10g，菊花 10g，密蒙花 10g，木贼草 10g，决明子 30g，牡丹皮 15g，枸杞子 12g，女贞子 15g，山茱萸 15g，当归 15g，生大黄 6g（后下），白芍 15g。14 剂，每日 1 剂，水煎分 2 次服。

医嘱：饮食清淡饮食、少食辛辣肥甘之品、戒烟限酒；起居规律，不熬夜；避免剧烈活动，以散步为主；保持心情舒畅。仍注射胰岛素控制血糖。

二诊：服药后神疲乏力、口干减轻、大便通畅，仍腰膝酸软，视物模糊不清，舌脉同上，上方加川续断 15g，桑寄生 15g。14 剂，每日 1 剂，医嘱同上。

三诊：服药后神疲乏力、口干、腰膝酸软减轻、大便通畅。左眼视力又有下降，眼科查左眼视力 0.07，左眼颞下机化团处出血，视盘上下方玻璃体条形出血混浊，黄斑小圆点出血，右眼仍见手动，眼底检查见中心光不清。右眼颞侧机化团盘斑间变薄。舌脉同上。上方加重凉血止血之药。处方：生黄芪 30g，生地黄 30g，玄参 30g，葛根 15g，丹参 15g，当归 12g，生大黄 6g，菊花 10g，密蒙花 10g，木贼草 10g，决明子 30g，牡丹皮 15g，枸杞子 12g，女贞子 15g，山茱萸 15g，三七粉 3g（冲），生蒲黄 12g，仙鹤草 20g，槐花炭 15g，大、小蓟各 15g，白芍 15g。14 剂，每日 1 剂，医嘱同上。

四诊：服药后神疲乏力、口干、腰膝酸软明显减轻、大便通畅。左眼视物较前清晰，右眼仍见手动。舌脉同上。宗上方 30 剂，每日 1 剂，医嘱同上。

五诊：服药后神疲乏力、口干、腰膝酸软基本消失，大便通畅，左眼视物较前清晰，右眼复明。眼科复查左眼视力为 0.1，右眼视力为 0.06，眼底可见激光斑，未见出血。空腹血糖 6.7mmol/L，餐后 2 小时血糖 8.6mmol/L。

病情相对稳定，遂将原方配制水丸长服以图巩固，医嘱同上。随诊至今，病情相对稳定。

按：糖尿病视网膜病变是糖尿病主要的微血管并发症之一，若发生增殖性视网膜病变，视网膜上出现新生血管，则可引起玻璃体积血、纤维组织增生、视网膜剥离等严重后果，是导致失明的重要原因。有关糖尿病眼部并发症，中国历代医书均有记载，如《儒门事亲·三消论》说："夫消渴者，多变聋盲、疮癣、痤痱之类。"《证治要诀》也说："三消久之，精血既亏，或目无所见。"糖尿病视网膜病变属于中医之"视瞻昏渺""血灌瞳神"或暴盲的范畴，高彦彬教授认为消渴病日久，久病入络、久病及肾，肝肾气阴两虚，目络瘀滞导致的视物模糊、双目干涩、眼底出血、目盲失明等眼部并发症，其病位在眼，继发于消渴病，故称为消渴目病。其基本病机为肝肾气阴两虚，目络瘀滞。病变早期肝肾气阴两虚，目络瘀滞，血流瘀缓，眼底可见目之络脉扩张形成葡萄珠样微血管瘤；病变中期肝肾阴虚，阴虚火旺，灼伤目络则眼底出血，或痰湿瘀阻目络则视物模糊；病变晚期肝肾亏虚痰瘀互阻，目络瘀结则目盲失明。

本案患者确诊糖尿病16年，主症为视物模糊不清、口干乏力、腰膝酸软、大便秘结。舌胖有齿印，舌质暗有瘀点，脉沉细，为消渴病日久，久病入络、肝肾气阴两虚，目络瘀滞导致。中医治以益气养阴、滋补肝肾、化瘀通络。方用黄芪生脉散合增液汤加减益气养阴；杞菊地黄汤加减滋补肝肾明目；当归、葛根、丹参、川芎养血活血、化瘀通络。三诊时眼底再次出血，在原方基础上加大蓟、小蓟、生蒲黄、仙鹤草、槐花炭、三七粉，重在凉血止血。本案系糖尿病视网膜病变晚期，虽经激光治疗，但双眼底仍反复出血，左眼视力严重下降，右眼仅见手动，西医治疗十分棘手，经高彦彬教授辨证论治，精心治疗，使患者左眼出血控制，右眼复明，血糖基本正常，且疗效巩固，其辨证精准、处方用药独到之处，足启后学深思。

高彦彬教授认为糖尿病视网膜病变基本病机为肝肾气阴两虚，目络瘀滞，应以益气养阴、滋补肝肾、化瘀通络为基本治则。临床分以下三型论治。

①气阴两虚、目络瘀滞

主症：疲倦乏力，气短懒言，口干咽干，或眠少自汗，舌胖暗，少苔，脉沉细。彩色多普勒对眼动脉、视网膜中央动脉测定显示血流动力学呈低流速、高阻力型改变，眼底荧光造影见视网膜内局部微血管扩张迂曲，管径不规则。

治法：益气养阴、化瘀通络。

方药：黄芪、太子参、生地黄、玄参、葛根、天花粉、当归、丹参等。

高彦彬教授认为气阴两虚、目络瘀滞证多见于糖尿病视网膜病变的早期阶段，亦是糖尿病慢性并发症的共同始动环节，对该阶段进行积极地防治，可以延缓糖尿病视网膜病变的发生和发展。

②肝肾亏虚、目络瘀阻

主症：头晕耳鸣，腰膝酸软、口干、五心烦热、盗汗失眠，视力始降，视物模糊，或视物变形，舌暗红，少苔，脉细数。症见视力始降，自觉眼前黑花如蛛丝飘移，或飞蚊在眼外飞扬缭乱，或视物模糊，或视物变形。此证眼底检查时视网膜病变多为非增殖期（Ⅰ～Ⅲ期），视网膜毛细血管瘤，新旧的点片状和火焰状出血，黄白色的硬性渗出及白色的棉絮状斑，或黄斑水肿渗出。

治法：补益肝肾、化瘀通络。

方药：枸杞子、菊花、熟地黄、生地黄、山茱萸、山药、菟丝子、茯苓、牡丹皮、谷精草、密蒙花、当归、丹参等。

此证见于出血期：可予滋阴凉血，化瘀止血，可用生蒲黄汤加减；此证见于出血静止期，治宜化瘀通络为主，用桃红四物汤加丹参、川芎等；若湿浊留滞，眼底黄斑水肿、硬性渗出，治宜利水渗湿通络，可选泽兰、泽泻、车前子、牛膝、茯苓、薏苡仁、鬼箭羽等。

③阴阳两虚，目络瘀结

主症：视力严重障碍，甚至盲无所见，气短乏力，腰膝酸软，畏寒肢冷，颜面或下肢浮肿，大便溏泄或溏泄与便秘交替，夜尿频数，浑浊如膏，舌淡苔白，脉沉细无力。眼底可见视网膜病变多为增殖型（Ⅳ～Ⅵ期），视网膜新生血管形成，玻璃体积血，纤维增殖，可有灰白增殖条索或与视网膜相牵，甚至视网膜脱离。

治法：阴阳双补，化瘀通络，软坚散结。

方药：熟地黄、生地黄、山药、山茱萸、枸杞子、菊花、肉桂、制附子、红花、丹参、穿山甲、浙贝、海藻、昆布等。

糖尿病视网膜病变及白内障早期证属肝肾阴虚者，高彦彬教授认为服用石斛夜光丸，对提高视力有一定作用。

此外，高彦彬教授认为严格控制血糖、血压，使之接近正常水平，保持情绪稳定，保持大便通畅对糖尿病视网膜病变的防治也是十分重要的。

第四节　糖尿病合并冠心病验案

刘某，女，56岁，2021年8月10日初诊。

主诉：确诊糖尿病10年，发作性胸闷痛3年。

现病史：患者于2011年8月因多饮、多尿确诊为糖尿病，予饮食控制及口服降糖西药治疗，血糖不稳定，后用胰岛素控制血糖，较稳定。3年前开始出现胸痛，位于胸骨后，多于凌晨发作，为闷痛，休息2～5分钟可自行缓解，口服硝酸甘油有效，当地医院行冠脉造影检查（2020年9月12日）提示右冠中段80%狭窄，于右冠植入支架一枚。予口服阿司匹林0.1g qd（每日一次），波立维75mg qd，缓释倍他乐克25mg qd，立普妥20mg qn（每晚一次）。但仍间断心前区憋闷，含服硝酸甘油可以缓解。2天前因家事纠纷、情志不畅，心前区闷痛，牵及后背、两胁肋及左肩臂，就诊于中医门诊。空腹血糖6.9mmol/L，餐后2小时血糖9.6mmol/L。心肌核素检查示左室下后壁、后间壁心肌缺血。

刻下症：患者形体肥胖，阵发性心前区闷痛，向左手臂至手放射，与情绪和气候寒冷、劳累有关，两胁发胀，口干，无明显多饮、多尿，肢体沉重，乏力气短，便干，失眠，口唇淡紫。

查体：舌胖有齿印，舌质暗有瘀点，苔白，脉弦细。

西医诊断：冠状动脉粥样硬化性心脏病，2型糖尿病。

中医诊断：消渴病、消渴病心病（心气阴两虚，肝郁气滞，痰瘀阻于心络）。

治法：益气养阴，疏肝理气，化痰活血通络。

处方：黄芪30g，太子参15g，麦冬15g，瓜蒌20g，薤白10g，法半夏10g，柴胡12g，枳实12g，厚朴15g，赤芍、白芍各15g，川芎15g，丹参30g，炙甘草9g。14剂，每日1剂，水煎分2次服。

医嘱：清淡饮食、少食辛辣肥甘之品、戒烟限酒；起居规律，不熬夜；避免剧烈活动，以散步为主；保持心情舒畅。仍注射胰岛素控制血糖。

二诊（2021年8月24日）：服用前方后，患者自觉心前区闷痛明显减轻，发作次数减少，两胁发胀明显减轻，口干、乏力、气短减轻，大便通畅，仍有失眠，舌胖有齿印，舌脉同上。空腹血糖6.4mmol/L，餐后2小时血糖8.6mmol/L。故前方加炒酸枣仁30g养心安神，14剂，每日1剂，水煎分2次服。医嘱同上。

三诊（2021年9月10日）：患者心前区闷痛、两胁发胀、口干、乏力基本消失，失眠好转，偶有胸闷、气短，大便不成形，舌胖有齿印，舌质暗有瘀点，苔白，脉沉细。中医辨证：心气阴两虚，心络瘀阻。治法：益气养阴，化痰活血通络。方药：黄芪60g，太子参15g，麦冬15g，瓜蒌15g，薤白10g，法半夏10g，赤芍、白芍各15g，川芎15g，丹参30g，莪术15g，炙甘草9g。14剂，每日1剂，水煎分2次服。医嘱同上。

四诊（2021年9月26日）：患者自觉诸症基本消失，舌胖，舌质暗有瘀点，苔白，脉沉细。守方14剂。随访半年，患者在当地间断服用上方。病情稳定。

按：本案患者确诊糖尿病10年，发作性胸闷痛3年，诊为消渴病心病。初诊主症为形体肥胖，阵发性心前区闷痛，向左手臂至手放射，两胁发胀，口干，便干，乏力气短，舌胖质暗有瘀点，脉弦细。消渴病基本病机为阴虚燥热，消渴病日久，燥热伤阴耗气而致气阴两虚；津液代谢异常，津液凝聚为痰，血液凝聚为瘀，痰瘀阻络，导致心气阴两虚，心之络脉瘀阻，故出现口干，便干，乏力气短，阵发性心前区闷痛，舌暗有瘀点；肝郁气滞则两胁发胀、脉弦；形体肥胖为多痰多湿。四诊合参，中医辨证为心气阴两虚，肝郁气滞痰瘀阻于心络。治以益气养阴，疏肝理气，化痰活血通络。方选黄芪生脉散加减益气养阴；四逆散加枳实、厚朴疏肝理气通络；瓜蒌薤白半夏汤加减宣痹通阳、化痰通络；赤芍、川芎、丹参化瘀通络。诸药合用益气养阴、疏肝理气，化痰活血通络。本方益气养阴治其本，理气通络、化痰通络、化瘀通络治其标，紧扣病机，辨证精准，选方用药精当，药证相符，疗效显著。

高彦彬教授认为消渴病日久，久病入络、导致心气阴两虚，心之络脉瘀阻，可出现胸痹、心痛、心悸、怔忡等心系并发症，继发于消渴病，故称为消渴病心病。消渴病心病其病机特点为本虚标实，本虚多为心气阴两虚或心阳气虚；标实多为气滞、血瘀、痰浊、热蕴、寒凝阻于心之络脉，导致心之络脉病变。基本病机为心气阴两虚或心阳气虚，心络瘀阻。其病位在心，心络病变是消渴病心病的病理基础，心络病变规律为心络瘀滞、心络瘀阻、心络绌急、心络瘀塞等，消渴病心病治疗以益气养阴，化瘀通络为核心，根据心气、心阴、心阳之不足及心之络脉病变形成的原因（气滞、血瘀、痰浊、热蕴、寒凝等）辨证论治。

临床常分为四型辨治。

①气阴两虚，心络郁滞

主症：神疲乏力，心悸气短，口干欲饮，大便偏干，胸闷或胸胀痛，善太息，舌胖，舌质暗，或有瘀斑瘀点，苔薄白，脉弦细或沉细。

治法：益气养阴，理气通络。

方用生脉散合旋覆花汤加减，生脉散益气养阴，旋覆花汤降气祛痰，常加川芎、郁金理气活血，降香理气畅络。若大便干结，可加瓜蒌、大黄；若心气虚明显，可加黄芪、人参；若气郁明显，症见胸胁胀痛，或窜痛，每因情志刺激发作或加重，可加四逆散、香橼、佛手等。

②气阴两虚，心络瘀阻

主症：神疲乏力，心悸气短，口干，便干，胸闷痛，痛引肩背内臂，时发时止，舌胖，舌质暗，或有瘀斑、瘀点，苔薄或腻，脉沉细涩或结代。

治法：益气养阴，化瘀通络。

方用生脉散合瓜蒌薤白半夏汤加减，常加丹参、赤芍、川芎、水蛭活血化瘀通络，郁金、降香理气通络。

③气阴两虚，心络瘀塞

主症：乏力，口干，心悸气短，突发胸痛，痛势剧烈，有压榨感，窒息感，濒死感，可数十分钟或数小时不缓解，伴大汗出，舌质暗有瘀斑瘀点，舌苔薄白或薄黄，脉沉细涩。

治法：益气养阴，通络止痛。

方用人参、麦冬、五味子、延胡索、降香、制乳香、制没药、全蝎、水蛭等。若大汗淋漓，四肢逆冷属心阳欲脱，重用红参、炮附子、山茱萸，同时静点参附注射液以回阳救逆。

④心气虚衰，络瘀水停

主症：心悸气短，动则加剧，夜间不能平卧，下肢水肿，小便短少，口唇青紫，舌胖有齿印，舌质紫暗，舌苔水滑，脉沉细无力。

治法：益气通络，利水消肿。

方用黄芪、人参、葶苈子、猪苓、茯苓、泽泻、泽兰、车前子、丹参、桂枝等。

第五节　糖尿病神经病变验案

（一）糖尿病周围神经病变肝肾气阴两虚、络脉瘀阻案

张某，男，78岁。2020年8月10日初诊。

主诉：确诊糖尿病17年，伴双下肢无力麻木疼痛3年。用胰岛素控制血糖较稳定。

现病史：患者于 2003 年 8 月因多饮、多尿确诊为糖尿病，予饮食控制及口服降糖西药治疗，血糖不稳定，后用胰岛素控制血糖较稳定。3 年前开始出现双下肢无力麻木疼痛，曾在北京多家三甲医院诊疗，均诊为糖尿病周围神经病变，曾口服甲钴胺、依帕司他，静脉滴注硫辛酸注射液，病情无明显好转，求中医诊治。双侧踝反射减弱，痛觉、压力觉异常。空腹血糖 7.4mmol/L，餐后 2 小时血糖 10.6mmol/L。

刻下症：双下肢大腿内侧、膝关节以下、足部持续性麻木疼痛，伴灼热感，下肢时有抽动，夜间加剧，影响睡眠，双上肢也麻木，口干，乏力，腰部软无力，大便干。

查体：舌胖暗有瘀点，苔白，脉沉细。

西医诊断：2 型糖尿病，糖尿病周围神经病变。

中医诊断：消渴病、消渴病痹痿（肝肾阴虚、络气虚滞，络脉瘀阻）。

治法：滋补肝肾，益气养阴，化瘀通络。

处方：山茱萸 15g，龟甲 15g，狗脊 15g，牛膝 5g，生黄芪 30g，生地黄 30g，土鳖虫 10g，丹参 30g，当归 12g，鸡血藤 30g，全蝎 10g，蜈蚣 2 条。14 剂，每日 1 剂，水煎分 2 次服。用药渣加温水（40℃以下）泡洗双足部，并配合揉按双侧足三里、委中、承山、三阴交、足背及足底。

医嘱：清淡饮食、少食辛辣肥甘之品、戒烟限酒；起居规律，不熬夜；避免剧烈活动，以散步为主；保持心情舒畅。注意足部卫生及保护。仍注射胰岛素控制血糖。

二诊（2020 年 8 月 25 日）：采用以上综合治疗 2 周，双下肢麻木疼痛范围减小、疼痛减轻，下肢抽动消失，夜间麻木疼痛明显减轻，已不影响睡眠，大便通畅。口干，乏力，腰软无力减轻。舌脉同上，宗上方 14 剂，每日 1 剂，水煎分 2 次服。用药渣泡洗双足部，并配合双足部揉按。医嘱同上。

三诊（2020 年 9 月 17 日）：双下肢麻木减轻，灼热感、疼痛基本消失，睡眠可，大便通畅，仍有乏力，腰软。舌脉同上，宗上方加川续断 15g，桑寄生 15g，30 剂，每日 1 剂，水煎分 2 次服。用药渣泡洗双足部，并配合双足部揉按。医嘱同上。

四诊（2020 年 10 月 18 日）：仅有双下肢足部轻度麻木，其余诸症基本缓解。空腹血糖 6.4mmol/L，餐后 2 小时血糖 8.6mmol/L。宗上方制成丸药服用，随访半年，病情稳定。

按：糖尿病周围神经病变是糖尿病最常见的慢性并发症之一。临床表现为对称性疼痛或 / 和感觉异常。痛呈刺痛、灼痛、钻凿痛，有时剧痛如截肢，痛每于晚间就寝后数小时加重，开始行走后可减轻。感觉异常有麻木、蚁走、虫爬、发热、触电样感觉，往往从远端脚趾上行可达膝上，分布如袜子与手套，感觉减退。当运动神经受累时，肌力常有不同程度的减退。晚期有营养不良性萎缩。查体见跟腱反射、膝反射减弱或消失；振动觉减弱或消失，位置觉减弱或消失。周围神经痛可双侧、可单侧、可对称、可不对称，但以双侧对称性最为多见。其病因和发病机制尚未完全阐明。糖尿病神经病变的危害很大，但目前尚无针对糖尿病神经损伤的特殊治疗手段。目前针对糖尿病神经病变的病因和发病机制治疗包括控制血糖、营养神经、抗氧化应激、抑制醛糖还原酶活性、改善微循环等。

中医药治疗糖尿病周围神经病变常用的治则治法：①注重补肾。国内报道采用八味丸、济生肾气丸、金匮肾气丸、知柏地黄丸加减治疗糖尿病周围神经病变获较好疗效。基础研究表明补肾方药治疗糖尿病神经病变作用的机制为改善脂质代谢和抑制醛糖还原酶的活性。②活血化瘀。国内报道采用丹参注射液静滴治疗糖尿病周围神经病变可明显改善症状、体征。丹参注射液能解除微血管痉挛，改善微循环，促进末梢血管神经代谢，并对神经有保护性抑制作用，起到镇静止痛的效果。③补肾活血。国医大师吕仁和教授多采用益气补肾、活血通络的中药，如生黄芪、太子参、狗脊、木瓜、牛膝、秦艽、皂角刺、川芎、红花、全蝎、生地黄、芡实、金樱子等；配合针刺按摩，如髀关、关元、下脘、肾俞、绝骨、风市等。治疗糖尿病患者腰腿酸疼、麻木 40 例，症状明显缓解者 38 例。④益气活血。有报道选用黄芪桂枝五物汤加减、补阳还五汤加减或自拟益气活血通络方等治疗糖尿病周围神经病变获得较好疗效。⑤针灸推拿疗法。国内外报道针刺治疗可改善糖尿病神经病变临床症状，缓解肢体疼痛。国外报道用电针治疗糖尿病周围神经病变，使患者的神经传导速度和临床症状均获改善。推拿疗法取穴为下肢取拿承山、昆仑、阴廉筋，揉捏伏兔、承扶、殷门部肌筋，点腰阳关、环跳、足三里、委中、解溪、内庭等穴。手劲刚柔并济，以深透为主。

有关糖尿病周围神经病变的临床症状，中国医学早有记载。如金代李杲《兰室秘藏》曾记载消渴患者有"四肢痿弱"，元代《丹溪心法》记载消渴患者有"腿膝枯细，骨节酸疼"。明代《证治要诀》指出："三消久之，精血既亏，或目无见，或手足偏废如风疾，非风也。"另外，在中国历代消渴病医案中也有"手足麻木""肢体疼痛""足痿乏力"的记载。高彦彬教授认为消渴病慢性并发症是消渴病日久所致，符合久病多虚、久病多瘀、久病入络的病机特点，故提出络病是消渴病及慢性并发症病理基础，认为消渴病日久，久病多瘀、久病入络、久病及肾，肝肾阴虚，络气虚滞，络脉瘀阻，经脉失养，早期出现肢体麻木，疼痛，感觉障碍，晚期出现肌肉萎缩等肢体并发症，其症状类似中医"痹证""痿证"，继发于消渴病，故称为消渴病痹痿。高彦彬教授认为糖尿病大血管病变及微血管病变以血络病变为主，兼有气络病变；糖尿病神经病变（脑神经、周围神经、自主神经病变）以气络病变为主，兼有血络病变。消渴病痹痿基本病机为肝肾亏虚，络气虚滞，络脉瘀阻，经脉失养。消渴病痹痿基本治法为滋补肝肾，益气养阴，化瘀通络。

《素问·上古天真论》言："丈夫八岁，肾气实，发长齿更……七八，肝气衰，筋不能动……八八，天癸竭，精少，肾脏衰，形体皆极。则齿发去。"本案患者年近八十，肝肾虚衰，且患糖尿病17年，符合久病多虚、久病多瘀、久病入络、久病及肾的病机特点，中医病机为肝肾亏虚，络气虚滞，络脉瘀阻，经脉失养。基本治法为滋补肝肾，益气养阴，化瘀通络。方中山茱萸、龟甲滋补肝肾，狗脊、川续断、桑寄生、补肝肾、强筋骨；生黄芪、生地黄益气养阴；川牛膝、土鳖虫、丹参、当归、鸡血藤养血活血、化瘀通络；全蝎、蜈蚣息风解痉、通络止痛。中药口服同时配合中药泡洗、局部穴位按揉可改善局部血液循环，有利于神经损伤修复。高彦彬教授治疗糖尿病周围神经病变多采用强化序贯疗法，强化治疗包括血糖控制、静脉滴注中药、口服中药、中药泡洗、针刺按摩，多在住院期间进行；序贯疗法为出院后在门诊继续采用口服中药、中药泡洗、针刺按摩等疗法，大多患者病情在3～6个月内完全缓解。

（二）糖尿病动眼神经麻痹气阴两虚、络脉瘀阻案

李某，男，62岁。2021年10月19日初诊。

主诉：患糖尿病11年，伴右眼痛不能睁眼2周。

现病史：患者于2010年10月无明显诱因出现多饮、多尿、多食，在当地医院查血糖增高，诊为糖尿病，予饮食控制及口服降糖药（二甲双胍每日1.5g；拜糖平每日150mg）治疗，病情控制不满意。于2021年8月出现下肢麻木、疼痛，夜间尤甚，经治疗无明显改善。2021年10月15日出现右眼疼痛，视物模糊，右眼睑下垂，右眼不能睁开。随即到北京某三甲医院检查（结果不详）诊为"糖尿病视网膜病变、动眼神经麻痹"，并建议到神经科进一步检查。既往于1999年患脑血栓，经治疗肢体功能恢复，遗留轻度右侧口角㖞斜。否认高血压病史。入院时：体温36.2℃、呼吸18次/分、心率72次/分、血压140/90mmHg。心肺、肝脾、腹部检查未见异常。神经系统检查：右眼睑不能上抬，右侧额纹及鼻唇沟变浅，鼓腮及示齿动作口角均偏向左侧，伸舌居中，悬雍垂不偏，两侧软腭对称，全身深浅感觉对称存在，四肢肌力正常，双膝反射减弱。病理反射未引出。实验室检查：空腹血糖11.2mmol/L，餐后2小时血糖12.8mmol/L，心电图、血脂、肝功能、肾功能检查均正常。眼科检查提示右眼视力0.5，右眼球向鼻侧运动受限，双侧视野无缺损，右晶体皮质轻度浑浊，双眼底散在点片状出血及白色渗出。头颅CT检查未见异常。

刻下症：多饮、多尿不明显，急躁易怒，右眼疼痛，右眼睑下垂，右眼不能睁开，彻夜不眠，时有心慌，乏力、口干、自汗，大便干，2日1行，下肢麻木、疼痛。

查体：舌体胖，舌质暗红，苔薄黄，脉沉细弦。

西医诊断：糖尿病，糖尿病动眼神经麻痹，糖尿病周围神经病变，糖尿

病视网膜病变（Ⅲ期），糖尿病合并白内障。

中医诊断：消渴病、消渴目病、消渴病痹痿（气阴两虚，肝郁化热，络脉瘀阻）。

治法：益气养阴，疏肝清热，化瘀通络。

处方：太子参15g，生地黄30g，玄参30g，葛根15g，天花粉30g，柴胡10g，枳实15g，生大黄10g，白芍15g，全蝎10g，僵蚕10g，当归10g，川芎10g。7剂，水煎服，每日1剂分2次服。配合丹参注射液：每日40mL，静脉滴注。

针刺取穴：患侧睛明、攒竹、阳白、瞳子髎、足三里、三阴交。平补平泻法，每日针刺1次。口服降糖药继用。

医嘱：清淡饮食、少食辛辣肥甘之品、戒烟限酒；起居规律，不熬夜；避免剧烈活动，以散步为主；保持心情舒畅。

二诊：经上述综合方法治疗一周，患者急躁易怒、右眼痛明显减轻，患者夜间已能入睡，大便通畅，仍乏力、口干、下肢麻木、疼痛，舌体胖，舌质暗，苔薄白，脉沉细弦。空腹血糖9.2mmol/L，餐后2小时血糖10.8mmo1/L。中医辨证：气阴两虚，络脉瘀阻。治法：益气养阴，化瘀通络。处方：生黄芪30g，太子参15g，生地黄30g，玄参30g，葛根15g，天花粉30g，枳实15g，丹参30g，菊花10g，赤芍、白芍各15g，全蝎10g，僵蚕10g，当归10g，川芎10g。14剂，水煎服，每日1剂分2次服。停丹参注射液静脉滴注，仍配合针刺治疗。医嘱同上。

三诊：经上述综合方法治疗2周，急躁易怒，右眼痛基本消失，右眼可以部分睁开，患者心情好，大便通畅，乏力、口干明显减轻，下肢麻痛减轻，感觉腰部酸胀，舌脉同上，宗上方加狗脊15g，牛膝15g，木瓜15g。14剂，水煎服，每日1剂分2次服。仍配合针刺治疗。医嘱同上。

四诊：患者急躁易怒、右眼痛、乏力、口干、腰部酸胀诸症基本消失，下肢麻痛明显减轻，右眼可完全睁开，但看东西时间过长有酸胀感，舌体胖，舌质暗，苔薄白，脉沉细弦。空腹血糖7.2mmol/L，餐后2小时血糖

8.8mmol/L。上方制成丸药继续服 4 周。6 个月后随访，病情平稳。

按：动眼神经麻痹相当于中医学的"上胞下垂""睑废""睑倦"等，其病名、病因病机及治疗，在古代医书中多有记载，如《诸病源候论》云："常借助仰首使瞳孔显露，以使视物，故称睢目。"该书还因其多由风邪客于胞睑引起而称"侵风"，其病因多由脾虚气弱，风痰阻滞经络或肝血不足，肝风内动所致，治宜祛风、涤痰、通络及滋补肝肾。本例患者确诊糖尿病已 10 余年，初诊症见急躁易怒，右眼疼痛，右眼睑下垂，彻夜不眠，乏力、口干、大便干，下肢麻痛，舌胖质暗苔黄，脉沉细弦。高彦彬教授辨证为气阴两虚，肝郁化热，络脉瘀阻。治以益气养阴，疏肝清热，化瘀通络。

治疗方法为综合治疗：①基础治疗包括口服降糖药、饮食控制、戒烟限酒、适当运动、调畅情志。②中药汤剂以益气养阴，疏肝清热，化瘀通络为法。方中黄芪、太子参、生地黄、玄参、葛根、天花粉益气养阴，生津止渴；柴胡、白芍、枳实、生大黄疏肝清热；当归、川芎化瘀通络；全蝎、僵蚕息风通络止痛。③静脉滴注丹参注射液以加强化瘀通络作用。④针刺疗法。取穴为睛明、四白、承泣、阳白、瞳子髎、足三里、三阴交，睛明乃手足太阳、足阳明、阴跷、阳跷五脉之会，又是足太阳的起始穴，针刺睛明、四白、承泣、阳白、瞳子髎可疏通颅脑之血络，促进目络之气血运行，故为主穴；足三里、三阴交可益气养阴、滋补肝肾，通经活络。针药合用，综合方法治疗 5 周，病情康复。

在本案治疗中高彦彬教授给我们留下两点深刻印象：一是对患者的关爱。本案患者初诊时急躁易怒，心情焦虑不安，不配合治疗，高彦彬教授十分耐心地给患者讲解病情，进行心理疏导，鼓励患者树立战胜疾病的信心，他的耐心、细心、关心，体现出他治病救人、心有大爱的高尚医德。二是高彦彬教授临床技术精湛。他不仅中医药临床技术精湛，而且对针刺疗法也很精通，他临床治疗糖尿病及其慢性并发症时常常是针药同用，或中药内服与外用同用，可明显提高疗效。

第六节　紫癜性肾炎验案

曾某，女，34岁。2019年3月15日初诊。

主诉：双下肢散在斑疹反复发作2年余。

现病史：患者2年前无明显诱因出现双下肢散在斑疹，呈紫红色、针尖大小、压之不褪色、不高出皮面、无痛痒感，无腹痛、黑便、呕血、关节痛，曾在北京协和医院查尿蛋白（3＋），尿潜血（3＋），24小时尿蛋白定量3.05g。诊为"紫癜性肾炎"，经治疗后好转，但反复发作，遂来诊。辅助检查：尿蛋白（2+），尿红细胞15～25/HP，24小时尿蛋白定量2.05g，eGFR76.61ml/（min·1.73m^2）；血肌酐88μmol/L；血压130/80mmHg；抗核抗体系列（ANAs）、抗中性粒细胞胞浆抗体（ANCA）、感染八项、冷球蛋白定性试验均未见异常。口服氯沙坦钾50mg qd。

刻下症：双下肢可见散在斑疹，足踝部为重，腰酸乏力，手足心热，怕热，大便调，纳可眠安。近日外感，咽痛、咳嗽。

查体：舌尖红，苔薄黄，脉滑数。

西医诊断：紫癜性肾炎。

中医诊断：葡萄疫、尿血病（肝肾阴虚，热毒伤络）。

治法：滋补肝肾，清热解毒，凉血和络。

处方：女贞子15g，旱莲草15g，金银花15g，连翘15g，黄芩10g，牛蒡子10g，芦根30g，生地黄12g，玄参20g，紫草12g，茜草12g，土牛膝30g，牡丹皮10g，藕节炭15g，小蓟30g，三七粉3g(冲)。14剂，水煎服，日1剂，早晚各1次。

医嘱：避风寒、节饮食、慎起居、畅情志、休息。

二诊：咽痛、咳嗽消失，双下肢散在斑疹明显减少，手足心热，怕热明显减轻，仍有腰酸乏力，血压正常，舌尖红苔白，脉沉细。宗上方减金银花、连翘、黄芩、牛蒡子、芦根，加生黄芪、芡实、金樱子各15g，14剂，水煎服，日1剂，早晚各1次。医嘱同上。

三诊：双下肢散在斑疹、手足心热，怕热基本消失，腰酸乏力好转，尿蛋白（＋），尿红细胞5～7/HP，24小时尿蛋白定量0.44g，血肌酐78μmol/L，eGFR 79.61ml/（min·1.73m²）。治以滋补肝肾、养阴通络。上方加山茱萸10g，川续断15g，川牛膝15g。14剂。

四诊：诸症消失，宗上方继续服用1个月。嘱其避免感冒，勿过劳。

6个月后电话随访，病情稳定。

按：紫癜性肾炎也称过敏性紫癜肾炎，系指过敏性紫癜以坏死性小血管炎为主要病理改变的全身性疾病引起的肾损害。目前国际上已正式将本病更名为IgA血管炎相关性肾炎（IgAVN）。根据本病的临床特征，可归为中医"葡萄疫""紫斑""紫癜风""尿血"等范畴。高彦彬教授认为络病是IgAVN的病理基础，络脉有阳络、阴络之分，肌表之浮络属于阳络，脏络之肾络属于阴络，络脉发生病变即为络病。高彦彬教授基于络病理论、卫气营血辨证，临床对成人IgAVN分期辨证论治，急性期分为风热袭络入营，热毒伤络动血，治以祛邪为主，运用疏风清热、凉营宁络，清热凉血、解毒通络；迁延期分为肝肾阴虚、肾络瘀滞，气阴两虚、肾络瘀结，脾肾两虚、肾络瘀阻，治以祛邪扶正，运用益气养阴、滋补肝肾、健脾补肾、化瘀通络之法。

本案初诊主要病机为肝肾阴虚，感受外邪，热毒伤络，迫血妄行。肾阴不足而见腰酸乏力；阴虚内热，则手足心热，怕热；外感风热，见咽痛、咳嗽，舌尖红，苔薄黄；热毒伤络，迫血妄行，则见双下肢散在斑疹。四诊合参，病机为肝肾阴虚，热毒伤络。治以滋补肝肾，清热解毒，凉血和络。以生地黄、玄参、女贞子、旱莲草滋养肝肾；金银花、连翘、黄芩、牛蒡子、芦根清热解毒；牡丹皮、藕节炭、小蓟凉血止血；紫草、茜草、三七粉凉血止血，活血通络。复诊咽痛、咳嗽消失，双下肢散在斑疹明显减少，手足心热，怕热明显减轻，仍有腰酸乏力，舌尖红苔白，脉沉细，热毒已清，乃肝肾气阴不足，肾络瘀滞，宗上方减金银花、连翘、黄芩、牛蒡子、芦根等清热解毒之品；加生黄芪、芡实、金樱子、山茱萸、川续断、川牛膝，以益气固肾通络。治疗8周病情缓解。

第七节　膜性肾病验案

张某，男，58岁。2019年12月12日初诊。

主诉：体检发现蛋白尿1年余。

现病史：患者1年前体检发现蛋白尿，间断治疗，并于外院行肾脏穿刺示不典型膜性肾病，前来就诊。辅助检查：尿蛋白（3+），尿潜血（3+），24小时尿蛋白定量5069mg；血压130/80mmHg。

刻下症：腰酸乏力，双下肢水肿，失眠多梦，纳差，腹胀，大便溏，日2行。

查体：舌胖暗红，苔白厚，脉沉细。

西医诊断：膜性肾病。

中医诊断：水肿（脾肾两虚，湿热内蕴，肾络瘀阻）。

治法：健脾益气，清热利湿，固肾通络。

处方：生黄芪15g，党参15g，炒白术15g，莲子肉15g，茯苓15g，炒薏苡仁15g，土牛膝15g，泽泻15g，车前子15g，陈皮10g，砂仁8g，冬瓜皮30g，大腹皮15g，当归10g，芡实15g，金樱子15g，丹参30g，川牛膝15g。30剂，水煎服。

医嘱：避风寒、节饮食、慎起居、畅情志，休息。

二诊：服药后纳呆、腹胀明显好转，双下肢水肿好转，仍腰酸乏力，大便溏，舌脉同上。中医辨证：脾肾两虚，水湿内停，肾络瘀阻。治法：健脾益肾，利水通络。处方：生黄芪30g，炒白术30g，茯苓30g，土牛膝30g，泽泻15g，车前子30g，生姜皮10g，陈皮10g，冬瓜皮30g，大腹皮15g，芡实15g，金樱子15g，丹参30g，川牛膝15g。30剂，水煎服。医嘱同上。

三诊：双下肢轻度水肿，纳可，仍腰酸乏力，大便溏。舌胖暗，苔白微腻，脉沉细。辅助检查：24小时尿蛋白定量3371mg。中医辨证：脾肾两虚，肾络瘀阻。治法：固肾健脾，益气通络。处方：生黄芪30g，生地黄12g，山茱萸 12g，芡实 15g，金樱子 15g，泽泻 10g，炒白术 10g，茯苓 15g，当归 10g，丹参 30g，狗脊 15g，川牛膝 15g，木瓜 15g，土牛膝 30g。30 剂，水煎服。医嘱同上。

四诊：诸症基本消失，24 小时尿蛋白定量 1371mg。继以前方化裁，目前尚在随诊中。

按：膜性肾病是非糖尿病成人中最常见的肾病综合征病因之一，约 80% 的原发性膜性肾病临床表现为肾病综合征，约 30% 患者在 10 年内发展为终末期肾脏病。高彦彬教授认为本病基本病机责之于虚、湿、瘀、毒，病性为本虚标实，本虚为脾、肾、肺、心阴阳气血亏虚，标实为湿、瘀、毒、风、浊、热。

病机特点：①虚损期。患者禀赋薄弱、劳倦失度、饮食不节，久之脾肾不足、卫外不固、肾络虚滞，外感六淫毒邪，久羁不去，内外相引，伏于肾络，湿、瘀、毒、风、浊、热聚集胶结于肾络，致肾络损伤，气血行缓，肾络瘀滞，肾络瘀阻，肾用失司，精微下泄则见蛋白尿，血溢络外则见血尿，气化不利，津液不运，湿浊内停而致水肿，可伴风阳上扰或湿瘀阻络之眩晕。②虚衰期。患者久病迁延、久病必瘀，或过用峻利、劫阴伤气，致脾运失健，清浊相干，肾失气化，水液停聚，肾络瘀阻，肾络瘀结，肾体劳衰，肾用失司，浊毒壅塞，凌心射肺可见胸闷、心悸；部分患者脉络瘀阻可见肢体静脉血栓形成，肾络瘀阻可见肾静脉血栓，心络瘀塞可见急性心肌梗死，肺络瘀塞可见急性肺栓塞，脑络瘀塞可见急性脑梗死。临床诊治以虚定型，以实定候，针对脾肾两虚、肺脾气虚、阴阳两虚、心肾阳虚本虚证，分别采用健脾益肾、益气健脾、调补阴阳、温通心肾等治法；针对湿热、血瘀、风邪、浊毒等标实证，分别采用清利湿热、化瘀通络、祛风息风、降浊排毒等辨证论治。

本案初诊重在健脾和胃，选用参苓白术散合香砂养胃汤加减；二诊患者纳呆、腹胀明显好转，辨证为脾肾两虚、水湿内停、肾络瘀阻，治法为健脾益肾、利水通络，重在治水，选用五苓散合五皮饮加减；三诊以后，患者水肿明显好转，辨证为脾肾两虚、肾络瘀阻，治法为固肾健脾、益气通络，重在固肾，选用六味地黄汤合水陆二仙丹加减。湿热缠绵，肾络瘀阻是本病病机特征，故方选土牛膝清热利湿；当归、丹参、川牛膝化瘀通络，贯穿始终。

第八节 IgA 肾病验案

黄某，女，38 岁。2019 年 3 月 13 日初诊。

主诉：反复血尿 3 年，加重 3 天。

现病史：患者 3 年来，频繁外感，反复血尿，2018 年在某医院行肾穿刺诊断为 IgA 肾病。间断服药，病情反复，3 天前外感，出现血尿来诊。辅助检查：尿红细胞满视野，尿蛋白（2+）。

刻下症：恶寒伴下午发热（体温 37.8℃）、咽痛、咽干，时有咳嗽。腰酸乏力，平素易外感，纳可，大便调。尿如茶水，月经定期，量少。

查体：舌红，苔薄黄，脉浮数。

西医诊断：IgA 肾病。

中医诊断：尿血（肺肾气虚，风热外感，毒损肾络）。

治法：急则治标，疏风清热利咽，解毒凉血宁络。

处方：金银花 15g，连翘 10g，黄芩 10g，玄参 15g，牛蒡子 10g，板蓝根 12g，桔梗 10g，芦根 30g，小蓟 30g，白茅根 30g，藕节炭 15g，三七粉 3g（分冲）。7 剂，水煎服。

医嘱：避风寒、节饮食、慎起居。

二诊：服药后患者恶寒、发热、咽痛、咽干，时有咳嗽消失，已无肉眼血尿，仍腰酸乏力，舌暗红，苔薄白，脉沉细。中医辨证：肾气阴亏虚，毒损肾络。治法：益气养阴固肾，解毒止血宁络。处方：生黄芪 15g，生地黄 20g，芡实 15g，金樱子 15g，女贞子 15g，旱莲草 15g，金银花 12g，玄参 15g，芦根 15g，小蓟 15g，白茅根 15g，藕节炭 15g，三七粉 3g（分冲），炙甘草 6g，川续断 15g，桑寄生 15g。14 剂，水煎服。调护同上。

三诊：药后腰酸乏力基本消失，舌淡红，苔薄白，脉沉细。尿常规示红细胞阴性，尿蛋白（－）。宗上方继服 1 个月巩固疗效。

6 个月后电话随访，病情无复发，感冒频率较前减少。

按： IgA 肾病是最常见的原发性肾小球疾病，也是患 CKD 的主要原因之一。IgA 肾病表现为多样的临床表现和肾损伤，从无症状的镜下血尿到迅速进展的肾小球肾炎。40%～50% 的患者伴有上呼吸道感染的发作性肉眼血尿，约 <10% 的患者伴有肾病综合征，约 40% 的 IgA 肾病患者肾功能逐渐恶化至终末期肾病（ESKD）。高彦彬教授认为 IgA 肾病的病变部位在肾络，属于中医"络病"范畴。内因是禀赋不足、肾络失荣；外因是外感六淫、邪伏肾络；本虚标实，本虚多为肝肾亏虚、气阴两虚、脾肾两虚、阴阳两虚；标实多为风邪、热毒、湿热、血瘀、浊毒，基本病理过程是内外合邪所致的"毒损肾络、肾络瘀阻、肾络瘀结、肾用失司"。

高彦彬教授强调 IgA 肾病宜分期辨证论治，主张"以虚定型，以实定候"；本虚分为肝肾亏虚、气阴两虚、脾肾两虚、阴阳两虚证；标实分为热毒伤络、风伏肾络、湿热壅络、肾络瘀阻、浊毒闭络证。急性发作期以标实为主，治以祛邪通络；慢性缓解期，以本虚为主，虚实夹杂，治以扶正通络。本案 IgA 肾病，初诊为急性发作期，临床表现为恶寒发热、咽痛、咽干、咳嗽。尿如茶水，腰酸乏力，平素易外感，中医辨证为肺肾气虚、风热外感、毒损肾络。中医治法为疏风清热利咽，解毒凉血宁络。以银翘散加减，二诊恶寒、发热、咽痛、咳嗽等风热外感症解除，病情转为慢性缓解期，临床表现为腰酸乏力，舌暗红，苔薄白，脉沉细。中医辨证为肾气阴亏虚，毒损肾络。治法为益气养阴固肾，解毒止血宁络。

本案 IgA 肾病治疗大致可分急性发作期及慢性迁延期两个阶段，急性发作期，多为风热毒邪损伤肾络；急则治标，以疏风清热利咽，解毒凉血宁络为主；慢性迁延期多为肾气阴两虚，毒损肾络；缓则治其本，以益气养阴固肾、解毒止血宁络为主。

第九节　高血压肾病肾衰验案

刘某，男，66 岁。2020 年 5 月 9 日初诊。

主诉：夜尿增多伴血肌酐升高 15 年。

现病史：患者于 2005 年开始出现尿中泡沫增多，当时尿蛋白（＋），血肌酐 120μmol/L，eGFR 60ml/（min·1.73m²），血压 160/80mmHg，双肾 B 超示双肾大小正常；曾予替米沙坦 80mg qd 及中草药治疗，未规律复查。1 个月前自觉尿中泡沫增多。有高血压病史 20 余年，血压最高 200/100mmHg，口服氯沙坦钾 100mg qd；血压 150/90mmHg，双下肢轻肿。辅助检查（2020 年 5 月 7 日）：尿蛋白（3+），尿素氮 9.4mmol/L，低密度脂蛋白胆固醇 3.59mmol/L，血肌酐 187μmol/L，eGFR 31.6ml/（min·1.73m²），血清钾 4.97mmol/L。

刻下症：夜尿频数，夜尿量大于白天尿量，双下肢轻肿，腰酸乏力，尿浊多沫，头晕头胀，倦怠乏力，入睡困难，恶心欲吐，纳食不香，大便不实，日 1～2 次。

查体：舌体胖大边有齿痕，舌质淡暗，苔白腻，脉弦细。

西医诊断：慢性肾脏病 3b 期，高血压病 3 级，高血压肾病，高尿酸血症，高脂血症。

中医诊断：肾衰病（脾肾气虚，肝阳上亢，肾络瘀阻，浊毒内蕴证）。

治法：健脾补肾，平肝潜阳，活血通络，泄浊解毒。

处方：生黄芪 30g，当归 10g，党参 15g，生白术 15g，山药 15g，山茱萸 10g，茯苓 15g，菟丝子 10g，丹参 15g，土茯苓 15g，天麻 10g，钩藤 15g（后下），狗脊 15g，川牛膝 15g，续断 15g，生大黄 6g（后下），炒酸枣仁 30g。14 剂，每日 1 剂，每次 200mL，早晚分服。加硝苯地平控释片 30mg qd 控制血压。

医嘱：低盐低蛋白饮食，避风寒，慎起居，畅情志，监测血压日 2 次。

二诊：腰酸乏力不明显，尿浊多沫减少，双下肢轻肿，头晕头胀缓解，仍夜尿频数，恶心缓解，纳食增进，大便不实，日 2～3 次。血压 130/80mmHg。舌暗苔白，脉沉细。辅助检查：尿蛋白（+），24 小时尿蛋白定量 0.86g；尿素氮 8.45mmol/L，血肌酐 154μmol/L，eGFR 39.9ml/（min·1.73m^2），血清钾 4.88mmol/L；血红蛋白 124g/L。眼底检查见视网膜动脉硬化。前方去炒酸枣仁、天麻、钩藤；菟丝子改 15g，加金樱子 15g，芡实 15g，车前子 15g，14 剂，每日 1 剂，每次 200mL，早晚分服。

三诊：腰酸乏力不明显，尿中少许泡沫，双下肢不肿，无头晕，仍夜尿频多，大便成形，日 2 次。查体：血压 120/80mmHg。舌暗苔白，脉沉细。辅助检查：尿蛋白（+），24 小时尿蛋白定量 0.54g；尿素氮 7.65mmol/L，血肌酐 142μmol/L，eGFR 43.7ml/（min·1.73m^2），血清钾 4.86mmol/L。继服前方隔日 1 剂，水煎温服。

随诊至今血肌酐波动于 120～150μmol/L，病情稳定。

按： 慢性肾衰竭（CRF）是指慢性肾脏病（CKD）引起的肾功能下降及与此相关的代谢紊乱和临床症状组成的综合征。高彦彬教授认为慢性肾衰竭属于中医"肾衰病""关格""虚劳""肾劳"等范畴，慢性肾衰竭是指由肾病日久，肾元不足，肾络瘀滞、瘀阻、瘀结，肾体劳衰，肾用失司，致脏腑气血阴阳虚衰，浊毒壅滞，不得下泄，以少尿甚或无尿，或以精神萎靡，面色无华，口有尿味等为常见症状的肾衰疾病。

本案患者内伤久病，素体肝肾不足，风阳上扰，久病入络，久病必瘀，由肾及脾；初诊时肾气不足，固摄无权，则夜尿频数；肾络瘀阻，封藏失职，精微下注，则尿浊多沫；腰府失养，则腰酸乏力；阳气者，精则养神，阳气不足，则神倦乏力；气化不利，水湿内停，泛溢肌肤，则肢体水肿；火虚不能生土，脾胃运化无力，土虚不能胜湿，湿浊无以转输，浊阴上逆，胃气不降，则纳食不香，恶心欲吐，脾阳不运，水湿不布，下注于肠则大便不实；肾精不足，水不涵木，肝阳上亢，则头晕头胀。舌体胖大，边有齿痕，舌质淡，苔白腻，脉细亦为脾肾气虚之象，舌质暗为瘀血之征，脉弦为肝风之象，本病属肾衰病，辨证为脾肾气虚，肝阳上亢，肾络瘀结，浊毒内蕴。中医治法为健脾益肾，平肝潜阳，活血通络，泄浊解毒。方中黄芪、当归配伍为当归补血汤，补气生血，调补后天；当归、丹参养血化瘀通络；黄芪、党参、茯苓、白术、山药益气健脾化湿；山茱萸补养肝肾，并能涩精，取"肝肾同源"之意；山药补益脾阴，间接补肾；菟丝子辛润入肾，固肾涩精；对药天麻、钩藤平肝潜阳；生大黄活血解毒、通腑泄浊；土茯苓利湿解毒，合角药狗脊、续断、川牛膝补益肝肾，顾护肾元。诸药合用，共奏健脾补肾，活血通络，平肝潜阳，泄浊解毒之效。复诊时，患者诸症减轻，经过高彦彬教授治疗蛋白尿减轻，肾功能改善，血压达标；针对尿浊多沫，大便不实，加入水陆二仙丹固精缩尿，涩精实脾补益脾肾，扶正固本。再诊时患者病情稳定，可守方随访。

高彦彬教授辨治本案补虚泻实，健脾益肾、化瘀通络、平肝潜阳、泄浊解毒，改善了患者远期预后，保护了肾功能，提高了生存质量。

第十节 慢性肾炎肾衰验案

常某，女，63岁。2021年5月12日初诊。

主诉：腰酸乏力伴尿浊、有泡沫17年，肾功能异常3年。

现病史：患者于2004年因劳累后腰酸乏力伴尿浊、有泡沫，下肢微肿。于北京某医院门诊检查示尿蛋白（3+），血肌酐94μmol/L，尿素氮7.8mmol/L，24小时尿蛋白定量2.6g。血压140/80mmHg，双肾B超示双肾大小正常。诊为"慢性肾炎"，给予替米沙坦80mg qd及间断服中草药治疗，未规律复查。2018年5月复查血肌酐207μmol/L，尿素氮10.8mmol/L。诊为慢性肾脏病3期，给予替米沙坦80mg qd及中成药尿毒清、百令胶囊治疗，效果不明显，遂来我院门诊求治。血压138/90mmHg，尿蛋白（3+）；血肌酐274μmol/L，尿素氮16.5mmol/L，eGFR 33.6ml/（min·1.73m^2），血红蛋白117g/L。

刻下症：患者腰酸乏力，纳差腹胀，恶心不吐，畏寒肢冷，双下肢微肿，大便不实，日1～2次，尿浊、有泡沫。

查体：舌体胖大，边有齿痕，舌质暗有瘀点，苔根部白厚，脉沉无力。

西医诊断：慢性肾衰竭（CKD3b 期）。

中医诊断：肾衰病（脾肾阳虚、湿浊内阻、肾络瘀结）。

治法：温肾健脾，泄浊通络。

处方：制附片 10g，肉桂 10g，山茱萸 12g，茯苓皮 30g，菟丝子 15g，党参 15g，炒白术 20g，炒山药 15g，土茯苓 30g，生姜 15g，姜半夏 9g，陈皮 10g，车前子 15g，泽兰 15g，泽泻 15g，当归 12g，丹参 20g。14 剂。水煎分 2 次温服，停替米沙坦，改硝苯地平控释片 30mg，日 2 次控制血压。

医嘱：低盐、优质低蛋白饮食，避风寒，慎起居，畅情志，监测血压日 2 次。

二诊：服药后畏寒肢冷、下肢水肿明显减轻，腹部不胀，食欲增进，仍腰酸乏力，舌体胖大，边有齿痕，苔白厚，脉沉细，血压 130/80mmHg，中医辨证与治法同上，宗上方减肉桂，黄芪改 60g，加金樱子 15g，芡实 15g，莪术 12g，川芎 15g。继服 14 剂。医嘱同上。

三诊：畏寒肢冷、下肢水肿、腹胀消失，腰酸乏力减轻，食欲增加，口干，大便日 1 次，偏干，舌淡红，舌体稍胖，苔根部稍厚，脉沉细，血压 130/80mmHg，尿蛋白（2+）。血肌酐 176μmol/L，尿素氮 10.5mmol/L，eGFR 39.6ml/（min·1.73m^2）。

中医辨证：脾肾气阴两虚、湿浊内阻、肾络瘀结。

治法：补肾健脾，益气养阴，泄浊通络。

处方：生黄芪 60g，当归 12g，太子参 15g，山茱萸 12g，熟地黄 12g，怀山药 15g，菟丝子 12g，金樱子 15g，芡实 15g，莪术 12g，川芎 15g，丹参 30g，当归 12g，土茯苓 30g，大黄炭 12g，生大黄 6g，生姜 15g，陈皮 10g。14 剂。医嘱同上。

四诊：畏寒肢冷、下肢水肿、腰酸乏力、腹胀消失，食欲正常，大便日 1～2 次，未诉特殊不适。舌淡红，苔薄白，脉沉弦，血压 130/76mmHg，尿蛋白（+）。血肌酐 126μmol/L，尿素氮 8.5mmol/L，eGFR 39.9ml/（min·1.73m^2）。继服上方 30 剂。医嘱同上，定期复诊。

按：《素问·上古天真论》云："肾者主水，受五脏六腑之精而藏之。"

《素问·六节藏象论》言："肾者主蛰，封藏之本，精之处也。"肾为先天之本，水火之宅，寓真阴元阳；肾主水、主藏精、主纳气。肾的生理功能有赖于肾之气化、固摄功能。肾络是构成肾脏结构的重要组成部分，是实现肾脏功能的基础。肾络气血运行、弥散流动，可调节体内水液平衡，封藏五脏六腑之精气。肾络为气血汇聚之所，因其迂曲细小，故气血运行易滞易瘀、病易入难出、易积成形。本案患者确诊慢性肾脏病17年，具有久病多虚、阴损及阳、久病必瘀、久病入络的特点，属于中医"络病"范畴。基本病机为肾病日久，肾气阴虚损，阴损及阳，肾病及脾，导致肾元虚衰，脾肾阳虚，肾络瘀结，气化失司，水液代谢受阻，湿浊溺毒不得下泄，停蓄于三焦。本案初诊症见腰酸乏力，纳差腹胀，恶心不吐，畏寒肢冷，双下肢微肿，大便不实，尿浊泡沫，舌体胖大，舌质暗有瘀点，苔根部白厚，脉沉无力。中医辨证为脾肾阳虚、湿浊内阻、肾络瘀结。中医治法为温肾健脾，泄浊通络。方用桂附地黄丸合六君子汤加减温补脾肾，健脾和胃；茯苓皮、车前子、泽兰、泽泻淡渗利水消肿；土茯苓利湿解毒泄浊；当归、丹参养血活血通络。三诊症见畏寒肢冷、下肢水肿、腹胀消失，腰酸乏力减轻，口干，大便偏干，舌淡红，舌体稍胖，苔根部稍厚，脉沉细。中医辨证为脾肾气阴两虚、湿浊内阻、肾络瘀结。中医治法为补肾健脾，益气养阴，泄浊通络。方用芪归地黄汤合水陆二仙丹加减补肾健脾，益气养阴；土茯苓、大黄炭、生大黄利湿解毒泄浊；丹参、当归、莪术、川芎养血逐瘀通络。

高彦彬教授治疗慢性肾衰传承了国医大师吕仁和教授的学术经验并有所发展，临床以虚定型，以实定候。本虚分为脾肾两虚、肝肾两虚、气血阴阳俱虚；标实分为肝气郁滞、肾络瘀阻、水湿内停、湿热阻滞、浊毒内停、水湿浊毒凌心射肺、浊毒伤血、肝风内动、溺毒犯脑。临床针对本虚标实不同证候辨证论治：脾肾气虚证治宜益气健脾补肾，方药常以六君子汤加减；脾肾气阴两虚证治宜益气养阴、健脾补肾，方药常以芪归地黄汤加减；脾肾阳虚治宜温补脾肾，方药常以济生肾气丸加减；肝肾阴虚证治宜滋补肝肾，方药常以杞菊地黄汤加减；肝肾气阴两虚证治宜滋补肝肾、益气养阴，方药常以芪归地黄汤合二至丸加减；气血阴阳俱虚证治宜益气养血、调补阴阳，方药常以全鹿丸加减；肝气郁滞证治宜疏肝解郁，方药常以四逆散加减；水湿内停证治宜利水消肿，方药常以五皮饮合五苓散加减；肝风内动证治宜平肝息风，方药常以天麻钩藤饮加减。湿热中阻证治宜健脾和胃，清热利湿，常以平胃散合黄连温胆汤加减；下焦湿热证常以四妙丸加减。

高彦彬教授认为肾元虚衰、肾络瘀阻或瘀结、浊毒内停贯穿慢性肾衰病始终，补肾通络、解毒降浊治疗贯穿慢性肾衰病全过程。

第十一节　IgA 肾病肾衰验案

李某，女，39 岁。2020 年 3 月 15 日初诊。

主诉：查体发现镜下血尿及蛋白尿 3 年。

现病史：患者 3 年前查体发现镜下血尿及蛋白尿，间断服用中药治疗，病情时轻时重。2020 年 3 月初在北京某大医院行肾活检诊断为"IgA 肾病、系膜增生病变伴硬化"。辅助检查（3 月 13 日）：血肌酐 179μmol/L，尿酸 458μmol/L，尿蛋白（3+），尿红细胞 18/HP，血压 150/90mmHg。予口服缬沙坦 160mg qd。

刻下症：腰酸乏力，易疲劳，口干，无明显水肿，咳嗽少痰，咽部疼痛、咽部痒，有异物感，胃纳可，大便每日 1 次，咽部红。

查体：舌质暗红，苔薄腻而黄，脉沉细。

西医诊断：IgA 肾病、系膜增生病变伴硬化。

中医诊断：尿血、肾衰病（肾气阴两虚、热结咽喉、毒损肾络）。

治法：清热解毒利咽，益气养阴，清利通络。

方药：金银花 15g，连翘 12g，黄芩 10g，牛蒡子 10g，桔梗 10g，芦根 30g，金荞麦 15g，白茅根 30g，小蓟 30g，土茯苓 30g，制大黄 12g，六月雪 15g，丹参 15g，生黄芪 15g，太子参 15g，蝉蜕 10g，钩藤 12g，佩兰 10g。14 剂。水煎，分 2 次服。

医嘱：低盐、优质低蛋白饮食，避风寒，慎起居，勿过劳，防感冒，畅情志，避免使用肾毒性药物。

二诊（2020 年 3 月 29 日）：咳嗽，咽部疼痒，口干，咽有异物感基本消失，大便每日 1 ～ 2 次，胃纳可，仍腰酸乏力，易疲劳，舌质暗红，苔薄腻，脉沉细。中医辨证：肾气阴两虚、湿毒瘀阻肾络。治法：益气养阴固肾，清利湿毒通络。方药：生黄芪 30g，太子参 15g，川续断 15g，当归 12g，莪术 12g，丹参 15g，桑寄生 15g，金银花 15g，芦根 30g，金荞麦 15g，白茅根 30g，土茯苓 30g，制大黄 12g，六月雪 15g，佩兰 10g。14 剂。水煎，分 2 次服。医嘱同上。

三诊（2020 年 4 月 14 日）：腰酸乏力，易疲劳好转，舌脉同上，复查血肌酐 145μmol/L，尿酸 418μmol/L，尿蛋白（2+），尿红细胞 10/HP，血压 130/80mmHg。宗上方继服 30 剂。水煎，分 2 次服。医嘱同上。

四诊（2020 年 5 月 15 日）：腰酸乏力，易疲劳好转，咽部无不适。复查血肌酐 131μmol/L，尿酸 408μmol/L，尿蛋白（+），宗上方继服，隔日 1 剂，并配合清热滋阴利咽茶以防治咽炎，随访 3 个月，血肌酐 130 ～ 140μmol/L，尿红细胞 7 ～ 10/HP，尿蛋白（+）。

按：IgA 肾病是最常见的原发性肾小球疾病，也是患 CKD 的主要原因之一。IgA 肾病表现为多样的临床表现和肾损伤，从无症状的镜下血尿到迅速进展的肾小球肾炎。IgA 肾病的预后不佳，高达 40% 的 IgA 肾病在确诊后 20 年演变成为终末期肾病。高彦彬教授认为本病内因为禀赋不足、素体阴虚、肾气阴两虚；外因为外感风热、湿热，或外感风寒、寒湿入里化热，或咽炎乳蛾，邪伏肾络、毒损肾络所致；风湿毒邪为诱因，常因过度劳累、饮食不节、情志失调、汗出当风、冒雨涉水所致。对于本病治疗高彦彬教授多分期辨证论治，急性期以邪实为主，分为风热袭络入营，热毒伤络动血；治以祛邪为主，运用疏风清热、凉营宁络，清热凉血、解毒通络；迁延期多虚实夹杂，分为肝肾阴虚、肾络瘀滞，脾肾两虚、肾络瘀阻，气阴两虚、肾络瘀结，治以祛邪扶正，运用益气养阴、滋补肝肾、健脾补肾、化瘀通络。

本案为 IgA 肾病，系膜增生病变伴硬化。临床可见血尿、蛋白尿、高血压、肾功能减退，初诊时腰酸乏力，易疲劳，口干，咳嗽，咽部疼痛痒，咽部红，舌质暗红，苔薄腻而黄，脉沉细。中医辨证为肾气阴两虚、热结咽喉，毒损肾络。治以清热解毒利咽，益气养阴，清利通络。方用银翘散加减，方中金银花、连翘、黄芩、牛蒡子、桔梗、芦根、金荞麦、蝉蜕、钩藤疏风清热、解毒利咽，生黄芪、太子参益气养阴，土茯苓、佩兰清利湿热，白茅根、小蓟清热凉血止血，大黄、丹参、六月雪通腑泄浊，化瘀通络。二诊热结咽喉症状基本消失，仍有腰酸乏力，易疲劳，舌质暗红，苔薄腻，脉沉细。中医辨证为肾气阴两虚、湿毒瘀阻肾络。治以益气养阴固肾，清利湿毒通络。方中生黄芪、太子参、川续断、桑寄生益气养阴固肾，金银花、芦根、金荞麦解毒利咽，土茯苓、佩兰清利湿热，大黄、六月雪清热通腑泄浊，当归、丹参、莪术化瘀通络。先后治疗并随访近6个月，肾功能改善，病情相对稳定。

高彦彬教授治IgA肾病十分重视以下问题：①病证结合，分期辨证论治。临床将IgA肾病分为三期（急性期、迁延期、肾衰期）辨证论治，急性期以邪实为主，治以祛邪为主，分为风热袭络入营，热毒伤络动血论治；迁延期多虚实夹杂，治以祛邪扶正，运用益气养阴、滋补肝肾、健脾补肾、清利湿热、化瘀通络法为主；肾衰期则按照慢性肾衰辨证论治。②重视从络病论治。临床发现IgA肾病患者多有舌质暗红，或有瘀斑瘀点、咽部暗红，或口唇暗红等血瘀征象，肾脏病理以肾小球为主，常有系膜增生、局节段硬化、可有毛细血管内增生、新月体性病变等，高彦彬教授强调肾脏病理是中医望诊的延伸，认为IgA肾病病变部位在肾，在肾之络脉，络脉病理特点有络脉瘀滞、络脉损伤、热毒滞络、肾络瘀结，治疗上通络贯穿全过程，包括扶正通络（益气通络、滋阴通络等）、祛邪通络（清利通络、化瘀通络、祛风通络、凉营宁络、解毒通络、泄浊通络等）。③重视消除诱因。感受外邪、呼吸道感染、消化道感染、饮食不节、湿热内蕴、疲劳过度、情志失调、起居无常等都是IgA肾病的诱因，临床上在治病求本、扶正祛邪、祛邪为主治疗基础上，要重视预防消除诱因，防止病情加重或进展。咽炎、扁桃体炎是IgA肾病常见的诱因，高彦彬教授自拟清热滋阴利咽茶（金银花、金荞麦、麦冬、芦根、桔梗），每日代茶饮，对预防咽炎、扁桃体炎有较好疗效。

第十二节　糖尿病肾病肾衰验案

王某，女，79岁。2021年5月15日初诊。

主诉：间断水肿伴血肌酐升高2年，加重3个月。

现病史：患者2年前出现间断双下肢水肿，曾查尿蛋白（2+），24小时尿蛋白定量1.5g，血压150/90mmHg，血肌酐109μmol/L，eGFR 42.1ml/（min·1.73m²），B超示双肾大小正常。曾口服缬沙坦160mg qd降尿蛋白、降压治疗。近3个月水肿加重，活动耐力下降，近1周轻微活动即胸闷憋气。有2型糖尿病病史30年，伴糖尿病视网膜病变，应用胰岛素控制血糖；有高血压病史20年，血压最高达180/110mmHg；慢性心功能不全病史1年。患者慢性肾脏病面容，双侧颈静脉充盈，血压130/90mmHg，颜面及双下肢水肿。辅助检查（2021年4月18日）：尿蛋白（3+），尿白细胞8～10/HP，24小时尿蛋白定量3.6g；血肌酐162μmol/L，eGFR 25.9ml/（min·1.73m²），血清总胆固醇5.82mmol/L，甘油三酯3.27mmol/L，血清白蛋白31g/L，糖化血红蛋白9.6%，血红蛋白109g/L，红细胞压积34%。

刻下症：面色㿠白，腰酸乏力，神疲懒言，双下肢水肿，小便不利，尿浊多沫，纳呆恶心，不耐寒热，大便黏滞，日1次，胸闷憋气，动则尤甚，无胸痛。

查体：舌体胖大，有齿痕，舌淡暗，苔白腻，脉沉无力。

西医诊断：慢性肾脏病4期，肾性贫血，2型糖尿病，糖尿病肾脏病（G4A3期），糖尿病视网膜病变，高血压3级（很高危），慢性心功能不全，心功能Ⅲ级（NYHA分级），高脂血症。

中医诊断：肾衰病（气血阴阳俱虚、湿浊瘀阻、水凌心肺证）。

治法：益气养血，和胃降浊，肃肺利水。

处方：生黄芪30g，当归10g，鹿角片12g，熟地黄12g，菟丝子12g，陈皮10g，姜半夏9g，竹茹10g，藿香10g，佩兰10g，砂仁10g（后下），葶苈子30g

（包煎），泽泻 15g，车前子 15g（包煎），生大黄 6g。14 剂，水煎温服，每次 100mL，日 2 次。调整胰岛素剂量，加阿托伐他汀钙 20mg qn。

医嘱：低盐、优质低蛋白饮食，避风寒，慎起居，畅情志，每日监测血压 2 次。

二诊：颜面及双下肢水肿明显减轻，仍畏风寒，恶心纳呆明显减轻，有时头晕，大便黏滞，日 2 次，胸闷减轻，尿中多沫。血压 130/80mmHg，舌体胖大，边有齿痕，舌暗红，苔白腻，脉沉细。尿蛋白（3+）。上方去藿香、佩兰，加川牛膝 15g，丹参 15g，土茯苓 15g。14 剂，水煎温服，每次 100mL，每日 2 次。

三诊：轻度双下肢水肿，仍不耐寒热，腰酸乏力，大便不实，日 2 次，胸闷减轻，尿中泡沫减少。血压 130/80mmHg，舌体胖大，边有齿痕，舌暗红，苔白腻，脉沉细。辅助检查（2022 年 8 月 23 日）：尿蛋白（3+），24 小时尿蛋白定量 2.6g；血肌酐 136μmol/L，eGFR 31.8ml/（min·1.73m^2），血清白蛋白 36g/L，糖化血红蛋白 7.5%；血红蛋白 119g/L。方药：生黄芪 30g，当归 10g，鹿角片 12g，山茱萸 10g，熟地黄 10g，菟丝子 15g，巴戟天 15g，川牛膝 15g，丹参 15g，土茯苓 15g，砂仁 6g（后下），生大黄 6g，车前子 15g。14 剂，水煎温服，每次 100mL，日 2 次。继服前方隔日 1 剂，水煎温服。

随诊至今血肌酐波动于 110～140μmol/L，病情稳定。

按：糖尿病肾病是糖尿病主要的微血管并发症之一，也是导致终末期肾病的主要原因。糖尿病肾脏病属于中医"消渴病水肿""肾消""下消"范畴，高彦彬教授认为本病为消渴病日久、久病入络、久病及肾，导致肝肾气阴两虚，肾络瘀阻出现的尿浊、水肿、腰疼、癃闭、关格等肾系并发症，其病位在肾，继发于消渴病，故称为消渴病肾病。其基本病机特点为早期肝肾气阴两虚、肾络瘀滞；中期脾肾亏虚、肾络瘀阻；晚期气血阴阳俱虚、肾络瘀结、肾体劳衰、肾用失司、浊毒内停。治疗上早期滋补肝肾、益气养阴、化瘀通络；中期健脾益肾、化瘀通络，兼以清利；晚期益气养血、调补阴阳、化瘀通络、泄浊排毒。

本案患者年老多病，久病及肾，久病入络，导致肾元虚衰，肾络瘀阻，浊毒内蕴。肾元虚衰，气化失司，脾失健运，土不制水，水湿泛滥，故面浮肢肿；脾肾两虚，气血乏源，故腰酸乏力，神疲懒言，面色㿠白；水饮上凌心肺，故胸闷憋气；浊毒内蕴，脾失健运，胃失和降，故纳呆恶心，大便黏滞；阴阳两虚，故不耐寒热；舌胖大，有齿痕，舌质暗，苔白腻，脉沉无力为脾肾气虚，湿浊瘀阻之象；四诊合参，本案辨病为肾衰病，病位在肾，累及脾胃心肺，病机为气血阴阳俱虚，湿浊瘀阻，水凌心肺。方以当归补血汤补气生血，通阳行水，养血通络；鹿角片、熟地黄、菟丝子辛润扶阳，补肾活血，固肾涩精扶正；陈皮、姜半夏、竹茹和胃降逆，燥湿行气；藿香、佩兰芳香化湿和胃；泽泻、车前子、葶苈子肃肺利水泄浊；生大黄、土茯苓通腑泄浊、解毒利湿。复诊加山茱萸、熟地黄温肾填精，巴戟天温阳扶正，配伍川牛膝、丹参养血活血、利湿通络。患者病情稳定，可守方随访。本案属于消渴病肾病晚期，合并肾衰、心衰，经常因心衰反复住院治疗，经高彦彬教授辨证论治，精心调治，症状明显改善，生存质量提高，近2年未住院治疗，病情相对稳定。

第十三节　尿酸性肾病肾衰验案

陈某，男，45岁。2022年3月25日初诊。

主诉： 血尿酸增高5年，左脚趾跖关节红肿疼痛5天。

现病史： 患者于2017年3月查体发现血尿酸增高，具体不详，诊断为"高尿酸血症"，不规律服用利加立仙，血尿酸控制不好，5天前出现左脚跖趾关节红肿疼痛，在我院查空腹血糖6.1mmol/L，总胆固醇6.2mmol/L，低密度脂蛋白胆固醇4.1mg/dL，血尿酸580μmol/L，血肌酐183μmol/L，尿蛋白（±），血压136/80mmHg。B超示脂肪肝、双肾大小正常，未发现结石与囊肿。

刻下症： 左脚跖趾关节红肿疼痛，活动受限制，腰痛酸困，小便黄赤，大便干，体形偏胖，喜食肥甘油腻。

查体：舌质暗红，苔薄黄腻，脉弦滑。

西医诊断：代谢综合征，高尿酸血症，痛风性肾病。

中医诊断：痛风、肾衰病（湿热伤肾，瘀血阻络）。

治法：清热利湿，化瘀通络。

处方：苍术 12g，生白术 15g，黄柏 9g，生薏苡仁 30g，土茯苓 30g，萆薢 15g，玉米须 30g，川牛膝 15g，熟大黄 10g，茵陈 15g，丹参 30g，川续断 15g。14 剂，每日 1 剂，水煎服。嘱患者清淡饮食，忌食海鲜、啤酒、动物内脏、牛羊肉等，保持情志舒畅，加服非布司他每天 10mg。

二诊：患者诉关节红肿疼痛明显改善，大便较前通畅，仍腰痛乏力，口干舌暗红，苔白微腻，脉弦细。中医辨证：湿热伤肾，气阴两虚、湿热瘀阻肾络。治法：益气养阴、补肾通络、清利湿热。方药：生黄芪 30g，当归 12g，太子参 15g，生地黄 15g，川续断 15g，桑寄生 15g，山茱萸 12g，熟地黄 12g，牡丹皮 12g，泽泻 12g，丹参 30g，土茯苓 30g，大黄炭 12g，熟大黄 10g。14 剂，每日 1 剂，水煎服。医嘱同上。

三诊：关节红肿疼痛消失，大便通畅，腰痛乏力、口干明显好转，舌脉同上，原方继用 14 剂，每日 1 剂，水煎服。医嘱同上。

四诊：临床症状基本消失，复查空腹血糖 5.7mmol/L，总胆固醇 5.2mmol/L，低密度脂蛋白胆固醇 3.2mg/dL，血尿酸 320μmol/L，血肌酐 123μmol/L，尿蛋白（－），血压 130/80mmHg。上方继服，隔日 1 剂，医嘱同上。

按：尿酸性肾病是由于血尿酸生成过多或排泄减少形成高尿酸血症导致的肾损害，临床表现为血尿酸升高、尿酸结石、蛋白尿、高血压、氮质血症、血尿、水肿等。尿酸性肾病根据其表现可归属于中医的痛风、历节、血尿、关格等病证。尿酸性肾病多由饮食不节，损伤脾胃，痰湿内生，阻滞气血经络，日久气滞、血瘀、痰湿三者相互胶结，痹阻关节，损伤肾络，从而出现关节红肿疼痛、血尿、蛋白尿、夜尿频多等表现。本病病位在肾、络脉、关节，基本病机为本虚标实，本虚以肾气阴两虚多见，标实有湿热、热毒、血瘀等病理因素。本案患者形体肥胖，喜食肥甘油腻，湿阻内蕴，日久化热，湿热痹阻关节则关节红肿热痛；湿热痹阻腰部肌肤络脉，则腰部酸困；湿热下注，则小便黄赤；热结肠腑，则大便干结；湿热伤肾，肾失开阖，故见尿中蛋白。舌质暗红，苔薄黄腻，脉弦滑为湿热瘀血阻络之征，本案首诊辨证为湿热伤肾，瘀血阻络。治以清热利湿，化瘀通络。方选四妙散加土茯苓、草薢、玉米须、茵陈清热利湿；川续断、川牛膝、丹参益肾化瘀通络；熟大黄通腑泄浊。二诊湿热大减，表现为气阴两虚、湿热瘀阻肾络，治以芪归地黄汤加减补肾益气养阴，土茯苓清利湿热，大黄炭、熟大黄、丹参通腑泄浊、化瘀通络。治疗6周，临床症状基本消失、肾功能明显改善。

对于本病治疗，高彦彬教授临床采用辨证论治之法：①脾肾气虚证。治以健脾益肾利湿，方选参苓白术散合济生肾气丸加减；②气阴两虚证。治以益气养阴，方选参芪地黄汤加减；③脾肾阳虚证。治以温补脾肾，方选四君子汤合右归丸加减；④肝肾阴虚证。治以补益肝肾，方选归芍地黄汤加减；⑤阴阳两虚证。治以育阴温阳，方选全鹿丸加减；⑥湿热浊毒内蕴证。治以清利湿热、泄浊解毒，方选四妙散加土茯苓、草薢、玉米须、茵陈、金钱草、大黄等；⑦络脉瘀阻证。方选丹红四物汤加减；⑧寒湿痹阻证。治以散寒祛湿，化瘀通络，方选乌头桂枝汤加减。在辨证论治同时高彦彬教授还结合现代药理学研究，选用一些具有改善高尿酸血症的药物，如土茯苓、草薢、生薏苡仁、茵陈、秦皮等，现代药理研究发现土茯苓、草薢等可以降低血尿酸；秦皮、生薏苡仁可促进尿酸排泄。

本案首诊高彦彬教授辨证为湿热伤肾，瘀血阻络。治以清热利湿，化瘀通络。方选四妙散加土茯苓、草薢、玉米须、茵陈清热利湿；川续断、川牛膝、丹参益肾化瘀通络；熟大黄通腑泄浊。二诊辨证为气阴两虚、湿热瘀阻肾络，治以芪归地黄汤加减补肾益气养阴，土茯苓清利湿热，大黄炭、熟大黄、丹参通腑泄浊、化瘀通络。患者临床症状基本消失、肾功能明显改善。

第十四节　甲状腺功能亢进症验案

李某，女，38岁。2022年3月15日初诊。

主诉：反复心慌、手抖 3 年余。

现病史：患者 2019 年 3 月因心慌、手抖，在当地医院查甲状腺功能，结果提示甲状腺功能异常，诊断为甲亢，口服甲巯咪唑片治疗 6 个月，甲状腺功能恢复正常，自己停药。2021 年 9 月又出现心慌、手抖在当地医院检甲状腺功能异常，诊断为甲亢复发，口服甲巯咪唑片治疗，但患者与丈夫不和，时常争吵，服药不规律，有时自行停药，现特来就诊。体格检查：双眼突（－），皮肤潮湿（＋），血压 120/70 mmHg，心率 88 次 / 分。辅助检查：甲状腺 B 超示甲状腺弥漫性病变。甲状腺功能检查示 FT_3 3.66 pg/mL，FT_4 18.7pg/mL，TSH 1.01mIU/mL。

刻下症：心慌、手抖、手脚汗多、颈部发胀、心烦气急，胁肋部发胀，二便正常，乏力，口干，失眠，月经量少。

查体：舌红，苔薄白，脉弦细。

西医诊断：甲亢。

中医诊断：瘿病（肝郁化热、气阴两虚、气滞痰阻证）。

治法：疏肝清热，益气养阴、化痰消瘿。

处方：牡丹皮 10g，炒山栀子 10g，柴胡 10g，白芍 12g，枳壳 10g，夏枯草 12g，山慈菇 12g，牛蒡子 10g，浙贝母 10g，当归 10g，太子参 12g，麦冬 10g，炒酸枣仁 30g，远志 15g，丹参 20g，益母草 10g，芦根 15g。14 剂，水煎服，日 1 剂。

医嘱：少食海带、紫菜等含碘高的食物，适当休息勿过劳，保持情绪稳定，原服赛治 15mg/d 继服。

二诊：服药后心慌、手抖、手脚汗多、乏力，口干，心烦气急、颈部胀感明显缓解，月经量少，偶有胁肋胀，失眠，舌脉同上。上方加首乌藤 15g，合欢皮 15g。14 剂，水煎服。

三诊：服药后无明显不适，月经量少，睡眠安，食纳可，二便调。舌脉同上。甲状腺功能检查示 FT_3 3.12 pg/mL，FT_4 15.1 pg/mL，TSH 1.31mIU/mL。原服甲巯咪唑片改为 10mg/d 继服，中药方剂效不更方，继续服药 30 剂，甲状腺功能复查正常，原服甲巯咪唑片改为 5mg/d，继续服药 30 剂，病情稳定。

按： 高彦彬教授认为甲状腺功能亢进症基本病机为禀赋不足、素体阴虚，肝郁气滞、气郁化火、耗气伤阴、阴虚阳亢，气滞痰凝血瘀互结。肝肾气阴两虚为本，气滞痰凝血瘀为标，阴虚阳亢为病机关键。常见临床证候有气滞痰凝、肝郁气滞、阴虚阳亢、气阴两虚、痰瘀互结等，临床治疗以滋补肝肾、益气养阴为主，兼以理气开郁、理气化痰、活血化瘀、软坚散结，随证治之。本案患者长期情志不畅，肝气不舒，气郁化火，搏结于颈部，形成瘿肿。心烦气急，胁肋部发胀，失眠，月经量少、脉弦为肝失疏泄，气机郁滞；心慌、手抖、手脚汗多、心烦气急、舌红为气郁化火、心肝火旺；乏力，口干为气郁化火、气阴两伤；颈部发胀为气滞痰阻所致。中医辨证为肝郁化热、气阴两虚、气滞痰阻证。治以疏肝清热，益气养阴、化痰消瘿。方中柴胡、白芍、枳实、牡丹皮疏肝理气，养阴柔肝；牡丹皮清热凉血以清血中伏火，栀子泻火除烦并能导热下行；太子参、麦冬、牡丹皮益气养阴；夏枯草、山慈菇、浙贝母清热化痰散结；牛蒡子、芦根疏散风热、利咽生津；炒酸枣仁、远志、首乌藤、合欢皮养血安神；当归、丹参、益母草养血活血、化瘀调经。

高彦彬教授治疗甲亢多采用病证结合、分期辨治、中西药合用的方法。甲亢初期：症状明显，中西药合用，以迅速改善症状、减少西药用量、缩短疗程为目的。中医辨证多见肝郁气滞证、肝郁化热证、阴虚阳亢证。肝郁气滞证常用柴胡疏肝散加减以疏肝解郁；肝郁化热证常用丹栀逍遥散加减以疏肝清热；阴虚阳亢证常用六味地黄汤合栀子清肝汤加减滋阴潜阳。在中医辨证论治基础上配合抗甲状腺药（甲巯咪唑或丙硫氧嘧啶），治疗4～6周后症状明显改善，甲状腺功能恢复正常者，进入减药期。甲亢中期：中西药合用，减少西药的用量和不良反应，中医辨证多见气阴两虚证、气滞痰凝证。气阴两虚证常用天王补心丹合生脉散加减益气养阴、宁心安神；气滞痰凝证常用疏肝化痰散结汤疏肝理气、化痰散结。在中医辨证论治基础上配合抗甲状腺西药治疗，8～12周，甲状腺功能恢复正常者，进入维持期。甲亢后期：以中医药为主，巩固疗效防止复发。中医辨证多见脾肾亏虚证、痰瘀互结证。脾肾亏虚证常用芪归地黄汤合四苓散加减补肾健脾利湿；痰瘀互结证常用丹红四物汤合二陈汤加减理气活血、化痰消瘿。

第十五节　桥本甲状腺炎甲减验案

王某，女，43 岁。2023 年 5 月 13 日初诊。

主诉：确诊桥本甲状腺炎伴随甲状腺功能减退 4 年余。

现病史：患者于 2019 年 5 月查体发现桥本甲状腺炎伴随甲状腺功能减退，一直服用优甲乐 75μg，每日 1 次。患者离异，独自带一女儿生活，工作压力大，情志抑郁，长期失眠，服药不规律，有时自行停药。甲状腺功能检查 TSH 26.18mIU/mL，FT4 8.25pg/mL，TG–Ab 1040IU/mL，TPO–Ab 633.10IU/mL。甲状腺 B 超示双侧甲状腺弥漫性肿大，内部回声欠均匀，双侧可见数个高回声区，右侧大者 12mm×7mm，左侧大者 11mm×8mm，边界清，RADS 分级为 3 类。

刻下症：腰背酸痛，神疲乏力，平素怕冷，易感冒，情志抑郁，喜太息，胸胁发胀，失眠多梦，月经周期推迟、量少伴痛经，颈部弥漫性肿大，咽部梗阻感，情志抑郁，喜太息，胸胁胀痛，食欲不振，腹胀，大便干，2～3 次 / 日。

查体：舌胖大，有齿痕，质淡红，苔薄白，脉沉弦细。

西医诊断：桥本甲状腺炎、甲状腺功能减退症、甲状腺结节。

中医诊断：瘿病（肝郁痰凝，脾肾亏虚证）。

治法：疏肝化痰，补益脾肾。

处方：柴胡 10g，枳实 12g，厚朴 15g，浙贝母 15g，玄参 15g，夏枯草 12g，紫苏梗 12g，白芍 12g，当归 15g，川芎 15g，白花蛇舌草 15g，猫爪草 15g，黄芪 30g，党参 15g，生白术 20g，桑寄生 15g，菟丝子 15g，淫羊藿 15g，肉苁蓉 30g，火麻仁 30g，炒酸枣仁 30g，炙甘草 6g。14 剂。每日 1 剂，水煎，分早晚服。优甲乐增加至 100μg，每日 1 次。嘱其正常饮食，适当控制海产品摄入。

二诊：腰背酸痛，神疲乏力、咽部不适症状较前略有缓解，大便日1次，便软，仍失眠，舌脉同上。上方加首乌藤15g，合欢皮15g，远志15g，28剂。

三诊：自觉精神、体力较前明显改善，咽部无明显不适，月经正常，经量较前略有增加，无明显经期不适，大便每日1次，舌脉同上。复查甲状腺功能示TSH 6.18mIU/mL，FT4 11.5pg/mL，TG-Ab 510IU/mL，TPO-Ab 620IU/mL。上方28剂。优甲乐减量至50μg，每日1次。

四诊：咽部无痰，饮食胃纳可，睡眠正常，大便每日1次，神清气爽，月经周期正常。复查甲状腺功能TSH 2.65mIU/mL，FT4 13.38pg/mL，TG-Ab 178IU/mL，TPO-Ab 301IU/mL。复查B超提示双侧甲状腺内部回声欠均匀，双侧可见数个高回声区，右侧大者9mm×6mm，左侧大者8mm×7mm，边界清，RADS分级3类。守三诊方继续服用28剂后停药。随访半年，各项指标趋于正常，症状逐渐消失。

按： 高彦彬教授认为桥本甲状腺炎可归属于中医"瘿病"范畴。瘿病首见于《诸病源候论·瘿候》云："瘿同婴，婴之义为绕，因其在颈绕喉而生，状如缨侈或缨核而得名。"本病多与先天禀赋不足、情志失调、劳倦内伤、外感毒邪等因素相关，导致肝脾肾脏腑功能失调，正气亏虚，气滞痰凝，血行瘀滞，痰凝血瘀，壅聚于颈前而成。甲状腺功能减退症主要病机为脾肾阳气衰弱，可伴有肝郁、水饮、痰湿、瘀血内阻。治疗以健脾温肾为主，兼以疏肝理气、利湿化痰、化瘀通络。

本案患者离异，独自带一女儿生活，家庭工作压力大，情志抑郁，思虑过度伤及脾气，脾失健运、湿阻气机故出现食欲不振，腹胀；脾虚气血不足故出现神疲乏力，月经量少；肝郁脾虚，脾失健运，湿阻痰凝，故出现颈部弥漫性肿大、咽部梗阻感、甲状腺结节；情志抑郁，喜太息，胸胁发胀，失眠多梦为肝郁气滞；脾为后天之本，肾为先天之本，脾虚日久、气血生化不足终致肾气亏虚，脾肾亏虚故出现腰背酸痛、易感冒、免疫功能低下，结合舌苔脉象，中医辨证为肝郁痰凝，脾肾亏虚证，治以疏肝化痰，补益脾肾。方中柴胡、白芍、枳实、厚朴、紫苏梗、香附疏肝理气；浙贝母、夏枯草、白花蛇舌草、猫爪草清热化痰散结；当归、川芎养血活血调经；黄芪、党参、白术益气健脾；桑寄生、菟丝子、淫羊藿、肉苁蓉温肾补肾；枳实、厚朴、玄参、肉苁蓉、火麻仁理气通腑、滋阴润肠通便；炒酸枣仁、首乌藤、合欢皮、远志养血安神。诸药合用疏肝解郁，理气化痰，补益脾肾，养血安神，肝脾同调，先天与后天兼顾。

高彦彬教授治疗桥本甲状腺炎常分为早、中、晚三期辨证论治。认为早期病机多为肝郁气滞证，肝郁化热证，心肝热盛证。治疗上肝郁气滞证，方选柴胡疏肝散加减疏肝行气；肝郁化热证，方选栀子清肝汤加减疏肝清热；心肝热盛证，方选龙胆泻肝汤合导赤散加减清泻心肝之火。中期病机多为肝郁脾虚证，痰凝血瘀证。治疗上肝郁脾虚证方选逍遥散加减疏肝健脾；痰凝血瘀证方选四逆散、二陈汤、丹红四物汤加减理气化痰、活血散结。后期病机多为气阴两虚证、脾肾阳虚证。治疗上气阴两虚证方选生脉散加减益气养阴，散结消瘿；脾肾阳虚证方选右归丸加减益气温阳，补肾健脾。温肾善于阴中求阳，桥本甲状腺炎后期病机多为脾肾阳虚，高彦彬教授治疗多用温补脾肾，尤其重在温补肾阳。高彦彬教授在温补肾阳时善于阴中求阳，在使用肉苁蓉、淫羊藿、菟丝子、肉桂、附子、鹿茸等温补肾阳药物时，常佐以枸杞子、女贞子、生地黄等滋阴之品，以达"阴中求阳"，使阳得阴助而生化无穷。

第十六节　亚急性甲状腺炎验案

王某，女，34岁。2023年6月11日初诊。

主诉：发热、颈前疼痛8天。

现病史：患者于8天前无明显诱因出现发热、颈前疼痛，在多家医院就诊，初始考虑为上呼吸道感染，经抗生素口服及对症治疗后效果不佳，症状未见改善，后在北京某三甲医院完善检查确诊为亚急性甲状腺炎，建议激素治疗，患者畏惧服用激素，想服中药治疗。查体左侧甲状腺可触及，触痛明显。辅助检查：甲状腺B超示甲状腺左叶轮廓增大，腺体内见片状低回声区，边界欠清，支持"亚急性甲状腺炎"诊断，实验室检查示 TSH 0.04mIU/mL，

FT$_3$ 3.69 pg/mL，FT$_4$ 18.8pg/mL，血沉 85mm/h。患者平素性情急躁，嗜食辛辣。

刻下症：发热，下午重，体温 38℃左右，左侧颈前区疼痛明显，疼痛向耳后放射，咽痛，严重时影响食欲和睡眠，情绪急躁，大便干，日 1 次，时有心悸。

查体：舌尖红，舌边尖红，苔薄黄，脉弦数。

西医诊断：亚急性甲状腺炎。

中医诊断：瘿病、毒瘿（外感风热，肝胃郁热）。

治法：疏风散热，疏肝清胃。

处方：金银花 15g，连翘 15g，黄芩 10g，马齿苋 20g，生地黄 20g，蒲公英 30g，牛蒡子 15g，芦根 30g，黄连 10g，大黄 6g，柴胡 10g，薄荷 5g（后下），牡丹皮 12g，白芍 15g，生甘草 5g。每日 1 剂，共 7 剂，早晚温服，嘱清淡低碘饮食，注意休息，并予以情志疏导。

二诊：患者已无发热，口干，左侧甲状腺区疼痛缓解，查体左侧甲状腺少许触痛，较前明显减轻，心率无明显增快。舌质红，苔微黄干少津，脉弦。现患者外感风热表症已退，热邪伤津，原方减疏风解表之品，加用玄参 20g，知母 15g 以滋养耗灼之阴液。每日 1 剂，共 7 剂。

三诊：患者无发热、颈前疼痛、咽痛等不适，少许疲倦感，胃纳一般，夜眠可，舌暗红，苔白，脉弦滑。查体甲状腺无触痛。复查 TSH 2.04mIU/mL，FT$_3$ 3.01pg/mL，FT$_4$ 15.1pg/mL，血沉正常。继服上方 14 剂。

按：本案患者平素情绪急躁，肝郁化热，嗜食辛辣，积热内蕴，内有肝郁胃热；发病初期外感风热，客于肺胃，肺胃积热上壅，夹痰蕴结，以致痰气交凝，瘀而化热化毒，发为瘿肿疼痛。临床表现为发热、颈前肿块触痛明显，情绪急躁，大便干结，主要病机为外感风热、肝郁胃热，治以疏风散热，疏肝清胃为法。方中金银花、连翘、黄芩、马齿苋、蒲公英疏风清热、清热解毒；生地黄滋阴以防热邪耗灼津液，牛蒡子、芦根、夏枯草清热利咽、生津止渴、散结消肿；黄连清泻心胃之火，柴胡、白芍、薄荷、牡丹皮、白芍以疏肝解郁清热。诸药合用共奏疏风散热、疏肝清胃之功。二诊时，外感及热象已退，舌红少津，加用滋阴之玄参、知母。纵观本病，核心病机是风、热、郁、毒；疏风、清热、解毒、解郁之法贯穿疾病治疗的全程，疾病辨证准确，取得了满意的疗效。

多数中医学者把亚急性甲状腺炎归属为中医的"瘿病""痛瘿""瘿痈"的范畴。高彦彬教授认为上述中医病名中"瘿病"范围较广，未体现出亚急性甲状腺炎的病机及临床主要特征；"瘿痈"与亚急性甲状腺炎不化脓的特点不十分相符；"痛瘿"体现出亚急性甲状腺炎的甲状腺疼痛的主要特征，但未体现出亚急性甲状腺炎的核心病机；"毒瘿"体现出亚急性甲状腺炎的核心病机（外感风热疫毒、毒邪结聚）及治法（清热解毒，疏风透邪，使毒邪消散），较为贴切，对临床治疗更有指导意义。高彦彬教授认为本病为正气不足、情志失调、外感风热疫毒而发病。

临床治疗分风热外袭、热毒壅盛、肝郁化火、脾肾阳虚四证论治：①风热外袭证，治以疏风清热解毒，佐以消肿止痛。方用银翘散加减；②热毒壅盛证，治以清热解毒，消瘿止痛。方用普济消毒饮加减；③肝郁化火证，治以清肝降火，散结消肿，方用栀子清肝汤加减；④脾肾阳虚证，治以益气温阳，补肾健脾。方用右归丸加减。

第十七节　痛风高尿酸血症急性发作期验案

孙某，男，35岁。2021年6月3日初诊。

主诉：左侧足外踝红肿热痛2天。

现病史：患者2天前吃海鲜饮酒后出现左侧足外踝红肿疼痛，后蔓延至足面。患者平素生活不规律，有多年饮酒史、长期熬夜史，平素喜荤食，缺乏运动。辅助检查：血尿酸543μmol/L，尿蛋白（—）；血压126/80mmHg；B超示脂肪肝，双肾大小正常，未发现结石与囊肿。

刻下症：左足面及外踝红肿疼痛，触之皮温升高，口干口苦，形体肥胖

291

晨起口臭，眼角分泌物多，外耳道潮湿瘙痒，小便黄有异味，大便黏，日一行。

查体：舌红苔黄厚腻，脉滑数。

西医诊断：痛风。

中医诊断：痛风（湿浊下注，热毒互结）。

治法：清热利湿，解毒消肿。

处方：苍术10g，黄柏10g，川牛膝15g，生薏苡仁30g，土茯苓30g，延胡索15g，车前子15g，泽泻15g，炒栀子10g，忍冬藤30g，蒲公英20g，绵茵陈15g，滑石15g，鸡血藤30g，白芍15g，甘草6g。7剂，每日1剂，水煎服。

医嘱：清淡饮食，多饮水，忌食海鲜、饮料、啤酒、动物内脏、牛羊肉等，保持情志舒畅；加服非布司他20mg/d。

二诊：诉足面及足踝疼痛缓解，红肿消失，口干口苦口臭明显减轻，外耳道瘙痒减轻，仍有潮湿感，眼角分泌物减少，小便黄，异味减轻，大便黏好转。舌暗红苔黄稍腻，脉弦滑有力，原方加丹参30g，赤芍15g，继服7剂。医嘱同上。

三诊：诉足面及足踝未再疼痛，口干、口苦、口臭缓解，外耳道潮湿减轻，二便基本正常。舌淡红，苔黄稍腻，脉滑。于上方去滑石、黄柏，继服14剂。停药后复查血尿酸341μmol/L。嘱患者规律作息，清淡饮食，忌酒。3个月后随访诉未复发。

按：该患者素食醇酒厚味，损伤脾胃，湿热内蕴，发于肌肤，故见局部皮肤红肿热痛；湿热困于脾胃，脾失健运，胃热炽盛，故见口干口苦口臭；湿热困于肝胆，故见眼角分泌物多、外耳道潮湿瘙痒；湿热下注膀胱，故见小便黄有异味；湿热蕴于胃肠，故见大便黏。舌红苔黄腻，脉滑有力亦为湿热内蕴之象。高彦彬教授辨证：湿浊下注，热毒互结。治以清热利湿，解毒消肿，予四妙散加味治疗。方中苍术、黄柏、土茯苓、车前子、茵陈、薏苡仁、泽泻、滑石清热利湿；炒栀子、忍冬藤、蒲公英清热解毒消肿，川牛膝、延胡索、鸡血藤活血祛瘀、通利关节、通络止痛，白芍、甘草缓急止痛。复诊舌质暗红，血瘀之象显现，故加丹参、赤芍加强活血化瘀功效。本案中医辨证论治配合饮食调护获得较好疗效。

方中苍术配黄柏，土茯苓配车前子是高彦彬教授治疗痛风与高尿酸血症常用的药对。车前子味甘，性寒，归肝、肾、肺、小肠经，能清热利尿通淋，渗湿止泻。土茯苓味甘淡，性平，归胃、肝经，具有解毒，除湿，利关节的功效。二药合用可增强清热利湿作用，现代药理学研究表明，土茯苓、车前子可通过抑制血清黄嘌呤氧化酶活性，减少嘌呤分解代谢，使尿酸生成减少，从而达到降低血尿酸水平的目的。车前子还有促进尿酸排泄，抑制痛风石形成的作用。土茯苓配车前子多用于痛风发作期伴有关节红肿热痛的患者，有较好的疗效。苍术味辛、苦，性温，归脾、胃、肝经，可燥湿健脾祛风；黄柏味苦，性寒，归肾、膀胱经，可清热燥湿，泻火除蒸；现代药理学研究结果表明，黄柏配苍术具有明显的抑菌抗炎作用，苍术配黄柏多用于痛风发作期伴有关节肿胀疼痛，证属湿热痹阻型的患者。

第十八节　痛风高尿酸血症慢性关节炎期验案

朱某，女，69岁。2021年4月15日初诊。

主诉：发现血尿酸升高20年，双足趾疼痛1周。

现病史：患者20年前无明显诱因出现足趾红肿疼痛，测血尿酸550μmol/L，当地医院予秋水仙碱治疗后疼痛缓解。后20年间复查血尿酸在350～550μmol/L之间波动，间断自服苯溴马隆，未规律治疗。1周前无明显诱因出现双足趾疼痛，自服苯溴马隆，疼痛无缓解。既往有冠心病、高血压、高脂血症病史。辅助检查：空腹血糖5.7mmol/L，总胆固醇5.2mmol/L，低密度脂蛋白胆固醇3.2mg/dL，血肌酐73μmol/L，血尿酸484μmol/L，尿蛋白（－），血压130/80mmHg。B超示双肾大小正常，未发现结石与囊肿。

刻下症：双足趾疼痛伴屈伸不利，大趾关节肿大变形，皮色皮温正常，腰酸腿沉，口干，纳可，眠差，无胸闷、胸痛，无头晕不适，二便调。

查体：舌暗红苔白腻，脉弦细涩。

西医诊断：痛风、冠心病、高血压、高脂血症。

中医诊断：痛风、胸痹（肝肾亏虚，湿瘀阻络）。

治法：补益肝肾，利湿化瘀。

处方：桑寄生15g，独活10g，秦艽10g，土茯苓30g，车前子15g，威灵仙15g，苍术10g，黄柏10g，赤芍15g，白芍15g，鸡血藤30g，川牛膝15g，泽泻15g，延胡索10g，当归12g，炙甘草6g。7剂，水煎服，分2次温服。

医嘱：清淡饮食，多饮水，忌食海鲜、饮料、啤酒、动物内脏、牛羊肉等，保持情志舒畅，原服的降压调脂西药继服。

二诊：自诉疼痛减轻，活动不利有所缓解，仍有腰酸腿沉，纳可，睡眠好转，二便正常。舌暗红苔白，脉弦细涩。于上方去苍术、黄柏，加熟地黄15g，杜仲15g，续断15g。继服7剂，医嘱同上。

三诊：诉腰酸腿沉减轻，足趾疼痛基本缓解，纳眠可，二便调。舌暗苔白，脉弦细涩。上方继服14剂。停药后复查血尿酸325μmol/L。后期予六味地黄丸滋补肝肾治疗3个月，至今痛风未复发。

按：该患者病程迁延日久，肝肾亏虚，故见腰酸腿沉；久病入络、湿瘀互结，痹阻肢体络脉，故见双足趾疼痛伴屈伸不利，大趾关节肿大变形；阴液亏虚，故见口干。舌暗红苔白腻，脉弦细涩亦为肝肾亏虚，湿瘀痹阻之象。高彦彬教授辨证为肝肾亏虚，湿瘀阻络。治以补益肝肾，利湿化瘀。予独活寄生汤合二妙散加减治疗。方中桑寄生、牛膝补益肝肾；秦艽、威灵仙、独活祛风化湿；苍术、黄柏、车前子、泽泻、土茯苓清热利湿；当归、赤芍、鸡血藤、延胡索养血活血、通络止痛；白芍、炙甘草缓急止痛。复诊时肢体疼痛及活动不利减轻，舌苔腻消失，湿热之象不显，故去清热利湿之苍术、黄柏；仍有腰酸腿沉等肝肾亏虚之象，故加熟地黄、续断、杜仲加强补益肝肾的效果。方中秦艽配威灵仙，白芍配鸡血藤是高彦彬教授治疗痛风与高尿酸血症常用的药对。威灵仙味辛、咸，性温，归膀胱经，具有祛风湿，通经络的功效；秦艽味辛、苦，性平，归胃、肝、胆经，可祛风湿，清湿热，止痹痛。实验研究表明威灵仙、秦艽具有降尿酸及抗炎镇痛的作用。威灵仙配秦艽多用于寒湿阻络型的痛风患者，伴有关节肿胀疼痛、活动不利者。白芍味苦、酸，性微寒，归肝、脾经，具有敛阴养血，柔肝止痛的功效；鸡血藤味苦、甘，性温，归肝、肾经，可活血补血，活络止痛。现代药理学研究表明，白芍、鸡血藤具有抗炎、镇痛等作用。白芍配鸡血藤具有活血止痛的功效，临床多用于瘀血阻络型痛风，伴有关节疼痛肿胀、屈伸不利的患者。

高彦彬教授治疗痛风和高尿酸血症多采用分期辨证治疗，他临床常将痛风和高尿酸血症分为五个阶段：①高尿酸血症期。患者未曾发作过痛风，仅血尿酸水平升高。②急性痛风性关节炎期。患者关节炎突然发作的时期，关节红肿热痛，疼痛剧烈。③痛风间歇期。两次急性痛风性关节炎发作之间的阶段。④慢性痛风性关节炎期。患者关节持续疼痛，血尿酸水平持续波动，可伴有痛风石的出现。⑤痛风性肾病期。包括尿酸性肾石病、慢性尿酸盐肾病、急性尿酸性肾病。

针对痛风和高尿酸血症不同阶段、不同病机辨证论治。①高尿酸血症期，多见脾虚湿浊内蕴，或脾肾两虚、湿浊内阻证。脾虚湿浊内蕴证，常以参苓白术散、平胃散合五苓散加减健脾祛湿化浊；脾肾两虚、湿浊内阻证，常以芪归地黄汤、水陆二仙丹合参苓白术散化裁，健脾益肾，利湿通络。②急性痛风性关节炎期，多见湿热内蕴、毒瘀阻络证，治用四妙散加减清热利湿，解毒通络止痛。③痛风间歇期及慢性痛风性关节炎期，多见痰瘀痹阻证、脾虚湿热证、脾肾亏虚、肝肾亏虚证。痰瘀痹阻证以化痰散结、活血通络为治法，方用痛风方、丹红四物汤、二陈汤加减；脾虚湿热证以益气健脾、清热利湿为治法，以参苓白术散、宣痹汤、四妙丸加减；脾肾亏虚证以健脾益肾、燥湿化浊为治法，方用四君子汤、金匮肾气丸加减；肝肾亏虚证以滋补肝肾为治法，方用独活寄生汤加减。④痛风性肾病期，多见肝肾阴亏虚证与脾肾亏虚证。肝肾阴亏虚证以滋补肝肾、化瘀通络为治法，方用芪归地黄丸、丹红四物汤加减；脾肾亏虚证以健脾益肾、利湿通络为治法，方用四君子汤、金匮肾气丸加减。

第十九节　肥胖病验案

（一）肥胖病脾虚湿阻案

陈某，男，27岁。2023年5月11日初诊。

主诉：体重增加3年，伴高尿酸血症1年。

现病史：患者幼年体弱多病，经中医调理后食欲、体重如常。患者3年前参加工作后生活不规律，嗜饮啤酒，吃夜宵，久坐少动，体重明显增加，1年前查体发现高尿酸血症，间断服用降尿酸药，尿酸控制不理想。身高168cm，体重91kg；血压130/80mmHg。辅助检查（2023年4月11日）：空腹血糖6.6mmol/L，甘油三酯2.1mmol/L，血清总胆固醇5.39mmol/L，低密度脂蛋白3.07mmol/L，尿酸530mmol/L。

刻下症：形体肥胖，肌肉松软，腹大，头重如裹，肢体困重，懒言少动，食欲旺盛，腹胀满，腹部怕凉，大便不成形，每日2~3次。

查体：舌体胖，质淡红，苔白厚腻，脉沉缓。

西医诊断：肥胖，高尿酸血症。

中医诊断：肥胖（脾虚湿阻）。

治法：健脾益气化湿。

处方：参苓白术散加减。人参10g，炙黄芪30g，炒白术15g，莲子肉15g，薏苡仁30g，白扁豆15g，茯苓30g，山药15g，干姜10g，黄连6g，土茯苓30g，炒莱菔子15g，炙甘草6g。14剂，水煎服，一日二服。

医嘱：清淡饮食，多饮水，忌食海鲜、饮料、啤酒、动物内脏、牛羊肉等；每天步行1小时；原服的降尿酸药继服。

二诊（2023年5月25日）：肢体困重、腹胀满、腹部怕凉、大便不成形好转，仍有头重身重大便，每日1~2次，舌淡红，苔白腻，脉濡滑。考虑痰湿较重，阻遏清阳。上方加橘皮、半夏、泽泻，苍术。14剂，水煎服，一日二服。医嘱同上。

三诊（2023年6月10日）：头重身重减轻，大便每日1次，成形软便，体重82kg，血尿酸430mmol/L，舌体胖，质淡红，苔薄腻，脉濡滑。患者继服上方3个月后复查：体重74kg，血脂、血尿酸正常。嘱患者清淡饮食，多饮水，忌食海鲜、饮料、啤酒、动物内脏、牛羊肉等，适当运动，停服降尿酸药。

按：患者幼年体弱多病，先天禀赋不足，经精心调治，脾土健壮，胃纳有加，恢复健壮，但工作之后，膏粱厚味，嗜饮啤酒，而又疏于运动，夜间加餐，日久损伤脾胃，水谷精微不能正常运化，水湿停聚，湿从内生，聚湿生痰，膏脂蓄积，停留肌肤、脏腑而发为肥胖。脾虚湿阻，则形体肥胖、肌肉松软、腹胀满、大便不成形；脾虚湿阻，痰湿阻遏清阳，则头重如裹、肢体困重、懒言少动；舌体胖、苔白厚腻、脉沉缓为脾虚湿阻之舌脉。诸症合参，证属脾虚湿阻，治宜健脾益气化湿。方用参苓白术散加减。方中人参、黄芪、白术、茯苓益气健脾渗湿为君；山药、莲子肉助君药以健脾益气，并用白扁豆、薏苡仁，助白术、茯苓以健脾渗湿，均为臣药；更用干姜、黄连寒温并用，温脾清胃；土茯苓清利湿浊，炒莱菔子行气消胀，是为佐药；炒甘草健脾和中，调和诸药。二诊时诸症好转，仍有头重身重不减，考虑痰湿较重，阻遏清阳。故上方加橘皮、半夏、泽泻、苍术，以加强燥湿化痰之功。药证相符，疗效显著。

高彦彬教授强调中医辨治肥胖应重视三点：一是首辨虚实。虚胖之临床表现为形体肥胖，肌肉松软，面色白，腹胀便溏，动则气喘吁吁、手脚发胀或水肿或怕凉，舌胖大，苔白腻，脉沉缓；常见证候为脾虚痰湿内阻、脾肾阳虚。治疗脾虚痰湿内阻，常用五苓散、四君子汤、参苓白术散、二陈汤加减；治疗脾肾阳虚，常用五苓散、四君子汤、真武汤、肾气丸加减。实胖之临床表现为形体肥胖，肌肉结实，面色红，消谷善饥，口干喜饮，大便秘结或大便不畅，怕热，舌红，苔黄腻，脉滑数；常见证候为肝胃郁热、胃肠湿热，湿浊痰瘀。治疗肝胃郁热，常用大柴胡汤加减；治疗胃肠湿热，常用葛根芩连汤加减；治疗湿浊痰瘀，常用小陷汤、丹红四物汤加减。二是饮食治疗。高彦彬教授强调限制能量的平衡膳食与辨证辨体质施膳，如脾虚痰湿体质者，可选用健脾祛湿化痰的药食两用食物，如白扁豆、山药、茯苓、橘皮、莲子、薏苡仁等；湿热体质者，可选用清热利湿的药食两用食物，如薏苡仁、荷叶、佩兰、赤小豆、冬瓜等；肝胃郁热者，可选用清肝胃之热的药食两用食物，如决明子、荷叶、苦瓜、白萝卜、黄瓜等；湿浊痰瘀者，可选用利湿降浊、化痰活血的药食两用食物，如茯苓、橘皮、山楂、桑叶、红花等；脾肾阳虚者，可选用补益脾肾利水的药食两用食物，如芡实、山药、茯苓、肉桂、生姜等。三是运动治疗。超重或肥胖的患者，可采用中等强度有氧运动、传统八段锦、易筋经等进行运动治疗。

（二）肥胖病肝胃郁热案

李某，女，28岁。2024年3月11日初诊。

主诉：体重增加4年，伴闭经3个月。

现病史：患者4年前开始在单位食堂工作，嗜食肥甘厚味，久坐少动，体重明显增加。3个月前出现闭经、心情烦躁，在北京某三甲医院检查诊断为"肥胖，多囊卵巢综合征"。因患者有生育需求，医生建议服排卵的西药治疗。患者担心西药治疗的副作用，遂求中医诊治。身高171cm，体重101kg；血压130/80mmHg。辅助检查（2024年2月11日）：空腹血糖6.1mmol/L，甘油三酯（TG）2.2mmol/L，血清总胆固醇（TC）5.39mmol/L，低密度脂蛋白（LDL）3.05mmol/L；尿酸420mmol/L。

刻下症：形体肥胖，肌肉结实，颜面痤疮，胃脘痞，性情急躁，消谷善饥，口干喜饮，大便秘结，怕热，舌质暗红，舌下系带紫暗怒张，苔黄腻，脉滑数。

西医诊断：肥胖，多囊卵巢综合征。

中医诊断：肥胖、闭经（肝胃郁热，湿热瘀阻）。

治法：疏肝清胃，通腑泄浊，清利通脉。

方药：大柴胡汤、小承气汤、白虎汤加减。柴胡 12g，黄芩 12g，赤芍 15g，芍药 15g，枳实 15g，厚朴 30g，大黄 10g，决明子 30g，荷叶 30g，薏苡仁 30g，蒲公英 30g，马齿苋 30g，牡丹皮 15g，炒栀子 10g，生石膏 30g，知母 15g，甘草 6g。14 剂，水煎服，一日二服。

医嘱：清淡饮食，忌食肥甘厚味，多饮水，多食蔬菜，每天步行 1 小时。

二诊（2024 年 3 月 25 日）：患者颜面痤疮、性情急躁、消谷善饥、口干喜饮、怕热好转，大便调畅，舌脉同上。肝胃郁热已减，上方减生石膏、知母。继服 14 剂，医嘱同上。

三诊（2024 年 4 月 12 日）：患者少腹时胀，舌质暗，苔薄腻，脉沉滑。胃郁热已清，湿热瘀阻未除，上方减蒲公英、马齿苋、牡丹皮、炒栀子，加桃仁、川芎、当归、莪术各 12 g，继服 28 剂，医嘱同上。

四诊（2024 年 5 月 13 日）：体重 96kg，患者颜面痤疮、性情急躁、消谷善饥、口干喜饮、怕热消失，月经来潮，月经有血块，量少。舌脉同上。继服 28 剂，医嘱同上。

五诊（2024 年 6 月 13 日）：诸症消失，月经来潮，心情舒畅，继服 28 剂，医嘱同上。

后改中药汤剂为颗粒剂，继服上方 2 个月后回访患者体重 85kg，月经正常。

按：患者饮食不节、过食肥甘厚味，日久损伤脾胃，水谷精微不能正常运化，水湿停聚，湿从内生，聚湿生痰，膏脂蓄积，停留肌肤、脏腑而发为肥胖；过食肥甘厚味，湿热内蕴，加之情志失调，肝郁化热，致肝胃郁热，湿热瘀阻。肝胃郁热则性情急躁，消谷善饥，口干喜饮，大便秘结，怕热；湿热瘀阻则颜面痤疮，闭经；舌质暗红、舌下系带紫暗怒张、苔黄腻、脉滑数为肝胃郁热、湿热瘀阻之舌脉之征象。四诊合参，中医辨证为肝胃郁热、湿热瘀阻；治宜疏肝清胃、通腑泄浊、清利通络。方选大柴胡汤、小承气汤、白虎汤加减，方中重用柴胡配黄芩疏肝清热、和解少阳；柴胡配芍药疏肝理气，牡丹皮配山栀清肝泄热；生石膏、知母清泻阳明胃热，大黄配枳实、厚朴行气消痞、通腑泄浊、清泻阳明热结；芍药与枳实相伍可以理气和血，以除胸胁苦满，胃脘痞满；决明子清肝明目、清热解毒、助大黄通腑泄浊；荷叶、薏苡仁清利湿热，蒲公英、马齿苋清热解毒。诸药配伍，疏肝清胃、通腑泄浊、清利通络。三诊时肝胃郁热已清，腑通浊泄，仍闭经，湿热瘀阻未除，故减去清泻肝胃郁热的生石膏、知母、牡丹皮、炒栀子、蒲公英、马齿苋，加桃仁、川芎、当归、莪术以增强活血化瘀通脉的作用。

肥胖的女性患者部分合并多囊卵巢综合征，是育龄期妇女中最常见的内分泌代谢疾病，主要表现为月经异常、月经稀少、痤疮、多毛，甚至闭经、不孕等症状。因其发病机制不清，本病治疗主要是调整饮食、规律运动、控制体重及药物治疗，治疗的目标是调节月经周期、缓解高雄激素症状、调整代谢状态。根据患者是否有生育要求、是否存在高雄激素状态，以及月经的情况制定个性化的治疗方案：如有生育要求的女性，可选择促排卵药，若促排卵治疗无效可考虑寻求辅助生殖技术的帮助；若是雄激素过高的女性，可选择降雄激素类的药物；有胰岛素抵抗的女性，可选二甲双胍治疗。高彦彬教授认为多囊卵巢综合征可归属于中医"闭经""不孕""月经后期"等范畴；认为本病基本病机为禀赋不足、肾精亏虚，脾胃虚弱，痰湿内蕴，肝气郁结，郁久化热，瘀血内阻、阻滞于胞宫；治疗上采用补肾益精、益气健脾、化痰利湿、疏肝清胃、化瘀通脉等辨证论治、综合治疗。本案例中，高彦彬教授分别采用疏肝清胃、通腑泄浊、清利湿热、化瘀通脉等辨证论治，并配合饮食、运动综合治疗，治疗5个月，患者体重减轻、月经正常，获较好疗效。

参考文献

［1］高彦彬.对话名老中医东部篇［M］.北京：中国中医药出版社，2023：323-330.

［2］高彦彬.慢性肾衰竭全国名老中医治验集萃［M］.北京：中国中医药出版社，2024：192-204.

［3］高彦彬.2型糖尿病全国名老中医治验集萃［M］.北京：中国中医药出版社，2024：230-239.

［4］高彦彬.中国糖尿病医论医案精选［M］.北京：中国中医药出版社，2019：154-168.

［5］南征，高彦彬，钱秋海.糖尿病中西医综合治疗［M］.北京：人民卫生出版社，2002：309-343.

［6］高彦彬.糖尿病（消渴病）中医诊治荟萃［M］.北京：中国医药科技出版社，1999：255-300.

［7］高彦彬.中国糖尿病防治特色［M］.哈尔滨：黑龙江科技出版社，1995：493-495.

［8］高彦彬，吕仁和.益气养阴活血法治疗非胰岛素依赖型糖尿病临床观察［J］.中国中医药学报，1990（2）：26-29.

［9］高彦彬，易京红，吕仁和.中医药辨治糖尿病肾病100例临床分析［J］.中医杂志，1992（7）：31-34.

［10］高彦彬，吕仁和.糖尿病558例临床资料分析［J］.北京中医学院学报，1992（4）：50-54.

［11］高彦彬，吕仁和，王秀琴，等.糖肾宁治疗糖尿病肾病临床研究［J］.中医杂志，1997（2）：96-99.

［12］高彦彬，吕仁和，于秀辰，等.糖络宁治疗糖尿病周围神经病变临床观察［J］.

北京中医药大学学报，1997（4）：50-53，73.

[13]赵慧玲，高欣，高彦彬.针刺治疗糖尿病性周围神经病变的临床观察[J].中国自然医学杂志，2001（3）：137-140.

[14]周晖，高彦彬，刘铜华，等.糖络宁治疗糖尿病周围神经病变的临床研究[J].北京中医药大学学报，2002，（4）：59-62.

[15]高彦彬，赵慧玲，关崧，等.糖肾宁治疗气阴两虚、络脉瘀滞型早期糖尿病肾病临床研究[J].中华中医药杂志，2006（7）：409-411.

[16]赵慧玲，高欣，高彦彬，等.针刺治疗糖尿病周围神经病变的临床观察[J].中国中西医结合杂志，2007（4）：312-314.

[17]周晖，高彦彬.化瘀降浊合剂对血糖控制良好的2型糖尿病患者脂代谢的影响[J].中华中医药学刊，2007（5）：968-970.

[18]张涛静，高彦彬，赵迪，等.糖络宁配合穴位按摩治疗糖尿病性周围神经病变的临床研究[J].疑难病杂志，2007（7）：398-401.

[19]高彦彬，周晖，关菘，等.中药糖脂平胶囊干预糖耐量低减的临床研究[J].北京中医药大学学报，2007（12）：846-849.

[20]高彦彬，赵慧玲.从络病学说论治糖尿病慢性并发症[J].世界中医药，2007（6）：357-359.

[21]赵迪，高彦彬.高彦彬教授治疗糖尿病肾病学术思想和经验[J].中医药研究，2007，1（20）：43-44.

[22]周晖，高彦彬.高彦彬教授治疗糖尿病动眼神经麻痹经验介绍[J].新中医，2007，39（11）：7-8.

[23]高彦彬.中医药治疗糖尿病慢性并发症验案[J].北京中医药大学学报（中医临床版）2008（3）：17-20.

[24]刘桂芳，高彦彬.益气养阴法治疗老年性甲状腺功能亢进的经验[J].吉林中医药，2008（4）：257-258.

[25]周晖，高彦彬.化瘀降浊合剂对代谢综合征患者糖脂代谢的影响[J].天津中医药，2008（5）：364-366.

[26]周晖，高彦彬，罗文益.中西医结合治疗Ⅱ型糖尿病合并代谢综合征病例回顾研究[J].中国民族民间医药，2009（1）：73-75.

[27]周晖，高彦彬.高彦彬诊治糖尿病肾病的临床经验[J].辽宁中医杂志，2009

（7）：1078–1079.

［28］高彦彬，赵慧玲. 糖尿病肾病的中医诊治［J］. 北京中医药大学学报（中医临床版），2009（5）：36–37.

［29］高彦彬，刘铜华，李平. 糖尿病肾病中医防治指南［J］. 中国中医药现代远程教育，2011，9（4）：151–153.

［30］高彦彬，刘铜华，南征，等. 糖尿病肾脏疾病中医诊疗标准［J］. 世界中西医结合杂志，2011，6（6）：548–552.

［31］周芸丽，高彦彬，杨婷，等. 益气养阴通络法治疗糖尿病性视网膜病变的临床研究［J］. 疑难病杂志，2011（5）：357–359.

［32］李步满，高彦彬，夏晶，等. 糖络宁治疗糖尿病周围神经病变临床疗效及其对氧化应激反应的影响［J］. 中国中医药信息杂志，2011，18（8）：8–10.

［33］李勤，李敏州，邹大威，等. 高彦彬教授治疗糖尿病周围神经病变经验［J］. 中医药学报，2011，39（5）：89–90.

［34］张涛静，高彦彬，谢培凤，等. 中药泡洗与甲钴胺治疗糖尿病周围神经病变效果比较［J］. 中国乡村医药，2011（10）：36–37.

［35］朱智耀，高彦彬，邹大威，等. 从络病学说论治糖尿病周围神经病变［J］. 中华中医药学刊，2012，30（4）：702–703.

［36］李勤，高彦彬. 高彦彬教授治疗糖尿病视网膜病变经验拾荟［J］. 中华中医药杂志，2012（11）：2857–2859.

［37］高彦彬，周晖，张涛静，等. 糖络宁治疗糖尿病周围神经病变临床研究［J］. 中华中医药杂志，2013（6）：1673–1677.

［38］高彦彬. 中医治疗骨质疏松症［J］. 中国临床医生，2013（6）：66–68.

［39］姚静娟，高彦彬. 高彦彬教授治疗糖尿病胃轻瘫经验［J］. 世界中医药，2013，8（10）：1217–1218.

［40］彭继升，杨晋翔，高彦彬，等. 降浊化瘀合剂对2型糖尿病合并非酒精性脂肪肝大鼠的肝脏保护作用［J］. 中国中医基础医学杂志，2013（8）：895–897.

［41］高彦彬，彭继升，周晖，等. 疏肝通络方治疗糖尿病合并非酒精性脂肪肝临床研究［J］. 现代中医临床，2015，10（3）：1516–1548.

［42］周晖，高彦彬. 糖脂平对代谢综合征患者胰岛素敏感性及炎症因子的影响［J］. 现代中医临床，2015（3）：11–14.

［43］王晓磊，高彦彬.从络病理论论治糖尿病肾病［J］.现代中医临床，2017，24（02）：52-56.

［44］李勤，高彦彬，谢冰昕.糖尿病性腹泻的中医辨证论治浅析［J］.中国中医药信息杂志，2017（10）：115-117.

［45］高彦彬，周晖，关崧，等.糖肾宁颗粒治疗糖尿病肾病多中心随机双盲对照临床试验［J］.中华中医药杂志，2017（11）：5212-5215.

［46］王佳佳，王文娟，高彦彬，等.从络病探讨糖尿病性脑血管病的辨治思路［J］.现代中医临床，2018（1）：38-41.

［47］郑亚琳，倪婧，高彦彬.四逆散方证应用体验及临床举隅［J］.新中医，2018（09）：230-232.

［48］李勤，高彦彬，谢冰昕，等.甲状腺相关性眼病中医辨治思路［J］.中国中医药信息杂志，2018（3）：112-114.

［49］赵启涵，郑亚琳.高彦彬.高彦彬教授应用水陆二仙丹加味治疗慢性尿路感染经验介绍［J］.新中医，2019，（07）：311-312.

［50］倪婧，郑亚琳，高彦彬，等.试论高彦彬教授“降气和胃”法在糖尿病胃轻瘫中的应用［J］.天津中医药，2019，（02）：119-121.

［51］张涛静，孟元.高彦彬应用对药治疗糖尿病肾病经验［J］.北京中医药，2019（12）：1195-1197.

［52］李勤，谢冰昕，张颖，等.糖脂平治疗痰瘀互阻型2型糖尿病合并非酒精性脂肪性肝病临床研究［J］.河北中医，2020（3）：365-369.

［53］孟元，高彦彬，王雨，等.高彦彬教授从络病论治IGA肾病经验拾萃［J］.世界中医药，2020，15（4）：2164-2168.

［54］孟元，高彦彬，王雨，等.高彦彬教授从络病论治慢性尿酸性肾病经验［J］.世界中医药，2020，15（16）：2359-2363.

［55］孟元，高彦彬，王雨，等.高彦彬从络病论治肥胖相关性肾小球病经验撷英［J］.上海中医药杂志，2020，54（11）：19-25.

［56］吴冰杰，孟元，张涛静，等.益气固肾通络方治疗早期糖尿病肾脏病临床观察及机制研究［J］.北京中药，2020，39（05）：19-21.

［57］李益萌，高彦彬，卢伟，等.芪参通络解郁方治疗2型糖尿病合并抑郁状态的临床观察［J］.辽宁中医杂志，2021，48（6）：108-110.

［58］庞磊，高彦彬，李步满，等.高彦彬教授从络病论治糖尿病微血管并发症经验［J］.天津中医药，2021，38（02）：219-221.

［59］李益萌，高彦彬.高彦彬从络病论治糖尿病合并抑郁症经验［J］.北京中医药，2021，40（4）：382-385.

［60］孟元，王雨，赵文景，等.高彦彬从络病论治成人 IgA 血管炎相关性肾炎经验［J］.北京中医药，2022，41（7）：746-750.

［61］邢俊艳，孟元，李益萌，等.健脾利湿通络方治疗 2 型糖尿病合并高尿酸血症临床观察［J］.北京中医药，2022，41（10）：1110-1114.

［62］孟元，王雨，赵文景，等.高彦彬教授从络病论治原发性膜性肾病经验［J］.世界中医药，2023，18（8）：1142-1147.

［63］邢俊艳，高彦彬.高彦彬教授治疗糖尿病合并高尿酸血症临床经验［J］.世界中医药，2023，18（23）：3390-3394.

［64］王莺洁.基于"道术结合"与多元融合方法的高彦彬教授治疗糖尿病及其并发症学术经验传承研究［D］.北京：首都医科大学，2023.

［65］刘甜甜.基于"道术结合"与多元融合方法的高彦彬教授治疗慢性肾病学术经验传承研究［D］.北京：首都医科大学，2024.

［66］刘甜甜，孟元，高彦彬.等.高彦彬教授从络病论治慢性肾衰经验［J］.世界中医药，2024，19（16）：2484-2488.